U0292587

总主编 卢传坚 陈 延

中医补土理论菁华临床阐发

消 化 科

主 编 黄穗平

副 主 编 黄俊敏 叶振昊

编 委（按姓氏笔画排序）

毛文昕 叶振昊 邝宇香 刘嘉彬

何桂花 张 望 张 智 林洁民

周湘云 郑一沣 钟子劭 黄俊敏

黄穗平

科 学 出 版 社

北 京

内 容 简 介

本书在总结岭南脾胃科学术流派运用补土理论辨治消化系统疾病经验的基础上撰写而成。全书内容分为上、下两篇，上篇主要阐述消化科疾病补土思想的历史源流，从各个时期纵向阐述消化科补土理论发展特点，整理了代表性脾胃病医家补土思想，讲述补土理论与消化系统的病理生理；同时，针对脾胃疾病，介绍流派代表医家临床经验及学术思想；下篇从食管疾病、胃病、肠病、胆道疾病、胰腺疾病等五方面总结流派名医医案，并进行医案分析。

本书对从事中医脾胃病诊治临床工作者及从事相关流派传承工作者有所裨益。

图书在版编目（CIP）数据

消化科 / 黄穗平主编. —北京：科学出版社，2022.2
（中医补土理论菁华临床阐发 / 卢传坚，陈延总主编）
ISBN 978-7-03-071899-0

Ⅰ. ①消… Ⅱ. ①黄… Ⅲ. ①消化系统疾病–中医治疗法 Ⅳ. ①R259.7

中国版本图书馆 CIP 数据核字（2022）第 043474 号

责任编辑：郭海燕 孙 曼 / 责任校对：申晓焕
责任印制：徐晓晨 / 封面设计：蓝正设计

科 学 出 版 社 出版
北京东黄城根北街 16 号
邮政编码：100717
http://www.sciencep.com

北京虎彩文化传播有限公司 印刷
科学出版社发行 各地新华书店经销

*

2022 年 2 月第 一 版 开本：720×1000 1/16
2022 年 2 月第一次印刷 印张：11
字数：222 000
定价：68.00 元
（如有印装质量问题，我社负责调换）

总　序

"传承精华，守正创新"是习近平总书记对中医药工作作出的重要指示，为中医药传承、创新、发展指明了方向，中医药事业的发展迎来了前所未有的机遇。值此之际，由广东省中医院岭南补土学术流派学术带头人卢传坚教授策划并担任总主编的"中医补土理论菁华临床阐发"丛书也即将出版面世。这套丛书集结了我院多个学科众多专家学者的力量，是近百名编委共同努力的心血结晶，也是这些年来我院大力发展中医学术流派研究的成果之一。

2013年，为了响应国家中医药管理局"大力建设学术流派"的号召，也为了进一步提升中医理论及临床诊疗水平，广东省中医院组建了"岭南补土流派工作室"。该工作室自建立以来，除了在理论及临床研究方面的不懈努力外，也着力于推动补土理论的学术交流，举行各种案例分享及学术探讨活动，有力推动补土学术理论在各学科的应用。经过这些年的发展，多个学科在补土理论的临床应用方面已经有所收获，凝练出了各自的专科特色。为了更好地总结和提炼这些理论精华，岭南补土流派工作室发起"中医补土理论菁华临床阐发"丛书写作计划，得到了各学科团队的热烈响应。在经过了将近两年的准备及反复修改核对后，这套总稿超百万字的丛书终于成稿。

翻开书稿，书中有编委们精心整理的理论、丰富的临床案例，突出了我院流派研究理论与实践相结合的特点；在书稿的架构上，由岭南补土流派工作室撰写的"中医补土理论菁华临床阐发"丛书有《补土菁华总论》一册，其他分册遍及多个临床学科，目前已交稿的包括《内分泌科》《耳鼻喉科》《肝病科》《肿瘤科》《乳腺科》《肾病科》《消化科》《皮肤科》《眼科》《呼吸科》共十个专科分册，组成了丛书专科系列。另有《异常子宫出血》《子宫内膜异位症》《湿疹》《克罗恩病》《肺癌》共五个专病分册，组成了丛书专病系列。虽然不同专科、疾病的具体治疗方案各有特色，但所应用的理论都源于补土，这正是中医"异病同治"的鲜明体现。

同时，多学科应用、突出优势病种也切合了学术流派的发展特点。纵观古代流派名家，虽各有所长，但基本不分科，只要灵活运用，在不同疾病的治疗中均能得心应手。因此，流派学术思想的应用，一方面，应该在多个领域中"遍地开花"，不断拓宽其应用范围，此为"横向发展"；另一方面，对于理论应用适用性强的病种还应重点发掘，优化其治疗方案，此为"纵向发展"。流派学术理论的应用既要使其有一定的普及性，更要突出其独特的治疗优势，使得流派理论的应用既能保持其特色，又能得到进一步的推广，这正是本套丛书的鲜明特点。

在这套丛书各分册的编委名单中，既有年龄与我相近的老专家作为学术顾问，同时也有不少年轻医生参与了本套丛书的编写，这充分体现了中医学术的传承以及老一辈专家对年轻一代的提携。我相信，编写的过程既是对老专家临床经验的总结提炼，也是后辈们深入学习的一次机会。书籍是中医传承过程中重要的思想载体，希望这套丛书不仅是一份标志性的成果，更是一个起点，能够吸引更多的中医人到中医流派理论学习中去，更好地发挥中医的治疗优势。

是以为序！

国医大师、广州中医药大学首席教授

2020 年 4 月于广州

前　言

　　中医学是我国传统文化的优秀瑰宝，脾胃病科是具有明显的中医优势与特色的专科，岭南流派的脾胃病科学的特色尤为鲜明，这与它所处的地理环境气候密切相关。岭南地处祖国大陆最南端，以亚热带海洋性气候为主，气温较热，居民多贪冷饮，常开空调，损伤脾阳，湿气较重，湿邪困脾。以上因素决定了岭南人特有的体质特点，即脾虚为多，兼有湿蕴，因此岭南脾胃医家的治疗风格，注重从脾论治，从湿论治。

　　岭南脾胃病名医家广东省中医院原院长梁乃津非常重视脾胃，比如他治疗脾胃病认为虚多于实，虚以脾胃虚弱、胃阴不足，治疗常用健脾益气、滋阴养胃的方法，屡获良效。梁老所贡献的著名胃药胃乃安胶囊就是以健脾益气为主要功效。其同事和弟子们如余绍源、罗云坚、黄穗平等教授进一步将梁老的脾胃学术思想和临床经验传承发扬，培养了大批脾胃病人才，形成了岭南梁氏脾胃科学术流派，流派门下弟子大多已经成为中医脾胃病学科的中坚力量。

　　本书在总结岭南梁氏脾胃科学术流派运用补土理论辨治消化系统疾病经验的基础上撰写而成，全书分为上、下两篇，上篇主要阐述消化科疾病补土思想的历史源流，从各个时期纵向阐述消化科补土理论发展特点，整理了代表性医家补土思想，讲述补土理论与消化系统的病理生理，介绍本流派代表医家临床经验及学术思想；下篇从食管疾病、胃病、肠病、胆道疾病、胰腺疾病等五个方面总结本流派名医医案，并进行医案分析，意图把名医的学术思想和临床经验介绍给读者。希望本书能够对从事中医脾胃病诊治临床工作者及从事流派传承工作者有所裨益。

黄穗平

2021 年 12 月

目　　录

上篇　消化科疾病补土理论的历史源流

下篇　消化科疾病补土理论应用案例

上篇　消化科疾病补土理论的
历史源流

第一章 消化科疾病补土理论各时期发展特点与代表性医家

作为国粹之一的中医学，是中国古代文化的重要组成部分，阴阳学说、五行学说、精气学说等朴素的中国古典哲学理论是中医学认识人体、疾病的基础，通过望、闻、问、切四诊司外揣内，取象比类，见微知著，定病性，辨病位，遂以药之偏纠体之偏从而恢复人体阴平阳秘的中和状态是中医诊病之基本思路。基于《黄帝内经》中的五行学说，脾胃对应的五行属性为"土"。

补土派是以李东垣的学术理论为基础，以调整脾胃功能为方法，以恢复机体健康为目的的学术流派。"补土"为广义之说，一切能够使中土恢复正常生理功能的治疗手段都可以称为"补土"。"补"不是指单纯温补或滋补，也不排斥"攻"法，只要攻伐的手段对于恢复中土功能有益，就不离"补土"理论宗旨。脾胃学说从中医奠基性著作《黄帝内经》开始，就一直得到各时期各医家的高度重视，从《素问·五脏别论》的"胃者，水谷之海，六腑之大源也"到李东垣的"脾胃内伤，百病由生"，再到李中梓的"脾胃为后天之本"等，脾胃学说在丰富的临床实践中不断传承、发展和创新，其中李东垣的"补土派"可谓是脾胃学说发展史上浓墨重彩的一笔，到明清的薛己、赵献可的温补派，叶天士的胃阴派逐步完善了脾胃学说，近现代医家对脾胃病的不断认识和进一步补充为脾胃学说注入了新的生命力，从而逐渐形成了一套完善的理论体系。

第一节 秦汉晋时期

一、《黄帝内经》为补土理论辨治脾胃病源流

（一）《黄帝内经》对脾胃解剖、生理功能的描述

中医典籍《黄帝内经》里有关于脾胃的解剖、生理、病理等方面的描述——消化系统的物质和功能基础。如《素问·太阴阳明论》曰："脾与胃以膜相连耳。"《灵枢·肠胃》曰："胃纡曲屈，伸之长二尺六寸，大一尺五寸，径五寸，大容三斗五升。"这些是基于当时较粗浅的解剖知识对胃的描述，先贤在此基础上结

合一定的取象比类思辨力发挥凝练脾胃的生理功能、病理表现，为脾胃学说奠定了基础。

在阴阳五行学说中，脾胃属土，脾为阴土，胃为阳土，脾喜燥恶湿，胃喜润恶燥。脾胃的主要生理功能是：脾主运化水谷精微，而胃主受纳水谷；脾主升清，胃主降浊；通过受纳、运化、升降，以化生气血津液而奉养周身。《内经》中明确指出脾胃生理功能为受纳运化水谷以荣养四肢形骸，生化气血，为后天之本，如《素问·太阴阳明论》说："脾者土也，治中央，常以四时长四脏……脾脏者，常著胃，土之精也，土者，生万物而法天地。"《素问·灵兰秘典论》曰："脾胃者，仓廪之官，五味出焉。"《素问·五脏别论》曰："胃者，水谷之海，六腑之大源也。"《灵枢·五味》曰："胃者，五脏六腑之海也，水谷皆入于胃，五脏六腑皆禀气于胃。"《素问·平人气象论》曰"人以脾胃为本，盖人受水谷之气以生。"这几条经文指出胃是受纳水谷的器官，五脏六腑所需营养物质全都来源于胃。《素问·经脉别论》所言："饮入于胃，游溢精气，上输于脾，脾气散精，上归于肺，通调水道，下输膀胱，水精四布，五经并行。"条文阐述了饮食是如何在胃的受纳、脾的运化作用下成为精微物质并输送于全身的，同时还阐述了机体水液代谢的整个过程，揭示了食物消化吸收的过程。《灵枢·决气》曰："中焦受气取汁，变化而赤，是谓血。"《灵枢·玉版》曰："谷之所注者，胃也，胃者水谷气血之海也。"以上条文表明脾胃乃气血生化的源泉，脾胃相协，共同完成水谷的消化、吸收和转输，以营养周身，脾胃成为维持人体生命活动之基本物质的生化之源，为人身之本。

（二）《内经》对脾胃病因病机的描述

外感六淫、内伤七情、饮食劳倦是中医对病因的基本认识。如起居不节，贪凉饮冷，可损伤脾胃，《灵枢·小针解》指出"寒温不适，饮食不节，而病生于肠胃"。《灵枢·邪气脏腑病形》中提及："有所击仆，若醉入房，汗出当风，则伤脾。"另外，饮食无度，暴饮暴食或者过食生冷辛辣刺激食物，均可导致脾胃受损，如《素问·痹论》指出"饮食自倍，肠胃乃伤"。《难经》曰："饮食劳倦即伤脾。"《素问·至真要大论》曰："土湿受邪，脾病生焉。"《灵枢·本神》曰："脾愁忧而不解则伤意，意伤则悗乱。"这些经文指出了饮食劳倦、六淫七情等对脾胃造成的伤害，导致各种功能性和器质性疾病。

（三）《内经》对脾胃病理表现的描述

脾主运化水谷精微，而胃主受纳水谷，为后天之本；脾主升清，胃主降浊；若脾运化失职，清气不升，可影响胃的受纳与和降，出现大便溏烂，甚至下利清谷等；若饮食失节，食滞胃脘，浊气不降，也同样影响脾气升清和运化，出现纳呆、呕恶、嗳气、脘腹胀满等病症。如《素问·脏气法时论》载"脾病者，身重，善肌肉痿，足不收，行善瘈，脚下痛。虚则腹满，肠鸣飧泄，食不化"；《灵枢·本神》言"脾气虚则四肢不用，五脏不安；实则腹胀，经溲不利"；《灵枢·师传》"胃中热则消谷，令人悬心善饥……胃中寒则腹胀"等。

（四）《内经》对脾胃病治疗原则的描述

脾胃生理功能状况与维持人体正常的功能和防病祛邪密切相关，因人体病变过程所消耗的能量有赖于脾胃之气生化，而且所施的药物也需脾胃纳化以发挥疗效。《素问·热论》还认识到热病方瘥，余热仍稽留未尽，脾胃之气尚未完全恢复，此时若勉强多进食或强食肥甘厚腻肉食之品，可致邪热稽留不去，而致疾病复发。在治疗危重病时，顾护脾胃尤为重要，"有胃气则生，无胃气则死"。所以顾护脾胃的基本原则应贯穿于治疗疾病的始终。治疗应以脾胃为本，顾护脾胃，调补脾胃，滋养后天，使胃和脾健，胃气和则后天有来源，脾健运则水谷精微得以输布。

《内经》提出了脾胃病治疗的大原则，如《素问·阴阳应象大论》的"中满者，泻之于内"，指出以五行学说为指导，根据药物的五行相克制胜来指导治疗。《素问·脏器法时论》的"脾恶湿，急食苦以燥之"；《素问·脏器法时论》的"脾欲缓，急食甘以缓之"；《素问·六元正纪大论》的"土郁导之"等，指出了脾病虚证宜补，实证宜泻，补用甘药，泻用苦药等，成为后世治疗脾胃病的立法原则。

二、张仲景重视脾胃对补土理论治疗脾胃病影响深远

张仲景所著《伤寒杂病论》开创了辨证论治的先河，创建了完整的理、法、方、药体系，同时也把《内经》所载的脾胃理论运用于六经辨证论治体系和杂病辨证论治体系中。书中多次强调脾胃对疾病发生、发展、转归及预防的重要影响。由于东汉末年战乱频发，该书原稿散佚，由晋代太医王叔和搜寻部分佚文整理为《伤寒论》，宋代林亿等整理杂病部分残卷为《金匮要略》。

（一）重视脾胃功能，提出"四季脾旺"观点

《金匮要略》中张仲景提出"上工治未病"的思想，体现在未病先防和既病防变两个方面，这两个方面与脾胃都有着密切的关系。首先，重视脾胃，未病先防。《金匮要略·脏腑经络先后病脉证》中张仲景明确指出"房室勿令竭乏，服食节其冷热苦酸辛甘，不遗形体有衰"。在《金匮要略·禽兽鱼虫禁忌并治》中，张仲景又强调："凡饮食滋味，以养于生，食之有妨，反能为害。"提示脾胃不仅在治疗疾病的过程中不容忽视，在预防疾病与保养方面也需要重视。

另外，要注意顾护脾胃，既病防变。若已经患病，张仲景提出"见肝之病，知肝传脾，当先实脾"，明确提出在疾病治疗过程中要既病防变，强调补脾胃在疾病治疗过程中可以阻止病情的发展。《金匮要略》中强调"四季脾旺不受邪"，张仲景认为，若一年四季脾气健旺，则不会受到邪气的侵袭，脾胃健旺，后天气血生化之源充足，自然正气旺盛，体质强健，能抵御外邪的入侵，这是对《内经》

所言"正气存内，邪不可干"的进一步阐述，也是张仲景对发病观的高度概括。

（二）在疾病的治疗中注意顾护脾胃

《伤寒论》在立法、组方、用药上处处顾护脾胃，体现了以脾胃为本的指导思想。攻下阳明腑实之三承气汤属攻邪之峻剂，如患者脾胃素虚，使用时间过长，可损伤胃气。《伤寒论》中除严格规定了三承气汤的适应证外，又慎思细辨。如"阳明病，心下硬满者，不可攻之"，"阳明病，面合色赤，不可攻之"，"腹微满，初头硬，后必溏，不可攻之"等。在服法上张仲景又谆谆告诫"少少温服之"，"分温再服"，用药后又再三指出"勿令致大泄下"，"得下，余勿服"等，均是对攻邪防其伤胃而言。另外，《伤寒论》中使用调胃承气汤、小承气汤时，曾反复提出"当和胃气"，"和之愈"等，也是以下而和中保胃之意。苦寒药物，易伤中焦，故张仲景在运用清法治疗阳明病热证时，辅以护中之品。如白虎汤一方面以石膏、知母清阳明亢盛之热；另一方面佐粳米、甘草调和中土。其中粳米"稼穑作甘，气味温和，禀容平之性，为后天养生之资"，寒药得之缓其寒，苦剂得之平其苦。如此相合配伍，虽有苦寒之品，亦无伤中之弊。

（三）治疗疾病，注重脾胃

《金匮要略·脏腑经络先后病脉证》提到"病有急当救里救表者，何谓也？师曰：病，医下之，续得下利清谷不止，身体疼痛者，急当救里；后身体疼痛，清便自调者，急当救表也。"说明下利清谷不止之里证与身体疼痛之表证并见，其虚寒里证为急为重，则急当救里，待里证解除，再治表证，否则正虚难以抗邪，邪气势必蔓延，则可生亡阳虚脱之变，说明治病当重视脾胃，将脾胃作为首要位置。《金匮要略·脏腑经络先后病脉证》言："夫治未病者，见肝之病，知肝传脾，当先实脾……中工不晓相传，见肝之病，不解实脾，惟治肝也。"这是根据五行的生克制化，提出肝的疾病最易传至脾，故要先调补脾，才能防止疾病的传变。同时，《伤寒论》也详细描述了脾胃分治的相关理论"阳明多实，太阴多虚"。

（四）从脾入手论治脾胃疾病

1. 温中补脾，益气生血

脾胃不足，则生化之源受损，导致气血、津液等不足，还可致寒湿、痰饮内生。而脾胃不足又多见于脾胃虚寒或是肾阳不足，火不暖土。若仅为脾胃中焦虚寒，则可考虑用理中汤之类。若是里寒更甚，脾肾阳虚，当以四逆汤一类回阳救逆方以补肾温阳暖土。

脾胃虚气血不足者，其脾胃输布运化能力不足，补益之品又多滋腻碍胃，若是用大补之法，吸收运化不力，壅滞于里，反使脾胃受累，适得其反。因此张仲景从顾护脾胃出发，温中健脾，恢复其运化功能，使脾胃健运则气血生化有源。《伤寒论·辨太阴病脉证并治》第 100 条曰："伤寒，阳脉涩，阴脉弦，法当腹中急痛，先与小建中汤，不瘥者，小柴胡汤主之。"太阴病以脾气虚寒为主，此属中焦虚寒兼有少阳证，通过健运中州，化生气血，实土以御木。《伤寒论·辨太阳病脉证并治中》第 102 条曰："伤寒二三日，心中悸而烦者，小建中汤主之。"小建中汤治疗素体中焦虚寒，气血不足，复被邪扰。邪之所凑，其气必虚，中焦虚寒，又感外邪，正气抗邪于表，里气更虚，气血不足以养心则心悸而烦，治当温中健脾，益气生血，营卫气血充足自能抗邪，实有安内攘外之意。小建中汤由桂枝汤倍芍药加饴糖而成，饴糖甘温补中，大枣、甘草补中益气，重用甘温之品补益中焦，使气血和调于五脏，洒陈于六腑。本方从脾入手，通过建立中气，振奋脾运，以使气血化生充裕，而使虚损得以补益。

2. 调和肝脾，升降兼施

《伤寒论·辨少阴病脉证并治》第 318 条云："少阴病，四逆，其人或咳，或悸，或小便不利，或腹中痛，或泄利下重者，四逆散主之。"本条原是论述阳郁致厥的四逆散证的证治。其主症为四肢厥冷。临床上常取四逆散，其具有调和肝脾的作用，用于治疗肝脾不和的脾胃病，方中柴胡疏肝理气，使肝气条达则气机宣畅，白芍养血柔肝，平抑肝木，枳实行气散结、与柴胡升降相用，调畅气机，炙甘草补脾益气，扶正抑木，同时与芍药合用，酸甘化阴，以达滋水涵木、缓急止痛之功。临床上常以健脾和胃、疏肝理气为法，以四逆散为主治疗胃食管反流病、胆汁反流性胃炎等脾胃病，达到调和肝脾的效果。

3. 寒热并用，健脾祛邪

张仲景详细描述了脾胃升降气机失调所致病症的病因病机、治疗，并开创性地提出了"辛开苦降"法，成为后世脾胃学说补土理论的核心治法之一。《伤寒论·辨太阳病脉证并治下》第 149 条云："伤寒五六日，呕而发热者，柴胡汤证具，而以他药下之，柴胡证仍在者，复与柴胡汤……若满而不痛者，此为痞，柴胡不中与之，宜半夏泻心汤。"少阳病误下后，出现寒热错杂的痞证，因脾胃虚弱，表邪内陷，寒热错杂，升降失常，气机痞塞而致痞，治疗上张仲景在补中焦虚寒的同时兼清热邪，其代表汤证为半夏泻心汤证。其中黄芩、黄连清中焦热邪，因脾胃虚寒较甚，故用干姜温里守中散寒，半夏以消痞散结，同时用人参、甘草、大枣补中益气。而参、草、枣之组合在调补脾胃扶正之时也常可见到。

肝热脾寒的乌梅丸证，治以附子、干姜、人参等温健脾胃，配合他药共达清上温下、安蛔止痛之目的；胃热脾寒的干姜黄芩黄连人参汤证，治以人参、干姜温中健脾胃，黄芩、黄连清泻胃热，用甘甜之粳与蜜为辅料作丸，以资胃气，且"禁生冷、滑物、臭食"，以防重伤脾胃。全方寒温并施，土木两调，故该方又主久利。以上寒热错杂证的治疗中，张仲景寒温并用，祛邪而不忘扶正的顾护脾胃之法，成为后世医家临床治疗的重要法则之一。

第二节　隋唐宋金元时期

隋唐两宋时期，脏腑辨证不断充实完善，脾胃学说补土理论日渐成熟，几乎各个时期的综合类医书中都记载了脾胃病及其治疗方药，如《备急千金要方》辑录脾胃病专方，《诸病源候论》专列"脾胃病诸候"等，《诸病源候论》所列脾胃病大都以脾胃虚弱、运化失常、升降失宣为病理枢要，列"痞胀、胃反、呕、吐、哕、谷劳"等证候，但终究未能超越《内经》、《伤寒论》所确定的辨治体系，做纵深层次的发展。

北宋钱乙是中医儿科鼻祖，其治小儿病重视脾胃。钱乙强调小儿"脾胃虚"的特点，创立了"脾主困"的辨证纲领，《小儿药证直诀·脉证治法》指出"脾主困，实则困睡，身热饮水，虚则吐泻生风"，"脾病，困睡泄泻，不思饮食"。"脾主困"不仅包括小儿脾胃病胃热盛迫、脾为湿困、饮食停滞等实的一面，也包括脾胃虚弱、食欲不振等虚的一面。钱氏宗张仲景"脾旺四季不受邪"之说，指出"脾胃虚衰，四肢不举，诸邪遂生"，并确立了以"实脾"、"调中"为治疗脾胃病的根本大法。如将虚羸、积、伤食、吐泻、腹胀等从脾胃论治。虚羸由脾胃不和，不能食乳致肌瘦所致，亦因大病或吐泻后脾胃尚弱，不能传化谷气所致；积是由乳食不消，伏在腹中，脾胃不能传化水谷所致，钱乙认为脾胃失调是导致多种疾病的重要因素，调治脾胃是治疗的关键。

金元时期是中医学长足发展的阶段，易水流派创始人张元素总结了以脏腑寒热虚实以言病机的学说，将脏腑的生理、病理、辨证和治疗各成系统，脏腑模式是其最大的医学贡献，同时他非常重视培养脾土的论治。张元素脏腑辨证的主导思想，使其对脾胃虚实病证的治疗形成了较为系统和完整的体系，集中体现在《医学启源》中。张元素在继承前贤用药理论的基础上，强调了药物归经与五脏苦欲补泻的意义及制方遣药的特点。张元素极为重视引经药在脾胃病组方中的意义，如《医学启源·药类法象》载"升麻，气平，味微苦，足阳明胃、足太阴脾引经药，若补其脾胃，非此为引用不能补"，"柴胡，味微苦，性平微寒，气味俱轻，阳也，升也，少阳经分药，引胃气上升"，李东垣的补中益气汤就是在补气温中主药中配合升、柴以升阳补土。《医学启源·用药备旨》中有脾脏所苦、所欲及其用药的描述，"脾苦湿，急食苦以燥之，白术；脾欲缓，急食甘以缓之，甘草。以甘补之，人参。以苦泻之，黄连"。

李杲，字明之，金代真定人，其继承了《内经》关于脾胃病的思辨，借鉴张仲景确立的辨证论治的方法，结合其老师张元素的脏腑辨证学术思想及自身的临床诊治经验，提出了"内伤脾胃，百病由生"的主张，创立了补土流派，被后世称为脾胃学说补土流派的鼻祖。其著有《脾胃论》、《内外伤辨惑论》、《兰室秘藏》等代表名著。

李杲身处兵荒马乱、金朝灭亡之期，当时民不聊生，百姓食不果腹，瘟疫遍行，使脾胃受伤而变生他病。李杲在《脾胃论》中指出导致脾胃内伤的病因主要有以下几个方面：①饮食所伤，"夫饮食不节则胃病，胃病则气短精神少而生大热，有时而显火上行，独燎其面"；②劳倦所伤，"形体劳役则脾病，脾病则怠惰嗜卧，四肢不收，大便泄泻；脾既病，则胃不能独行津液，故也从而病焉"；③外邪所伤，"至于经论天地之邪气，感则害人五脏六腑，及形气俱虚，乃受外邪，不因虚邪，贼邪不能独伤人，诸病从脾胃而生明也"；④情志所伤，"喜怒忧恐，耗损元气，资助心火。火与元气不两立，火胜则乘其土位，此所以病也"；⑤肝胆失疏，"凡十一脏，皆取决于胆也。胆者，少阳春升之气，春气升则万化安。故胆气春升，则余脏从之；胆气不升，则飧泄肠澼……病从脾胃生者也"。

他认为各种病因内伤脾胃导致百病由生的主要病机关键在于气火失调产生的"阴火"。"阴火"乃内生之火，是对心火、肝火、肺火、肾火，以及经脉之火、五志化火、实火、虚火等多种内伤之火的概括。《脾胃论·饮食劳倦所伤始为热中论》云："既脾胃虚衰，元气不足，而心火独盛。心火者，阴火也，起于下焦，其系系于心，心不主令，相火代之；相火，下焦包络之火，元气之贼也。火与元气不能两立，一胜则一负。脾胃气虚，则下流于肾，阴火得以乘其土位。"对阴火之治疗，东垣源于《内经》"劳者温之，损者益之"首提"温能除大热"之说，创立了以补中益气为代表的益气升阳法。在具体遣方用药方面，东垣擅于将补脾胃药与风药相须为用，正如其在《内外伤辨惑论·升阳顺气汤》中言："脾胃不足之证，须用升麻、柴胡苦平味之薄者，阴中之阳，引脾胃中清气，行于阳道，及诸经生发阴阳之气，以滋春气之和也。又引黄芪、人参、甘草甘温之气味上行，充实腠理，使阳气得卫外而为固也。凡治脾胃之药多以升阳补气名之者此也。"

《脾胃论·脾胃胜衰论》载"大抵脾胃虚弱，阳气不能生长……五脏之气不生"，《脾胃论·脏气法时升降浮沉补泻之图》载"其治肝心肺肾有余不足，或补或泻，惟益脾胃之药为切"，概括了脾胃虚弱与心、肺、肝、肾相关的发病机制。心火不足或心火有余亢盛而见心之脾胃病，脾土累及肺金而所生受病，见肺之脾胃病；肝木克伐脾土而产生肝之脾胃病；肾水反侮脾土，产生肾之脾胃病。心、肝、肺、肾四脏为病，皆从脾胃而生。

第三节　明清时期

明清时期，张介宾和赵献可提出了"命门学说"，李中梓也明确地提出了"肾为先天之本，脾为后天之本"的论断，叶天士的胃阴派逐步完善了脾胃学说，补土思想逐渐完善。

明代缪希雍认为如食不能消、饮食不进、腹胀、肢瘦等是"脾阴不足之候"，明确了以甘凉滋润、酸甘化阴为治脾阴虚之大法；晚清名医唐容川同样倡导脾阴的重要性，他在《血证论·男女异同论》中提到"脾阳不足，水谷仍不化；脾阴不足，水谷仍不化，譬如釜中煮饭，釜底无火固不熟，釜中无水亦不熟也"；周慎斋亦提出"脾胃一伤，四脏皆无生气，故疾病日多矣。万物从土而生，亦从土而归"。他在药物上常用"四君加山药引入脾经，兼补脾阴，再随所兼之症而用之，候脾之气旺，旺则土能生金，金能生水，水升而火降矣"[1]。胡慎柔倡导甘淡实脾法，指出"须用四君加黄芪、山药、莲子肉、白芍、五味子、麦冬，煎去头煎不用，只服第二煎、第三煎，此为养脾阴秘法也"[2]。

清代叶天士创"养胃阴"学说，对脾胃学说做出了重要的补充和发展。叶氏首次提出了"脾喜刚燥，胃喜柔润"的胃阴理论。他强调"太阴脾土得阳始运，阳明燥土得阴自安"，"胃为阳土，非阴柔不肯协和"，"知饥少食，胃阴伤也"，"阳土喜柔，偏恶刚燥，若四君、异功等竟是治脾之药。腑宜通即是补，甘濡润，胃气下行亦有效验"[3]。养胃阴之关键在于滋养胃中之津液，故叶氏用药多取生地、麦冬、玄参、甘蔗浆、梨皮之类主胃津养胃液之品，而少用四物、左归等滋阴血之品。其滋养胃阴的方法有多种，如甘寒养阴法，主要用于燥热证或热伤胃阴证，常用乌梅、梨汁、白芍、天花粉、石斛、甘蔗汁、芦根、桑叶等药；酸甘养阴法，主要用于肝阴不足，胃阴耗伤证，常用阿胶、麦冬、生地、知母、白芍、人参等药；甘凉濡润法，主要用于脾胃气阴不足证，喜欢应用麦门冬汤，药用沙参、玉竹、麦冬、石斛、陈皮、大枣、甘草、人参等。

明清时期，受理学之影响，医家开始以太极的角度探寻人身之奥秘，形成了以命门学说为核心旁及五脏六腑的温补理论，如清代叶霖在《难经正义·三十六难》所言："人与天地参，命门与太极相似，太极生两仪，两仪生四象，四象生八卦，八卦生六十四卦；自命门生两肾，两肾生六脏六腑，六脏六腑生四肢百骸之类。"这是"脏腑相关"学说偏重于"命门、肾、脾（胃）"关系阐发的结果，是东垣升阳益气的进一步发展。明清众多医家发展了脾胃温补理论，其中以薛己、张介宾、赵献可、李中梓为代表。温补学派在明清时期是一个十分有影响力的脾胃学说流派，其强调脾与胃、肾与命门在生命中的主导作用。薛己对脾胃病病因的认识除赞同东垣之观点外，还着重强调了命门火衰的因素，"命门火衰，不能生土，土虚使之然也"[4]。对于脾胃虚损产生的虚火，尤重补火生土，他不同意东垣在补中益气汤的基础上佐用黄柏、知母等苦寒之药以治标，"世以脾虚误为肾虚，辄用黄柏、知母补火生土之类，反伤胃中生气，害人多矣"[5]。至李中梓提出"肾为先天之本，脾为后天之本"，他博采众家之长，宗东垣而重视后天，但治脾不胶着于升麻、柴胡；宗薛己、张景岳而重视先天，然补肾却不专主乎地黄。

他认为治先天当分水火，治后天当分饮食劳倦。饮食伤者，虚中有实，用枳术丸消而补之；劳倦伤者，属虚，用补中益气汤补之。李中梓认为先天肾阴、肾阳及后天脾土具有同等重要性，提出脾肾双补，补脾以消为补的思想。

 ## 第四节 近现代消化科医家脾胃学说补土思想

19世纪末20世纪初随着西方医学逐渐走入中国，出现了主张中西医学融会贯通的医家，其代表人物如陆渊雷、施今墨、谭次仲、余无言等，他们均为中医近代史上著名的中西医汇通医家，其中施今墨是最为杰出的代表。施今墨（1881—1969），原名毓黔，萧山人。1932年在北平创办华北国医学院，任院长，注重中西医结合教学。新中国成立后担任中华医学会副会长及中国中医研究院学术委员会委员，兼北京医院、北京医学院顾问。施今墨依据脾胃生理特点，归纳出治疗脾胃病十法——温、清、补、消、通、泻、涩、降、和、生[6]。"温"者，乃温通虚寒之脾胃，善用吴茱萸、附子、肉桂等；轻者如豆蔻诸药；然温燥之剂，不可久用，当虑伤阴。"清"者，乃清胃中实热，常用黄连、竹茹、栀子、龙胆草、知母等，然须防寒凉伤胃。"补"者，乃健脾补气之意，常用党参、黄芪、山药、薏苡仁等，柴胡、升麻以升下陷之清阳，切不可大剂蛮补，以致气机壅滞不畅。"消"者，消食之意，常用槟榔、莱菔子、枳实、厚朴，用之宜慎，可用厚朴花、玫瑰花、佩兰、木香、沉香曲芳香消导之品，则食积易消，更能醒脾开胃。"通"者，理气通畅之意，中焦气滞首以香附、乌药、半夏、厚朴、檀香通和胃气，更宜沉香、乌药、青皮、川楝子疏泄肝郁。盖肝病多犯脾胃，理气必治肝也。"泻"者，通腑泻下之意，腑气不通，胃实不降，可用承气汤。若阳明津少，腑失传导，大便燥结，则又当用郁李仁、桃仁、杏仁、瓜蒌润下之；血虚肠结则予麻仁、当归、肉苁蓉等。"涩"者，收涩止泻之意，常用石莲肉、诃子、椿根白皮、赤石脂、禹余粮等。"降"者，通降和顺之意，呃逆宜用丁香、柿蒂，呕吐则常用旋覆花、代赭石、橘皮、竹茹、紫苏、藿香等芳香化浊。"和"者，平调寒热、顺和脾胃之意，宜新开苦降之法，常用干姜与黄芩，黄芩与半夏，吴茱萸与黄连，寒温并用；或枳壳、桔梗、杏仁、薤白伍用，助其开降，而胃气以和，诸证悉除。"生"者，养阴生津之意，常用西洋参、石斛、绿萼梅、荷叶等；还可用乌梅、木瓜以酸甘养阴。施老重视气机升降，"施师临证尝谓治脾胃之病，勿论虚实寒热，总应先辨其升降二字尤为紧要"[7]，如桔梗伍枳壳：桔梗辛散，宣通肺气，祛痰排脓，清利咽喉，以升提上行为主，有"载药上行"之功；枳壳苦温，理气消胀，宽胸快膈，以下降行散为主，二药一升一降，行气消胀散痞的力量增强。

董建华（1918—2001），上海市青浦县人。中国工程院院士，著名中医学专家，博士研究生导师。专长于中医内科，尤擅治脾胃病、温热病。董建华教授认为，胃为六腑之一，应当重视其通降功能，降则和顺，不降则皆气滞留，反上为逆，易出现胃胀、嗳气、呕吐诸症，强调要脾胃同治，升降同调才为正法。董建华教授对脾胃学术思想的继承和创新集中体现在他把调理脾胃诸法融于"通降"二字，胃为水谷之腑，"六腑者传化物而不藏"，以通为用，以降为顺。胃和的关键就在于胃气润降。降则生化有源，出入有序；不降则传化无由，壅滞成病。邪气犯胃，胃失和降，脾亦从而不运。一旦气机壅滞，则水反为湿，谷反为滞，就会形成气滞、血瘀、湿阻、食积、痰结、火郁等而引起种种脾胃病证，此乃邪正交击，气道闭塞，郁于中焦所致实滞；若脾胃虚弱，传化失司，升降失调，清浊相干，郁滞从中生，则属于虚而夹滞。所以胃的病理特点突出在一个"滞"字。针对胃的此种生理病理特性，其治疗要着眼于一个"通"字。

关幼波（1913—2005），北京市人，主任医师，教授。1941年在京城悬壶应诊，全国继承老中医药专家经验师承制导师。关幼波的学术思想集中体现在把气血辨证融入八纲辨证之中，结合脏腑辨证，着重阐发了气血失常而形成痰瘀为患的病理过程和相应的辨治方法。以胃脘痛的辨治为例[8]，关幼波认为胃脘痛的病因分为虚实两大类，可用气（气郁、气虚）、血（血瘀）、寒（实寒、虚寒）、热（实热、虚热）、湿、痰、食七字概括。究其病机是胃气阻滞所致，不通则痛。在治疗上提出理气和胃为基本治法，活血化痰更要独特，治疗又善乎通降，正确处理扶正与祛邪、辨证与辨病的关系。理气和胃化痰擅用旋覆花、生代赭石、杏仁、橘红、香附、砂仁等。旋覆花、生代赭石均有理气降逆化痰之功，适用于一切气机不畅，病在中上焦之证；杏仁、橘红，关幼波认为有理气和胃、化痰润肠之功，对临床上出现气郁痰阻之象，用之甚妙。

梁乃津（1915—1998），广东省南海里水人，全国著名中医临床学家，内科学博士生导师，广东省名中医，全国继承老中医药专家经验师承制导师。梁乃津善于治疗脾胃病，形成了自己的理论。梁老认为慢性胃炎的主要病机是脾胃虚弱，气滞血瘀，热瘀湿困。辨证论治主张从肝、脾、胃入手，遣方用药往往通补并用，标本兼顾。他认为"调肝理气是遣方的通用之法；活血化瘀是遣方的要着之法；清热祛湿是遣方的变通之法；健脾和胃是遣方的固本之法；其他治法是遣方的辅助之法"[9]。运用该理论指导治疗疑难脾胃病患者，屡获奇效。镇痛丸、金佛元芍汤均为梁老治疗慢性胃炎之验方，被后辈用于临床，每每奏效。慢性胃炎中，以萎缩性胃炎最难治，且因其胃腺难新生，逆转机会少，有可能被异常组织细胞代替，故有癌变可能，预后欠佳。西医无特效疗法，除了对症治疗以减轻胃部症状及增加食欲外，并无其他有效疗法。中医药的治疗就很丰富，如行气降气药可减轻胃痛、胃胀症状，消食导滞药可增加食欲，酸性开胃药可提高胃中酸度，这些是针对气滞、气逆、食滞之病机。然而本病的病程长，病情缠绵，既有邪实，更有正虚，往往虚实夹杂，寒热错杂。虚有气虚、阳虚、阴虚，甚则血虚；实有气滞、食滞、湿阻、热郁、血瘀等。所以梁老临证强调本病"疼痛多为虚实夹杂，治当通补兼施；痞满多属寒热错杂，治宜温清并用"[10]，并进一步针对胃脘痛提出"辨证为主，证病结合；其痛在胃，其系肝脾；调治肝脏，以安胃腑；胃脘痛证，虚多于实，实在寒、热、气滞，虚在脾胃虚弱，胃阴不足"[11]。故治疗宜通补兼用，寒热并用，气阴兼顾。

邓铁涛（1916—2019），广东省开平县人，广州中医药大学终身教授，博士生导师，现代著名中医药专家。邓铁涛结合临床联系五脏，主张以"五脏相关"取代"五行学说"，所谓"五脏相关学说"，"就是指在人体大系统中，心、肝、脾、肺、肾及其相应的六腑、四肢、皮毛、筋、脉、肉、五官七窍等组织器官分别组成五个脏腑系统，在生理情况下，本脏腑系统内部，脏腑系统与脏腑系统之间，脏腑系统与人体大系统之间，脏腑系统与自然界、社会之间，存在着横向、纵向和交叉的多维联系，相互促进与制约，以发挥不同的功能，协调机体的正常活动；在病理情况下，五脏系统又相互影响；简而言之——"五脏相关"[12]。"五脏相关"在脾胃学说中的应用，实际上亦是邓铁涛对"内伤脾胃为主论"的概括和发挥。临床以"肝病实脾五脏相关"为指导治疗肝硬化、慢性肝炎，以"脾胃为主五脏相关"治疗慢性胃炎及消化性溃疡等，均取得了显著的临床疗效[13]。邓铁涛认为萎缩性胃炎之本虚基于脾之阳气亏虚，胃之阴液耗损。本虚可致标实，气虚血停而成瘀；气虚脾失健运，痰湿停聚。其中胃阴受损是本病较为突出的病理表现。胃阴亏损加之胃络瘀阻，胃失于滋润濡养，是导致胃腺体萎缩的重要病机。因此，补脾气养胃阴是其根本治疗大法，同时佐以活络祛瘀，除湿化痰，清退虚热。治疗时"培元宜用太子参、山药、茯苓、炙甘草等，虽补力不及党参、黄芪，但不会滞气助火；再佐以麦芽使之易于受纳，这对于消化吸收功能甚差，胃阴已伤的患者大有裨益……在使用人参时亦颇有考虑，脾胃大虚，不求助参力不行，故选用补力稍缓之参须，并根据脾胃渐复的情况逐渐增加投药次数，不图急功，俟其胃阴渐复之后再用黄芪。至于救胃阴，特别是舌苔光剥者，石斛、小环钗、山药最为相宜。活络通瘀，清降虚热，丹参配鳖甲较为妥帖"[14]。邓铁涛认为在溃疡病的诸多复杂病因中，以脾胃亏虚的体质因素尤为突出。从脏腑的关系来看，病生于胃，受侮于肝，关键在脾。溃疡病辨证分型可分为肝胃不和、脾胃虚寒、脾虚肝郁兼瘀、胃阴亏损四型。但其强调最后均需健脾益气疏肝再加养胃阴，巩固治疗 2~4 个月，方可停药。

余绍源（1940—），广东惠州人，广东省名中医，第三批及第五批全国老中医药专家学术经验继承工作指导老师，享受国务院政府特殊津贴，为医疗卫生事业做出突出贡献的中医学专家，对消化系统疾病，尤其是脾胃、肝胆病的生理病理和辨证用药有深入的研究，积累了丰富和宝贵的临床经验。余绍源教授推崇脾胃学说，提出"崇土说"。他认为"万物皆生于土，归于土。物既为此，人尤甚之"。故崇土，尊土，培土，安土实为医家不二法门。临证治病，崇尚一"土"字，则知其要；若失一"土"字，则祸患无穷矣。因之，"培土以活化五行，安土以调和五脏"当为吾等所宗。余绍源教授尤其擅长治疗慢性胃炎、功能性消化不良等"痞满"、"胃痛"之病证,强调脾胃中焦气机升降失和为其核心病机,治疗痞满关键在于一个"气"字,由此提出治疗痞满的"调气十法"。慢性萎缩性胃炎是消化系统疑难疾病之一,属于癌前病变,西医目前尚无有效的方法,余绍源教授对慢性萎缩性胃炎诊治经验独到,他提出"虚、毒、瘀"为发病核心病机,治疗上应以健脾活血,解毒祛瘀为法,创立"余氏萎胃复元汤"(黄芪、党参、茯苓、白术、炙甘草、三七、半枝莲、蒲公英、木香、砂仁、三七),该方补泻共举,寒热并治,有健脾益气、行气活血、清热解毒之功;可以使气滞解,湿阻化,郁热清,血瘀消,正气恢复,从而使患者得以康复,故曰"复元"。

综上可见,脾胃学说补土理论思想的发展历程,《内经》是理论基础,张仲景的《伤寒杂病论》创立了脾胃辨治的理法方药体系,张元素的脏腑辨证与独特的药物理论模式对脾胃论治进行了高度概括,为脾胃学说的昌盛奠定了坚实的基础。脾胃学说的昌盛以李东垣对脾胃学说的发展为主要标志,李东垣创立了补土派。李东垣之后脾胃学说的发展,在经典著作指导下由单一模式发展到多元化模式,由重点学说出现到补充发展、完善。新中国成立后,中医工作者除不断挖掘整理古籍外,又结合现代医学研究方法确立了一套中西医结合的新思路,进一步完善和发展中医脾胃学说。

参 考 文 献

[1] 周子千. 慎斋遗书[M]. 孟景春点注. 南京:江苏科学技术出版社,1987:36

[2] 胡慎柔. 慎柔五书[M]. 郑金生整理. 北京:人民卫生出版社,2006:34-35

[3] 叶天士. 临证指南医案[M]. 上海:上海科学技术出版社,1959:183

[4] 薛己. 内科摘要[M]. 陈松育点校. 南京:江苏科学技术出版社,1985:16

[5] 薛己. 内科摘要[M]. 陈松育点校. 南京:江苏科学技术出版社,1985:8

[6] 施小墨,陆寿康. 中国百年百名中医临床家丛书:施今墨[M]. 北京:中国中医药出版社,2001:71-79

[7] 李介鸣,施如雪. 施今墨先生学术思想及临床经验简介[J]. 中医杂志,1981,14(总736):15

[8] 徐春军,陈勇. 关幼波教授治疗胃脘痛经验简介[J]. 北京中医,1995,3:3-4

[9] 黄穗平,罗振华. 梁乃津治疗慢性胃病的经验[J]. 中国医药学报,1993(4):59

[10] 黄穗平. 梁乃津辨治萎缩性胃炎经验[J]. 新中医,1996(6):13

[11] 朱秉匡,张绍石. 名老中医梁乃津治疗胃脘痛的几种常用止痛方法[J]. 暨南理医学报(医学专版),1985(2):10

[12] 邓铁涛. 略论五脏相关取代五行学说[J]. 广州中医学院学报,1988,5(2):65-68

[13] 王道坤. 新脾胃论[M]. 北京:科学出版社,2008:26

[14] 邓中光. 邓铁涛教授临证中脾胃学说的运用(一)[J]. 新中医,2000,32(2):14

第二章 补土理论与消化系统理论

第一节 补土理论与消化系统生理

一、补土理论与消化系统生理病理概述

在古代五行学说中，"土"指的是大地，具有承载、生化、受纳的属性。中医藏象学说认为：脾胃五行属土，属于中焦，共同承担着受纳水谷、化生气血的重任，故而认为脾胃为"气血生化之源"，是"后天之本"。而"补"则属于中医治疗"八法"之一，是指用补益药物补养人体气血阴阳不足，改善衰弱状态，治疗各种虚证的方法。单纯从字面上解释，"补土"仅是一个中医治法的概念，即补益脾胃之治疗方法，而将其与学术流派理论结合去论述，就与金元四大家之一的李东垣有密切关系。补土的过程首先与脾胃中土相关，是一个调整中土功能的过程，但它又不只有单纯的调整中土功能的作用，从李东垣的认识论来看，调整中土功能的目的还在于调整全身脏腑的功能，从而达到执中央而运四旁的效果。要达到这一效果，就需要从对脾胃中气的调控来实现。

从现代医学的视角去理解和阐释消化系统，我们会发现，现代医学所阐述之消化系统的生理病理功能与中医学阐述的中焦之"土"——"脾胃"的生理病理功能是非常契合的，而消化系统疾病的中医治疗常常从"脾胃"论治，是"补土理论"在治疗消化系统疾病中具有重要的理论价值和地位的原因。

二、中焦之"土"与"脾、胃"和消化系统解剖学之契合

中医所认识的"脾"脏位于腹腔上部，膈膜之下，与胃以膜相连，《医学入门》云：脾脏"扁似马蹄"。《医贯》云："其色如马肝紫赤，其形如刀镰。"《医纲总枢》则云："生于胃下，横贴胃底，与第一腰骨相齐，头大向右至小肠，尾尖向左连脾肉边，中有一管斜入肠，名曰珑管。"从中医关于脾的病变描述来说，如脾虚，具有脘腹饱胀、消化不良和腹泻等症，从西医来说与胰腺相关。从现代解剖学知识考量，结合中医脾的功能范围、解剖描述、缺乏胰脏的单独记载等，古中医所认识之"脾"脏乃与现代解剖学所描述之脾脏和胰腺两个脏器的形态及解剖位置极为契合，而胰腺则是众所周知的重要消化器官。

至于中医所认识的"胃"脏则与现代解剖学相关知识有着惊人的相似。古代医籍中对胃的大小、形态、位置和重量等均有较为详细的记载。如《灵枢·肠胃》云:"胃纡曲屈,伸之长二尺六寸,大一尺五寸,径五寸,大容三斗五升。"《难经·四十二经》云:"胃重二斤二两,纡曲屈伸,长二尺六寸,大一尺五寸,径五寸,盛谷二斗,水一斗五升。"现代解剖学测知胃大弯的长度与上述古代医籍的描述比较,相差无几,证明上述内容古人是经过实际观察和测量而得出的。

所以,从脾、胃的位置、形态、大小、重量等古代医籍信息分析,中医藏象学说中的"脾"和"胃"相当于现代解剖学中的脾脏、胰腺及胃,但其生理功能又远非以上内脏所能囊括。

三、"脾、胃"生理功能

中医藏象学说认为,"脾"主要有三大生理功能,分别是"脾主运化"、"脾主升清"及"脾主统血"。胃主"受纳、腐熟"水谷,对饮食物进行初步消化。此外,"脾在志为思"及"脾胃为升降调节枢纽"功能特点也与消化系统功能发挥密切相关。

"脾在志为思":《灵枢·本神》说:"因志而存变谓之思。"人体对外界信息所引起的情志变化,即喜、怒、忧、思、恐,称为五志,并分属于五脏,脾在志为思。正常的思虑、思考是建立在脾气旺盛、气血生化之源充足基础上的。正常的思虑、思考不会对机体产生不良影响。思虑、思考过度,则会影响机体正常的生理活动,最主要的是影响脾气的正常运行,导致气滞或气结,使脾主运化、升清的功能失职,出现不思饮食、脘腹胀满、头晕目眩等临床病理表现,即"思伤脾",因此情志的变化与脾胃消化功能的发挥密切相关。

"脾主运化":运化,即转输传送,消化吸收。脾主运化,指脾具有将水谷转化为精微物质,并将精微物质转输至全身各脏腑组织的功能。脾的运化功能细分则包括运化水谷和运化水液两个方面。脾运化水谷功能,是指脾对饮食物的消化吸收作用。《类经·藏象类》有云:"脾主运化,胃司受纳,通主水谷。"脾运化水谷的过程为:一是胃初步受纳腐熟消化的饮食物,经小肠的泌别清浊作用及脾的磨谷消食作用使之化为水谷精微;二是吸收水谷精微并将其转输至全身;三是将水谷精微上输心肺而化为气血等重要生命物质。正如《素问·经脉别论》中所云:"饮入于胃,游溢精气,上输于脾,脾气散精,上归于肺,通调水道,下输膀胱,水精四布,五经并行……"而脾运化水液功能,是指脾对水液的吸收和转输,调节人体水液代谢的作用,即脾配合肺、肾、三焦、膀胱等脏腑,调节、维持人体水液代谢平衡的作用。脾主运化水湿是调节人体水液代谢的关键环节。在人体水液代谢过程中,脾在运输水谷精微的同时,还把人体所需要的水液(津液),通过心肺而运送到全身各组织中去,以起到滋养濡润作用,又把各组织器官利用后的水液,及时地转输给肾,通过肾的气化作用形成尿液,送到膀胱,排泄于外,从而维持体内水液代谢的平衡。脾居中焦，为人体气机升降的枢纽，故在人体水液代谢过程中起着重要的枢纽作用。

"脾主升清"：指脾能将水谷精微等营养物质上输于心肺、头目，通过心肺的作用化生气血以营养全身。与胃主降浊的功能相对而言。"脾主升清"有两层含义：①将其运化的水谷精微，向上转输至心、肺、头目，通过心肺的作用化生气血，以营养全身；②维持腹腔的内脏位置相对固定。如脾气不升，甚或下陷可以导致泄泻或内脏下垂等病症。

"脾主统血"：指脾有统摄血液在经脉之中流行，防止溢出脉外的功能。《难经·四十二难》："[脾]主裹血，温五脏。"脾主中焦，化生营气，营行脉中，血由气摄，脾虚则营气化生不足，影响统摄血液的功能，容易引起各种出血疾病。脾不统血，指脾气虚弱，不能摄血，则血不循经，多见于慢性出血的病证，如月经过多、崩漏、便血、衄血、皮下出血等。除出血外，必兼见脾气虚弱的症状。治宜补脾摄血。脾不统血的临床表现主要包括两个方面：一为脾气虚则运化无力，气血亏虚，可见食少，腹胀，便溏，肢体倦怠，少气懒言，面色萎黄，舌淡苔白，脉缓弱。一为多种出血症状，如便血，尿血，月经过多，崩漏等。便血而属脾不统血者，表现为大便下血，血便混杂，或先便后血，血色紫暗，或大便漆黑，兼见脾气虚症状；崩漏而属脾不统血者，表现为暴崩下血，或淋漓不尽，色淡质薄，面色白或虚浮，身体倦怠，四肢不温，气短懒言，纳呆便溏等。

"脾胃为升降调节枢纽"：脾与胃，一阴一阳，脾宜升为健，胃宜降为和，脾胃升降相因。胃为水谷之腑，六腑传化物而不藏，以通为用，以降为顺。降则和，不降则滞，反升则逆。脾失健运，正气不足，最终导致脾气当升不升，胃气当降不降，饮食物积聚中焦，在局部积滞日久成疾，或胃气不降反逆，气机逆乱，影响其上下器官功能发挥，进而引起呃逆、呕吐、痞证、吐酸，甚则胃痛、腹痛、胸痹等病证。此外，肝主疏泄，调畅气机，肝气条达舒畅，对于脾胃气机升降功能发挥具有重要作用，可促进脾胃的运化。如肝失疏泄，肝气郁结，则脾胃亦会出现气机郁滞表现；反之如脾胃气机升降失调，亦会影响肝的条达舒畅，出现肝气不舒表现。

四、"脾、胃"功能与消化系统生理功能之契合

现代医学则认为，人体的消化系统功能的正常发挥，有赖于消化系统的分泌功能和动力功能的正常运行。

（一）"脾、胃"功能与消化系统分泌生理

中医"脾、胃"的生理功能包含了整个消化系统分泌生理。消化系统分泌的全过程是从口腔开始的。食物进入口腔后，首先由口腔唾液腺分泌唾液，将食物"加工"成食团，唾液淀粉酶将食物中淀粉分解为麦芽糖。《素问·宣明五气》有

云"涎为脾液",《灵枢·脉度》有云"脾气通于口",说明脾从食物进入口腔开始，发挥其"运化"作用，可以认为，唾液淀粉酶的分泌是"脾主运化水谷"的第一步。正常人口腔接受食物刺激后，唾液淀粉酶活性即升高，而进一步咀嚼食物后产生对舌的味觉感觉器的刺激，食物对口腔和咽部黏膜的机械性、温度性刺激等，能反射性地引起胃、胰、肝、胆囊的内分泌、外分泌活动，为消化进入消化道的食物做进一步准备。

经咀嚼并混合有唾液的食团经吞咽经过食管进入胃腔内，受到胃壁肌肉的机械性消化和胃液的化学性消化，形成食糜。胃液是由胃腺内多种细胞分泌的混合液，食物是引起胃液分泌的刺激物，进食可通过神经和体液两种途径引起胃酸的胃蛋白酶原的分泌。胃液的成分包括无机物如盐酸、钠和钾的氯化物等，以及有机物如黏蛋白、消化酶、内因子等。盐酸分泌后可进一步激活胃蛋白酶原，使之转变为胃蛋白酶。盐酸进入小肠后，又可以促进胰液、肠液和胆汁的分泌，它所造成的酸性环境还有助于小肠对铁和钙的吸收。胃蛋白酶能水解蛋白质。内因子能与食入的维生素 B_{12} 结合，形成不透析的复合物，移行至回肠，附着在回肠黏膜的特殊受体上，有促进回肠上皮吸收维生素 B_{12} 的作用。胃酸是胃内消化吸收过程中的重要因子，其异常亦是部分上消化道疾病的重要病因。胃酸分泌要经过三个阶段。脑期：食物刺激嗅觉、味觉、视觉，刺激中枢神经，通过迷走神经传导至肠神经，进而释放神经递质，再将信号传递至胃黏膜，刺激相关细胞，以此调节胃酸分泌。胃期：食物膨胀和胃腔内营养物质的刺激引起胃酸分泌。①胃体和胃窦部扩张感受器刺激迷走神经；②胃腔内氨基酸、钙离子等刺激钙离子敏感受体；③食物对胃酸起缓冲作用，升高胃内 pH，以此刺激胃酸分泌。肠期：当胃内容物到达十二指肠时，即为肠期的开始，可在肠腔脂肪的刺激下，通过释放胆囊收缩素（CCK）、促胰液素、胰高血糖素样肽 1（GLP-1）等肠抑胃素，刺激胃窦部 D 细胞分泌生长抑素，从而抑制胃酸分泌。胃脏的这一系列分泌和促吸收功能与《素问·厥论》所云"脾主为胃行其津液"较为相符。胃脏在中医学中具有受纳水谷、腐熟水谷的生理功能，而脾脏有运化功能，"脾主为胃行其津液"指的是胃在受纳饮食之后，还要通过脾的作用，把营养的精微物质输送到全身各个脏腑及人体其他部分，说明胃只有容纳饮食物并消化食物的作用，真正发挥吸收功能（运化功能）的是脾，《医学实在易·脾说》亦指出："脾者，裨也，裨助胃气以化谷也。"而西医生理学认为胃脏分泌胃液发挥消化及促进小肠吸收作用，并不能直接吸收营养物质，这与中医"脾主为胃行其津液"的阐述是相契合的。

胃脏将食糜传输至小肠，开始了小肠内消化。小肠内消化是整个消化过程的最重要阶段。在这里，食糜受到胰液、胆汁和小肠液的化学性消化及小肠的机械性消化，许多营养物质也在小肠内被吸收入机体。而这部分的分泌、消化及吸收功能，与中医藏象学说"脾"的运化功能最为契合。西医生理学所阐述的小肠分泌生理功能主要是分泌及吸收功能，小肠分泌小肠液，并与分泌入小肠的胆汁、胰液共同对从胃输入的食糜进行进一步消化，分解成糖、脂肪、蛋白质，使它们成为可吸收的物质。中医认为的小肠生理功能与西医生理学认为的小肠生理功能极为相似。《素问·灵兰秘典论》有云"小肠者，受盛之官，化物出焉"，说明中医学认为小肠具有"受盛"与"化物"功能，"受盛"指的是小肠是接受经胃初步消化之饮食物的盛器，且经胃初步消化的饮食物，在小肠内须有相当时间的停留，以利于进一步消化和吸收；化物指的是将经胃初步消化的饮食物，进一步进行消化，将饮食物化为水谷精微。另外，小肠在吸收水谷精微的同时，也吸收了大量水液，故又有"小肠主液"之说。需要指出的是，中医所阐述的小肠功能无论是"受盛"、"化物"还是"主液"，都有赖于"脾主运化"功能的发挥，《素问·经脉别论》有云："饮入于胃，游溢精气，上输于脾，脾气散精，上归于肺，通调水道，下输膀胱，水精四布，五经并行。"说明饮食物进入胃肠之后，需要依靠上输于脾，脾气散精，将营养物质吸收及输布，张景岳在注释《素问·灵兰秘典论》时云："小肠居胃之下，受盛胃中水谷而分清浊，水液由此而渗入前，糟粕由此而归于后，脾气化而上升，小肠化而下降，故曰化物出焉。"明确指出小肠受盛食糜，将水谷泌别清浊，清者即水谷精微，由小肠在"脾气"作用下吸收，并由脾转输至全身各处，浊者即食物残渣，通过胃气的通降作用下传于大肠，同样印证了脾与小肠消化吸收功能密切相关。所以，中医学脾在小肠的气化调控是最能体现脾主运化功能的，也是机体整个消化功能最为重要的体现，毫无疑问涵盖了西医生理学全小肠的分泌及消化吸收功能。

还需指出的是，小肠消化液内不但包含小肠黏膜分泌的小肠液，还包含了胰腺分泌的胰液、肝胆管细胞分泌的胆汁等。胰腺在组织结构上由外分泌部和内分泌部组成。外分泌部由产生多种消化酶的腺泡和分泌水分的导管系统组成。胰液经腺泡上皮和导管上皮分泌后，经导管系统排入十二指肠，直接参与肠道中食物的化学消化工作。内分泌部由弥散分布的大小不等的细胞团组成，称为胰岛。人的胰岛由四种功能不同的细胞组成，分别称为 A 细胞、B 细胞、PP 细胞和 D 细胞。A 细胞分泌胰高血糖素，B 细胞分泌胰岛素，PP 细胞为贮备成分，D 细胞分泌生长素释放抑制因子和促胃液素。而胆汁约 75% 由肝细胞生成，25% 由胆管细胞生成，成人每日分泌量 800~1000ml。胆汁是一种消化液，对脂肪的消化和吸收具有重要作用。胆汁在非消化期间存于胆囊中。在消化期间，胆汁则直接由肝脏及胆囊大量排至十二指肠内。

食物中的糖类、蛋白质和脂肪等物质成分经胰液、胆汁和肠液的共同作用，分解成可被小肠上皮吸收的葡萄糖、氨基酸、脂肪酸和甘油等。小肠通过分泌小肠液进一步将食物进行消化和吸收。小肠液由十二指肠腺和肠腺分泌。前者分泌的碱性液体对十二指肠上皮不被胃酸侵蚀起着重要的保护作用；后者所分泌的液体构成了小肠液的主要部分。食物刺激、胃酸、蛋白胨、糖、促胃液素、缩胆囊素和舒血管肠肽等刺激迷走神经均可促进小肠液的分泌。小肠液含有肠激酶，可激活胰蛋白酶原，能将各种营养成分进一步分解为最终可吸收的产物。具有同样作用的还有淀粉酶、肽酶、脂肪酶，以及分解二糖的蔗糖酶、麦芽糖酶等。小肠上皮细胞将营养物质和水分、无机盐、维生素等物质吸收后，最终都进入血和淋巴循环，即中医所描述之"水精四布，五经并行"，灌输全身，供组织细胞利用，保持细胞生长代谢及正常功能活动。

所以，脾主运化不但调控小肠分泌液体进行消化吸收，还调控了胰液、胆汁等消化液分泌入小肠参与消化吸收工作。另外，中医古籍对脾脏的形态结构的描述为"形如犬舌，状如鸡冠"，从现代解剖学分析，其也与胰腺的解剖形态极其相似；而胆汁主要成分为胆红素，胆红素的产生又与肝脾破坏衰老红细胞、异形红细胞有密切关联，更加印证了胰液、胆汁等非肠道分泌消化液的分泌和作用的发挥与脾主运化功能密切相关。

小肠消化吸收饮食的营养物质之后，将食物残渣向下输送至大肠，大肠将残渣中的水分进一步吸收，形成粪便并有度地排出。中医学认为，大肠主要有传化糟粕与主津的生理功能。传导糟粕指的是大肠接受小肠下传的食物残渣，吸收其中多余的水液，形成粪便。大肠之气的运动，将粪便传送至大肠末端，并经过肛门有节制地排出体外，故大肠有"传导之官"之称。"主津"指的是大肠接受小肠下传的含有大量水液的食物残渣，将其中的水液吸收，使之形成粪便，即是所谓的燥化作用。大肠吸收水液，参与体内的水液代谢，故说"大肠主津"。而无论是大肠传化糟粕的功能还是大肠主津的功能，都与脾主运化功能密切相关，脾的运化功能失调，影响小肠主液及大肠主津功能，不管是津液吸收过少还是津液吸收过多，都会引起大肠传导功能的失司，引起泄泻或便秘，所以大肠的传导功能的正常发挥有赖于脾的运化功能的正常运行。

因此，五脏六腑功能之间是互相影响的，共同发挥作用。而其共同发挥作用的基础在于其分泌功能的调节都来自中枢——大脑皮质主导，调节着整个消化系统（消化管和消化腺）的活动；自主神经——交感神经和副交感神经直接支配消化管和消化腺的活动。神经系统通过肠神经系统、椎前神经节、中枢神经系统不同层次将胃肠道与中枢神经系统联系起来的神经-内分泌网络称为脑-肠轴。脑-肠肽是脑-肠轴的分子基础，直接参与调节胃肠道的运动、感觉、分泌，且同时参与调控情绪，主要包括胃肠激素、胃肠神经肽、神经肽3类，种类繁多的脑-肠肽从中枢和外周调节着胃的内分泌功能。中医思想中"思伤脾"理论与现代医学理论达到契合，心情舒畅，思考得当，则神经内分泌系统正常发挥作用，引起脑-肠肽物质的正常释放，中医思想理论中则表现为脾胃腐熟运化、小肠受盛化物和大肠传导功能正常发挥，有助于胃肠道消化物质功能发挥。

（二）"脾、胃"功能与消化系统动力生理

中医"脾、胃"的生理功能不但包含了整个消化系统分泌生理，亦包含了整

个消化系统动力生理。中医学认为"脾开窍于口",如王三尊《医权初编·论治病当以脾胃为先》有云"饮食先入于胃,待脾胃运化,其精微上输于肺,肺气传布各所当入之脏,浊气下入大小肠,是脾胃为分金炉也",饮食物从口腔进入食管、胃、小肠、大肠最后由肛门排出的消化过程,都与协调的"脾胃"升降运动功能密切相关,正所谓"脾主升清","胃主通降",而从现代科学角度阐释,就是人体的消化功能的实现需要依靠消化道动力的正常发挥。

西医生理学认为,消化过程从口腔开始,食物经口腔咀嚼及舌搅拌成食团。饮食物经过食管进入胃后,通过胃壁肌肉节律的蠕动发挥物理性消化的作用,将食物从较大块食物研磨成较小块食物,有利于与消化液充分混合,完成化学性消化。胃含有丰富的环形肌层、斜行肌层和纵行肌层,其机械性运动主要靠胃部的肌层舒缩运动来实现。胃的功能表现有三:①储存食物,食物会在胃内储存一段时间,使人每日仅需进食2~3次即可保证一天的能量需求,即中医所讲"胃主受纳",指胃底和胃体的功能;②将食物与胃液充分混合,最终变为一种称为食糜的半流质的混合物,中医称之为胃的腐熟作用;③以最适于小肠消化和吸收的速度,逐次、小量地把食糜排向小肠,这一生理特性,与胃的"通降"作用非常符合。食糜由胃进入十二指肠后,同样需要小肠平滑肌的蠕动研磨并加强与小肠内的消化液不断混合,进而将食物分解为易于小肠吸收的"微粒"。另外,通过小肠蠕动,将食物残渣和未吸收的水液进一步输送向大肠。食物残渣到达大肠后,大肠将粪便中的水分再进一步吸收,形成粪便并有度地排出。小肠将食物残渣推向大肠,结肠黏膜细胞顶部有大量微绒毛,能吸收、转运肠腔内容物中的水分和其他物质,促使大便成形,且分泌黏液形成保护层,使黏膜免受食物残渣磨损。《素问·五脏别论》说:"此受五脏浊气,名曰传化之腑。"大肠将粪便排泄出体外,都是中医"胃主通降"与"脾主升清"功能的延伸,"脾主升清"与"胃主通降"功能相辅相成,任何一方出现问题,都会影响消化道动力的正常。

第二节 补土理论与消化系统病理

《脾胃论·阴阳升降论》言:"在人则清浊之气皆从脾胃出,荣气荣养于身,乃水谷之气味化之也。"《脾胃论·脾胃胜衰论》曰:"大抵脾胃虚弱,阳气不能生长,是春夏之令不行,五脏之气不生。"脾胃为后天之本,全身气血生化之源,五脏六腑生理功能发挥有赖于脾胃功能正常,而五脏六腑功能失调亦与脾胃密切相关。

一、"脾胃"功能失调与消化系统分泌病理

如前所述,"脾气通于口",说明消化过程从口腔开始,正常人口腔接受食物

刺激后，分泌大量唾液，其中的唾液淀粉酶活性升高，开始对食物进行初步消化。而脾胃功能失调者，往往分泌的唾液淀粉酶活性会出现异常。有研究发现：脾虚证患者接受酸刺激后，虽有唾液淀粉酶的分泌，但唾液淀粉酶活性却降低，这可能与唾液腺对酸刺激反应迟钝有关。酸刺激前唾液腺处于代偿期，酸刺激后唾液腺进入超限制期，于是唾液淀粉酶活性呈"先高后低"现象，这必将影响到食物中麦芽糖的分解，进而影响食物的消化吸收。

胃酸是胃内消化吸收过程中的重要因子，胃酸分泌又受到脑、胃、肠功能调节。体内诸多因素均可调节或影响胰腺的外分泌活动和内分泌活动，尤以神经-体液因素的调节最为显著。而消化系统分泌功能之间又是互相影响的，胰高血糖素还有促进肝胆汁排泄和肠液分泌的作用，间接加强消化道中食物的消化和吸收过程。促胃液素和生长素释放抑制因子不仅影响胃和胰腺外分泌部的活动，而且能调节胰岛 A、B 细胞的分泌活动，影响体内正常的物质能量代谢的动态平衡。神经系统的高级中枢——大脑皮质主导调节着整个消化系统（消化管和消化腺）的活动。脾虚证患者血清促胃液素水平、胃黏膜 D 细胞及其分泌的生长抑素、胃泌酸功能和胃蛋白酶活性降低，胰腺外分泌功能偏低、糖与脂肪的吸收及代谢功能障碍，其肝脏和胰腺的贮备能力和应激能力不足，存在低蛋白血症和贫血等现象，均反映机体消化、吸收和代谢功能障碍，尤其是蛋白质合成代谢的不足，影响其"脾主运化水谷"、"脾胃气血生化"功能的正常发挥。

"脾主运化水湿"，指脾参与体内水液代谢和代谢产物的转化或排泄。消化道内水液绝大部分来自体内消化腺的分泌物（唾液、胃液、胰液、胆汁、肠液等），消化道中食物的消化需要水的参与才能使食物更好地混合、碎解和移动，小肠上皮在吸收各种营养物质和无机盐时，必须以水作为溶剂，如果消化分泌功能紊乱，消化腺体分泌物不足或过多，则会出现便秘、消化不良或腹泻等消化、吸收障碍症状。

运化水谷精微和运化水湿是脾主运化功能的两个不可分割的方面。水谷精微在脾的运化功能作用下为五脏六腑正常的生理活动提供了物质基础，同时也是生成气血津液的物质基础，是维持生命活动所必需的营养物质的来源，而饮食水谷的运化由脾所主，因此称脾为"后天之本，气血生化之源"。故《医宗必读·肾为先天本脾为后天本论》中有云"一有此身，必资谷气，谷入于胃，洒陈于六腑而气至，和调于五脏而血生，而人资之以为生者，故曰后天之本在脾"。这一理论在中医养生防病、辨证论治方面具有重要的指导意义。

过度脑力劳动、精神紧张、精神过于集中就会影响胃肠道的功能，如促肾上腺皮质激素释放因子、5-羟色胺类等物质分泌异常，进而引起消化系统敏感性或动力障碍，而致腹痛、腹胀、反酸、不思饮食、纳食减少等消化道症状。因而受控于大脑皮质的精神活动对"脾胃"的消化吸收功能的影响同中医的"思伤脾"理论具有同等的意义。脾为土脏，居中央，灌四傍，为四脏之本，脾脏受影响可发生各种情绪的变化，各脏情绪变化也可影响脾而产生相应的变化。如《素问·玉机真脏论》有云"恐则脾气乘矣实";《素问·宣明五气》五精"并于脾则畏";马漪注"脾虚而余脏精气并之,则善畏";《针灸甲乙经·精神五脏论》之"爱发于脾而成于肝"等。这些恐、畏情绪的反应产于脾,其实质为他脏所引起。脾之情志失常,也常累及其他几脏。这也印证消化系统功能之间是相互作用的。

二、"脾胃"功能失调与消化动力病理

胃为空腔脏器,含有丰富的肌层,通过肌肉的收缩产生蠕动波,脾胃虚弱患者则发生胃张力降低,胃蠕动波减少,胃排空时间延长。病理学改变为胃体黏膜变薄,腺窝加深,未分化细胞增多,从而为消化功能低下提供了病理学基础。十二指肠光镜、电镜、组织化学观察发现,脾虚患者十二指肠绒毛变平或损伤多,微绒毛稀疏和脱落多,绒毛顶部上皮变性、坏死多,隐窝区细胞分裂相对多,绒毛顶部碱性磷酸酶(AKP)和酸性磷酸酶(ACP)活性降低,纹状缘减少,细胞器减少,细胞间隙增宽,基底膜增厚等病理变化,有碍于消化吸收及物质变换和屏障作用的发挥。思虑过度、精神紧张等情绪变化通过脑肠互动影响脑肠肽分泌,使胃肠道蠕动功能减弱,出现消化不良表现,如纳呆、腹胀、嗳气、恶心、呕吐等。脾宜升则健,胃宜降则和,胃为水谷之腑,六腑传化物而不藏,以通为用,以降为顺。降则和,不降则滞,反升则逆。通降是胃的生理特点的集中体现。张介宾在注释《素问·灵兰秘典论》中说:"小肠居胃之下,受盛胃中水谷而分清浊,水液由此而渗入前,糟粕由此而归于后,脾气化而上升,小肠化而下降,故曰化物出焉。"其所述与小肠现代作用机制相符合。小肠将水谷分清泌浊;水谷精微中之清者,由小肠在"脾气"作用下吸收,并由脾转输至全身各处;浊者即食物残渣,通过胃气的通降作用下传于大肠。大肠为传导之官,排泄五脏六腑代谢过程所产生之浊气浊渣,疏调内脏气机之升降。结肠袋状往返运动及升结肠逆蠕动属非推进性的,能延长肠管内容物的停留时间,并不断搅拌结肠内容物,增加与肠壁接触、促进水分吸收,因而促使大便成形,结肠袋相应发生集团蠕动等推进性结肠运动,使粪便下移,以利于排出。推进性结肠运动减弱、肠腔内容物传送延缓,则会出现便秘,而空腹升、降结肠活动显著减弱,提示肠管张力及非推进性运动减弱,对肠腔内容物的存留阻力降低,因而通过加快。《素问·五脏别论》中说"魄门亦为五脏使",张志聪谓"魄门,五脏之浊从此而出,故亦为五脏之下窍",揭示了"腑气通则脏气安"。

此外,肝主疏泄,调畅气机,《读医随笔》云:"凡脏腑十二经之气化,皆必藉肝胆之气化以鼓舞之,始能调畅而不病。"肝脏参与调节脾升胃降气机的运行,进而促进脾胃的运化功能。食物的消化吸收也需要通过胆汁的分泌和排泄,胆汁乃肝之余气所化,亦被肝疏泄功能所调节,若肝胆淤塞,胆汁排泄欠畅,则影响胆汁正常消化功能,进而出现胁胀、消化不良、黄疸等表现。

第三章 补土流派与消化科疾病的治疗

第一节 食管疾病的治疗

食管是从咽部至胃的中空管道。吞咽时，食物从口腔到达喉，食管上括约肌开放食物进入食管，食管通过蠕动推动食物向下运动，然后食物通过食管下括约肌并进入胃。食管疾病的主要症状为吞咽困难、胸骨后烧灼感和食物反流，常见疾病有胃食管反流病、贲门失弛症和食管癌等。

一、胃食管反流病

胃食管反流病是指胃内容物（包括十二指肠液）反流入食管产生症状及并发症的一类疾病。胃食管反流病是消化系统常见的疾病，临床主要表现为烧心，反酸，嗳气，胸骨后不适或疼痛，或伴有吞咽困难，咽喉梗阻感，甚至哮喘，咳嗽等。目前胃食管反流病尚无直接对应的中医病名，根据其临床主要表现，在古代文献"吞酸"、"胸痹"、"梅核气"、"噎膈"等范畴中可找到相关内容的描述。

本病多见吐酸，吐酸病名首见于《素问·至真要大论》，其谓："诸逆冲上，皆属于火，诸呕吐酸……皆属于热。"一般临床上，此病多由肝气郁结，胃气不和而发。《寿世保元·吞酸》曰："夫酸者肝木之味也，由火盛制金，不能平木，则肝木自甚，故为酸也。"说明吞酸与肝气相关。本病中医的病因病机关键是气机升降失调，胃气上逆，本证有寒热之分，以热证多见。属热者，多由肝郁化热犯胃所致；属寒者，可因寒邪犯胃，或素体脾胃虚寒而成；饮食停滞而泛酸嗳腐者，是由食伤脾胃之故。《寿世保元·吞酸》谓："饮食入胃，被湿热郁遏，食不得化，故作吞酸。"认为本病证多属于热。《景岳全书·吞酸》谓："凡肌表暴受风寒，则多有吞酸者……故风寒气一入，则胃中阳和之气，被抑不舒；所以滞浊随见，而即刻见酸，此明显系寒邪犯胃也。"提示寒邪亦为吞酸的原因。根据五行学说，肝属木，在味为酸，因此古人十分强调吐酸为肝病。

脾胃居于中焦，脾主升，胃宜降，脾胃是全身气机升降枢纽，脾胃升降相因。本病由于外感寒邪、情志不畅或素体脾虚，导致胃气不降，不降则滞，反升则逆。脾失健运，正气不足，最终导致脾气当升不升，胃气当降不降，气机逆乱，进而引起吐酸。此外，肝主疏泄，调畅气机，肝气条达舒畅，对于脾胃气机升降功能发挥具有重要作用，可促进脾胃的运化功能。如肝失疏泄，肝气郁结，则脾胃亦会出现气机郁滞表现。

本病初起多实证，继而由实转虚。临床上多为虚实夹杂之候，在疾病发展过程中常以气郁为先导，由气郁可导致痰聚血瘀，即初病在气，久病必入血。气滞不通是本病发生发展的重要环节。无论是肝气犯胃还是脾胃虚弱，均可先致胃气阻滞，而出现血络郁滞，血络瘀阻与痰湿、食积、寒凝、热郁等多在气滞基础上产生，因而临床非常注重调畅气机复其通降。它能使气滞消而免生血瘀之变，又可因气行则血行，有助于血瘀消散，在程度上一般气郁较轻，血瘀较重，有些患者可兼有痰和瘀的证候。由于本病根本在于脾胃升降失调，治疗上不仅仅是单纯使用补益脾胃或清中和胃，通过配合调畅脾胃气机，从而达到恢复脾胃升降功能，中土安和的目的。

梁乃津教授认为本病多因气郁不舒、痰气交阻等所致，善用辛开苦泄、降逆止呕、升阳降浊等法。辛开苦泄法即以辛味药与苦味药合用。梁老认为，本病之吞咽不顺、胸骨后疼痛与情绪因素关系密切，常因情绪波动而时轻时重，为肝郁不畅所致。胸骨后呈烧灼样痛，则为气郁化热，灼伤脘管，所以要重视用辛开苦泄法。辛开可宣通气机，苦泄可清泻郁热，两者合用调和寒热。常用辛开药有法半夏、橘皮、香附等；苦泄药有黄连、黄芩、蒲公英、枳壳等。本法之运用，难免有伤阴之弊，因而遣方之中可适当加柔润之品以防过燥，如麦冬、花粉、白芍等[1]。

余绍源教授认为，本病的典型症状是烧心，或伴反流，病位在食管，而关键脏腑在肝、脾胃，病机关键应抓住一个"逆"字，尤其强调肝气（火）上逆、胃气（火）上逆，指出从火热论治，主张先去其火势，清热之法在本病的治疗中尤为重要。胃食管反流的热证多为虚热与实热夹杂，临证须分清实火、虚火之主次。对于肝火内盛实证，则用苦寒降泻之品清泻肝火，寒以泻火，苦降火势，如牡丹皮、栀子、龙胆草、黄芩、夏枯草、菊花、蒲公英等清泻肝火之品。而肝火常起于郁，肝气不疏达则火难灭，因此，必须配伍辛散疏达之品，调畅气机，清疏并用，常佐以柴胡、佛手、川楝子、香附、延胡索、郁金等疏肝之品。肝为血脏，体阴而用阳，肝火易伤肝阴、灼胃阴，临床中还要注意甘缓柔肝、甘润和胃，药用白芍、木瓜、枸杞、生地黄、沙参等。对于肝阴虚火旺者，则以养肝阴、敛肝阳为主，余老首推一贯煎，以生地黄、枸杞滋水涵木，以沙参、麦冬养阴益胃，佐川楝子疏泄肝气，调畅气机，尤其当归一味，入肝养血活血，气味辛香善于走散，为血中气药，使诸药补而不滞，为滋肝、清肝、疏肝之良方。中焦蕴热患者，常夹杂湿、滞等病理因素，在清热的同时应着重疏通气机，消其湿滞，并承胃气下降之性推陈致新，引湿浊食滞下行，给邪以出路。方药选黄连温胆汤、泻心汤类为主，常用竹茹、蒲公英、芦根等甘寒之品，清胃热化湿而不伤胃阴。余老喜用芦根配竹茹。芦根性味甘寒，益胃降火；竹茹甘微寒，开胃土之郁，治噎膈呕逆、吐血衄血。二药皆入胃、肺经，善清胃、肺之热[2]。若胃火亢盛，伴牙龈肿痛、口腔溃疡热痛、大便难解等热象明显，则用石膏、知母、黄连等苦寒之品以泻胃火；由饮食不慎而发病者常以布渣叶、谷芽、麦芽、山楂等消食化积。对于中虚生热者，虽有内热之象而又兼疲倦乏力、纳呆便溏、不耐寒温等虚象，可参李东垣"以辛甘温之剂，补其中而升其阳，甘寒以泻其火"之法，当补中升阳，健脾助运，所谓"厚土敛火"，方选香砂六君子汤、丁蔻理中汤、黄芪建中汤等，余老认为补法须补中兼通，避免呆补碍胃[3]。

肝、脾功能失调导致胃气上逆是胃食管反流病发生的关键，治疗上应调理肝、脾之功能，和胃降逆。调肝重在疏肝，以疏肝和胃为治，常用柴胡、枳壳、香附等。针对肝气郁滞，郁久化热者，余绍源教授喜用左金丸清泻肝火，降逆和胃制酸。火热当清，气逆当降，故治宜清泻肝火为主，兼以降逆止呕。方中重用黄连为君，既能清泻肝火，又可清泻胃热，一药两清肝胃，然气郁化火之证，纯用大苦大寒之黄连既恐郁结不开，又虑折伤中阳，故又少佐辛热之吴茱萸疏肝理气解郁，佐制黄连之寒，和胃下气降逆，引领黄连入肝，二药合用，辛开苦降，一清一温，肝胃同治，泻火而不至凉遏，降逆而不碍火郁，相反相成，使肝火得清，胃气得降，诸症自愈。理脾以健脾助运为主，常用苍术、白术等，亦可酌加四君子汤。如患者有脘腹胀满，嗳腐吞酸，或呕吐，大便不爽，臭如败卵等属于饮食积滞之证，可加谷芽、麦芽、六神曲、山楂等消导药物。

气逆是本病基本病机，因此以和胃通降为治疗关键，"通"、"降"二法贯穿治疗始终。胃为受纳水谷之腑，以通为用，以降为顺。食管下承于胃，其理亦然。所谓通，就是调畅气血，疏其壅塞，消其郁滞，并承胃腑下降之性而推陈出新，导引食浊瘀滞下降，给邪以出路。胃腑实者，宜消积导滞，专祛其邪，不可误补；胃气虚者，气机不运。虚中有滞，宜补虚行滞，又不可壅补。脾宜升则健，胃宜降则和，余教授调理脾胃气机多以苦辛药对配伍，如黄连与吴茱萸，黄连与木香、厚朴，干姜与黄芩、黄连，半夏与黄芩，辛以助脾健运升清，苦以助胃祛邪降浊，共调升降之气，并以降逆和胃法贯穿始终。根据胃通降不及、胃气上逆程度酌情选择理气降气药，如厚朴、枳实、枳壳、槟榔理气而主降气，丁香、柿蒂、旋覆花有和胃降逆之效，代赭石有重镇降逆、消痰下气之功等。《素问·五脏别论》曰："魄门亦为五脏使，水谷不得久藏。"大便情况，往往反映了机体气机的通畅与否，脏腑功能的协调与否。六腑以通为用，以降为和，临床多数患者存在大便干燥，腑气欠畅，气机不降，降则和，不降则滞，反升则逆，故临证必调其肠道气机，达到腑通胃降的目的，余教授常以四磨汤顺气降逆，腑气通畅，则胃气得降。

现代医学认为本病发生与胃酸反流有关，因此余老在方中必加具有制酸作用的中药，如瓦楞子、海螵蛸等，尤其善用乌贝散，余教授认为此方仅两味药，且药性平和，制酸止痛效果明显，无论虚实均可加之，不必拘泥于证型。若患者烧心感、反酸症状严重，也可遵循急则治标的原则，应用抑酸剂等，避免病情恶化。

另外，还需注意虚实兼顾，其虚宜通补：本病大多病程较久才求治于中医，本病病理特点常虚实夹杂，治当虚实兼顾。若虽以正气虚馁为主，多因虚中夹滞，亦宜通补为要，即在补益之中加入通调气、郁、寒、热、痰、食、瘀之药，使补而不壅，通勿伤正。应用通补方法治疗气虚、血虚、阴虚之胃食管反流病时，要注意调节通与补的比例，标实较著者加大通调药物剂量，本虚为重者减少通调药物比重。

二、贲门失弛症

贲门失弛症是以食管下括约肌（LES）张力增高、食管体部正常的推进型蠕动消失，吞咽时 LES 松弛异常为特征的食管动力障碍性疾病。临床上主要表现为吞咽困难、胸痛和呕吐。贲门失弛症属于中医学"噎膈"范畴，为风痨臌膈四大证之一。

中医学认为，食管即为脘管，其连接胃。胃属中焦，与脾土相表里，胃主受纳，以通降为和；脾主运化，以升清为顺，脾升有助于胃降。肝主疏泄，能调节脾升胃降，故胃、脾、肝之病变，均可致胃失和降。梁乃津教授认为，本病之发，多因食思伤脾，脾失健运，痰浊内生；或恼怒郁思伤肝，肝气横胃，气机郁滞；或饮食燥热，耗伤津液，胃阴受损。痰浊与郁气交结阻于脘管，或阴津不得以上承，脘管涩滞，均可致胃气不通，难以顺降，产生胸脘疼痛，吞咽受阻，食入即吐之症。本病以气滞痰阻为标，以气阴不足为本。初起标实为主，中期虚实夹杂，后期多为本虚。有的病例可因水谷不入，精微乏源，气血不得生化，五脏失养俱虚，最终致面色㿠白，头晕目眩，形体羸瘦，肢体浮肿等阴伤血枯、阳气虚亏之危候。

梁老认为辨治本病关键在于早期诊断和早期治疗。初起的临床表现为吞咽困难、食物反流和胸骨后疼痛三大症状。辨治主要根据其脉症分为气郁不舒、痰气交阻和津伤热结 3 型，分别施以疏肝理气、开郁化痰、养阴清热之法，选用柴胡疏肝散、半夏厚朴汤、沙参麦冬汤等。梁老认为辨证分型选药固然重要，但还应重视抓主症，定专法，用专药。其辨治本病的主要方法有以下几种：

1. 辛开苦泄法（以辛味药与苦味药合用）

梁教授认为，虽然本病病位在食管，但实质与脾胃气机升降有关，本病多出现胸骨后憋闷、食物反流症状，故治疗时要注意调节脾胃气机升降，重视用辛开苦泄法。梁老认为，辛能升脾，宣通气机，苦能降胃，清泻郁热，故两者合用，调和寒热以止噎，以恢复脾升胃降的功能。常用辛开药有郁金、法半夏、橘皮、香附等，如伴随疼痛，多郁金配延胡索相须而用，苦泄药有黄连、黄芩、枳壳等。本法之运用，难免有伤阴之弊，因而遣方之中常用白芍配合炙甘草酸甘化阴，如严重者运用天花粉、麦冬等，可适加柔润之品以防过燥，如麦冬、天花粉、白芍等。

2. 降逆止呕法

稍重患者除了进食吞咽不顺、胸骨后疼痛外，还出现食入即吐之候。梁教授认为，此病虽在脘管，但脘管乃属胃气所主，此症因胃失和降反而上逆所致，所以降逆止呕法始终贯穿在治疗过程中，是治疗本症的重要法则。在临床上，不管辨证如何，都会适当加入降逆之品，如属于痰湿内阻，常用药有法半夏、生姜、橘皮、藿香。如属于燥热伤阴，则选用竹茹配芦根，或竹茹配天花粉以清润降逆。梁教授指出，对于用一般降逆止呕法不效者，常用重镇降逆法，选用代赭石配旋覆花，同时肝是影响中焦气机的关键脏腑之一，故在降逆止吐的同时，勿忘行气解郁，因本病之胃气上逆与肝气郁结有关，故常配用郁金、枳壳、佛手、香附等，意在"泄厥阴以和阳明"。如伴随大便不通，同时配合厚朴、枳实、槟榔通肠腑以加强降逆的作用。

3. 升阳降浊法

本病之发，有部分是因脾气虚弱，痰浊内生，阻滞气机，胃失和降所致。对于此类患者，梁教授主张运用升阳降浊法。升阳即升脾之阳气，降浊乃降胃之痰浊。常用黄芪、党参配柴胡、升麻以升清阳，用法半夏、陈皮、藿香、沉香以降浊阴。在临床实践中患者不但不会因服升提药而使胃气上逆，反而其胃之和降较顺畅，吞咽困难及呕吐症状减轻或缓解，此乃"脾升促胃降"之理。当然，这并不能单纯用健脾益气升阳法，而是要结合运用和胃降浊法或降逆止呕法，通过健脾、醒脾、燥脾，以断痰浊之源；化痰、降浊、和胃以顺胃降之气，从而起到畅膈顺咽止呕作用。

4. 祛风解痉法

一般医家较少运用祛风解痉法治疗脾胃病，而梁老认为脾胃病与肝的关系密切。肝主疏泄功能可调整脾之运化、胃之受纳功能。肝为刚脏，体阴用阳，性烈主动。即使肝气郁结，郁久也可化气为亢，旺气为风。肝气过亢，则"侮己所不胜"，"木侮乘土"，影响脾升胃降功能。所以对于肝气由郁致亢，化旺为风之噎膈者，梁教授常结合运用敛肝祛风解痉法，如方中选加白芍、威灵仙、僵蚕、干地龙、全蝎等。根据现代中药药理研究，此类药有解除平滑肌痉挛作用。但虫类药若滥用误用会有毒副作用，体虚者要慎用、少用[4-5]。

《素问·举痛论》云："寒气客于肠胃，厥逆上出，故痛而呕也。"寒邪直中脾胃，脾胃运化失司，气机升降失常，胃气上逆而致呕；又有《金匮要略·呕吐哕下利病脉证治》所谓的"胃反"，素体脾胃虚寒，久病体虚，脾阳不振，不能腐熟水谷，化生气血，脾失健运之职，胃失和降之功，症见食后经久不下，胃部胀满，被迫吐出，吐后则舒，腹痛喜按，完谷不化，面色萎黄，精神不振，脉细，苔白等。余绍源教授认为寒邪犯胃及脾胃虚寒的呕吐较为多见，治以益气温中，祛寒降逆止呕，方选良附丸、丁蔻理中汤合吴茱萸汤加减为主，中阳得温，寒邪散而呕吐自愈。

在治疗胃脘部满闷呕恶的患者中，黄穗平教授首推小柴胡汤治疗。《素问·举痛论》指出"百病生于气也"，《素问·至真要大论》强调"疏其血气，令其调达，而致和平"。而柴胡汤为少阳枢机之剂，和解表里之总方。肝主疏泄，协助脾的运化功能；脾主运化，气机通畅，有助于肝气的疏泄。肝失疏泄，气机不利，木横侮土，以致脾运失健。方中既可兼顾脾胃虚弱一面，又可兼顾肝气不适一面，是"和"法的代表方。黄教授善用《伤寒论》小柴胡汤，该方体现了升中有降，降中有升，升降相因的治疗思维。《伤寒论·辨少阳病脉证并治》第263条："少阳之为病，口苦，咽干，目眩也。"《伤寒论·辨太阳病脉证并治中》第96条："伤寒五六日，中风，往来寒热。胸胁苦满，嘿嘿不欲饮食，心烦喜呕……小柴胡汤主之。"《伤寒论·辨太阳病脉证并治中》第101条："伤寒中风，有柴胡证，但见一证便是，不必悉具。"为临床使用小柴胡汤提供了指导原则。原文中就提出有口苦、心烦喜呕、目眩之症，临证中证属肝郁脾虚者，治法上要以疏泄肝木为主，佐以益气理脾，处方用药上主要以小柴胡汤为主导一清一疏。小柴胡汤是"和"法的代表方药，本方能疏肝、柔肝，健脾降逆和胃，根据患者肝郁与脾虚的情况灵活加减用药。

在降逆止吐中，黄穗平教授常常提到小半夏汤，黄教授认为，本方是治疗水饮（湿）内停呕逆的代表方。《金匮要略·痰饮咳嗽病脉证并治》云："呕家本渴，渴者为欲解，今反不渴，心下有支饮故也，小半夏汤主之。"《金匮要略·呕吐哕下利病脉证治》云："呕吐，谷不得下者，小半夏汤主之。"黄教授指出半夏性味辛温，燥湿化痰祛饮，降逆止吐。仲景治呕吐也以半夏为主要药物。生姜辛温，入脾、肺、胃经，温中止呕，为呕家圣药。胃虚寒者加干姜、附子、党参、白术、丁香、吴茱萸；胃火上逆者加竹茹、黄芩、山栀子、生大黄、枳实；外邪犯胃者加苏叶、藿香；饮食积滞者加枳实、陈皮、山楂、神曲；肝热犯胃者加左金丸、竹茹、石斛；胃阴不足者加竹茹、沙参、麦冬、生地黄、芦根、石斛、枇杷叶；痰饮内停者加茯苓、白术、陈皮。忧郁者，当予疏肝解郁散结之品，如逍遥散加合欢皮、远志等。

本病治疗除内服药物外，黄教授同时强调外治法具有重要作用。常用外治法包括推拿、摩腹、穴位贴敷、穴位注射等，如推揉脾经可健脾和胃，推揉外劳宫可温阳降逆止呕，摩腹具有消食和胃之功；穴位贴敷治疗方面，我科余氏温通贴配合电脑中频穴位贴敷治疗双天枢穴、复方丁香开胃贴或神阙贴贴敷神阙穴等均具有降逆止呕之功，临证常结合辨证选用。

第二节 胃病的治疗

胃部疾病指发生于胃部及十二指肠的器质性或功能性疾病，主要症状有上腹痛、胃灼热、恶心、呕吐、嗳气、反酸、食欲不振、呕血、便血、肿块等。临床上常见的有慢性胃炎、消化性溃疡、急性上消化道出血、呃逆等。

一、慢性胃炎

慢性胃炎是指不同病因引起的胃黏膜的慢性炎症或萎缩性病变。内镜下将慢性胃炎分为慢性非萎缩性胃炎及慢性萎缩性胃炎两大基本类型。慢性胃炎缺乏特异性的临床表现，多表现为上腹部不适、饱胀、隐痛等，亦常见食欲不振、嗳气、反酸、恶心等消化不良症状，部分患者无临床症状。本病多属中医学的"痞满"范畴。

痞满是由于中焦气机郁滞，脾胃升降失职，出现以脘腹满闷不舒，自觉心下痞塞，触之无形，按之柔软，压之不痛为主症的病证。按部位可分为胸痞、心下痞等，心下痞即胃痞。

《素问·太阴阳明论》曰："饮食不节，起居不时者，阴受之，阴受之则入五脏，入五脏则满闭塞。"《伤寒论·辨太阳病脉证并治下》曰："满而不痛者，此为痞。"又云："胃中不和，心下痞硬，干噫食臭"，"谷不化，腹中雷鸣，心下痞硬而满"。《兰室秘藏·中满腹胀》谓："或多食寒凉，及脾胃久虚之人，胃中寒则胀满，或脏寒生满痛。"

饮食不节、情志失调、药物所伤等可引起中焦气机阻滞，脾胃升降失常而发生痞满。胃痞的发生直接与脾胃有关，其病变部位主要在胃脘，病机是脾胃功能障碍，致中焦气机阻滞，升降失常从而导致该病发生，如暴饮暴食，过食肥甘，嗜酒无度，损伤脾胃，食滞内停，痰湿中阻；六淫或误治以下法，邪气入里，结于胃脘，阻塞中焦气机；情志失调，肝失疏泄，乘脾犯胃，或忧思伤脾，脾胃失和，气机不畅。在治疗痞满的过程中，不仅仅要益气健脾、疏肝理气或消食和胃，还应注意同时调理脾胃升降。

梁乃津教授擅长治疗脾胃病，并创立治疗胃病的金牌良药"胃乃安胶囊"，荣获广东省科学技术进步奖，取得巨大的社会效益和经济效益。梁乃津教授治疗慢性胃病强调辨证为主，证病结合；病位在胃，其系肝脾；调治肝脏，以安胃腑。他认为脾胃病的主要病机多为脾胃虚弱，气滞血瘀，热瘀困困。辨证论治主张从肝、脾、胃入手，遣方用药往往通补并用，标本兼顾。在治疗脾胃病的遣方用药方面，他提出了四大法则，即"调肝理气乃遣方的通用之法；活血化瘀乃遣方的要着之法；清热祛湿乃遣方的变通之法；健脾和胃乃遣方的固本之法"，该法则运用于疑难脾胃病患者的治疗，屡获奇效。

（一）调理肝气，遣方通用之法

梁老认为，肝疏泄失常，影响脾胃功能主要有两种情况：一为疏泄不及，即木不疏土，土壅失运，其多因肝气不足，或肝气郁结，不能助脾胃之运化。二是疏泄太过，横逆脾胃，肝脾（胃）不和，此既可因为肝经实证或阴虚阳亢，乘者有余，肝旺乘脾，即所谓"气有余则制己所胜而侮所不胜"；又可因为脾胃虚弱，受者不足，土虚木贼，所谓"其不足，则己所不胜侮而乘之"。

一般来说，治疗前者以疏肝为主，后者则以敛肝为主。然而，肝气本身复杂，气郁日久可化之为亢，气旺日久又可耗之成郁，两者可互相转化。所以，从肝论治慢性胃病不能单纯疏肝或单纯敛肝，而应调肝之用。

临床上常常可以疏肝解郁与抑肝缓解两法先后或同时运用。梁老的常用方"金佛止痛方"，就是由郁金、佛手、延胡索、白芍等中药组成。方中郁金、延胡索善入肝经，辛散苦降，疏肝解气，行气活血，佛手亦入肝经，功专理气快膈，惟肝脾胃气滞者宜之；白芍主入肝经，重用之以敛肝柔肝见长，取酸以抑肝之旺。诸药相伍，既可辛散解郁，又可酸柔敛肝。这种疏敛并用的组方原则，体现了对肝用病态的双向性调节。刚中寓柔，柔中有刚，旨在调肝之用，使肝之病态恢复于动态平衡中。肝疏泄功能正常，气顺则通，胃自安和，即所谓"治肝可以安胃"。

当然，并不是所有慢性胃病都是肝疏泄异常引起的，但素体脾胃虚弱，或饮食劳累损伤脾胃，中焦运化失职，气机壅滞，也会影响肝之疏泄功能，即"土壅木郁"。况且调肝之品多属于辛散理气药，理气药可行气止痛，或降气消胀，最适用于胃病之胃痛脘痞，嗳气恶心者，正所谓"治胃病不理气非其治也"。所以，梁老遣方必用理气药，如胃痛用郁金、延胡索；脘痞用枳壳、川厚朴；嗳气用苏梗、香附；恶心用法半夏、陈皮、竹茹。

此外，在应用此法时，还有几点须详加注意：

1. 从肝调治，勿忘兼顾脾胃

肝疏泄失常所致的脾胃病，无疑治疗上要调肝之用，但"外因是通过内因起作用的"，脾胃的升降纳化失常才是病变的直接因素。所以，在调肝之时要兼顾调理脾胃。脾胃气滞要行气，脾胃湿阻要化湿，脾胃食滞要消食，脾气不升要升阳，胃气不降要降逆，脾胃气虚要益气，脾胃阴虚要养阴。

2. 疏肝理气，注意辛燥甘润

肝以血为体，以气为用，体阴而用阳。肝之阴阳相对平衡，才能正常发挥肝用。然而，理气药多辛散香燥，用之不当或重用、久用均难免有耗津伤阴之弊。

鉴于此，梁老治胃病除了注重疏敛并用、燥润并举的组方原则外，通常还加用益气养阴之品以养阴体，从而达到用辛香燥而不伤肝体，用酸甘润而不碍肝用之目的。在不同的治疗阶段，权衡辛燥甘润之用药主次和轻重变化，肝之"体""用"同治，以求恢复肝用之正常功能。

3. 补肝之时，辨阴阳察并证

古人常说"肝无虚证"，从祖国医学辨证观来说，这显然不符合中医的五脏皆有虚实理论。前人之意识不过是肝之虚证相对实证为少。由于肝性刚易亢，阳胜则阴病，故肝之虚证以肝阴血虚为多。而肝经虚寒者少见。治疗脾胃病用补肝之时，要辨证阴阳气血，肝肾同源，要兼顾肾阴、肾阳。此外，肝气虚常伴气郁，肝经寒者常有寒凝，肝阴虚可伴阳亢，故要注意解郁、祛寒、潜阳等。

4. 服药治疗，尚需摄生调理

精神因素是诱发肝疏泄失常的常见因素，但饮食不节致脾胃气壅也妨碍肝的疏泄功能。所以，在使用调肝理脾药物治疗的同时，尚需配合心理疗法，饮食调理，睡眠充足，动静有度等。

（二）活血化瘀，遣方要着之法

梁老认为，慢性胃病主要由情志伤肝，肝失疏泄，木郁土壅，或饮食劳累，损伤脾胃，土壅木郁，以致胃中气机阻滞所致。然而，"气为血帅"，气行则血行，气滞则血瘀。慢性胃病多兼有血瘀，即"久病入络"，"胃病久发，必有聚瘀"。

从证候辨证看，患者胃痛固定，持续，时而刺痛，或有包块，舌质暗红或有瘀斑、瘀点等。但不少患者并无此证候特点，而是通过胃镜可见黏膜不典型的凹凸不平、溃疡、出血点、息肉及胃黏膜活检提示胃黏膜不典型增生或肠上皮化生，极个别还可发展为胃癌。对此，古人并无认识，梁老认为此亦属胃络瘀阻所致，治疗应重视活血祛瘀药的运用。

施治时，当记不为单瘀所限，而更应追因溯源，行气加以祛瘀，故首选郁金、佛手、延胡索，还用三七、血竭、红花、莪术、三棱、赤芍、丹皮，尤其郁金、延胡索两味既活血，又行气。气行血活，血脉通畅，通而不痛，确为治胃病良药。田七除了活血祛瘀外，尚可活血止血，止血不留瘀，最适用于伴有黑便、吐血等。在运用活血祛瘀法组方时，还要根据辨证配合其他方药。瘀热者，配用赤芍、茜根等以凉血活血；瘀毒者（尤其是胃癌患者），多配用半枝莲、白花蛇舌草等以解毒祛瘀；气虚者，配用北黄芪、党参等以益气行血；阴虚者，配用沙参、麦冬等以养阴畅血。

从现代医学角度分析，活血祛瘀药不但有止痛的作用，还可改善胃黏膜的血液循环，消除炎症细胞浸润，促进病灶恢复，防止组织异型增生，对顽固性难治性溃疡、萎缩性胃炎伴癌前病变者尤为适宜。所以，要重视活血祛瘀药在治疗慢性胃病方面的研究。祛瘀药的属性有寒、热之分，故要按照辨证而选用，并要找到致瘀的根本原因，在祛瘀的基础上结合病因治疗，如气滞、气虚、阳虚、阴虚等，以标本两治，才能真正达到治病求本的目的。由此可见，梁老以活血祛瘀为要着之法的观点，从中医的宏观辨证延伸到微观辨证，既有中医理论的指导，又有现代医学的基础。

（三）清热祛湿，遣方变通之法

慢性胃炎的"炎"是否一定就属于中医的热证，而从痛从热论治呢？梁老认为，未必尽然，因为慢性胃病者多病程迁延日久，或反复发作，致脾胃受损，出现面色萎黄，胃胀纳呆，腹胀便溏，体倦乏力，舌淡脉弱等脾胃气虚症状，这些患者即使处于慢性胃炎的活动期，也不一定能表现出中医的热象。所以，本病与热并不一定有必然的联系。但是，当患者出现口干口苦、舌苔变黄之时，此不必热象俱悉，亦属郁热。治疗可适当选用清热药，如蒲公英、黄芩、黄连、柴胡、天花粉等。但不能一概用清热之品，且要适可而止，因为这种热多在脾胃虚弱（气虚或阴虚）、气滞血瘀的基础上产生，过用苦寒，势必损伤脾胃，弊大于利。

对于慢性胃炎的"湿"，梁老认为此多因脾胃虚弱（气虚或阴虚）、脾虚夹湿，胃失和降，气机壅滞，水谷精微反变为湿，湿浊内生。患者主要表现为舌苔厚浊或腻。治疗可配合燥湿、渗湿，如用厚朴、藿香、薏苡仁等。但胃喜润恶燥，若过用祛湿，易损脾胃。用祛湿剂湿除则止，尤其要注意，舌质红，舌苔粗黄干者，即使舌苔厚，此亦为湿郁化热伤阴，阴伤易生热，胃络涩，营络不畅，易出现热伤血络，出现便血、呕血等。

梁老指出，此时用清热祛湿剂，宜适当配用石斛、天花粉、赤芍，甚或生地黄等阴分药，以求祛湿而不伤阴。由上可见，运用清热祛湿药要辨阴阳气血，灵活变通，非实热湿浊者不可盲目投之。

（四）健脾养胃，遣方固本之法

慢性胃炎病程长，病情缠绵。梁老认为，治疗本病要补虚以固本。慢性胃炎的虚证主要有脾气虚弱和胃阴不足，前者主症为食后饱胀，口淡乏力，舌淡，脉弱，以虚寒象为主；后者主症为胃脘灼热，口干欲饮，舌红，脉细，以虚热象为主。除了气虚、阴虚证型外，同是脾气虚弱和胃阴不足者也不少，此为气阴两虚，慢性胃病病程长，病情缠绵。梁老认为，从起病原因看，本病多在脾胃虚弱的基础上而发。从虚实辨证看，虚多于实，每实而兼虚，虚证贯穿于全过程。所以，治疗本病要补虚以固本。

梁老常用李东垣的升阳益气法以健脾益气，方用补中益气汤加减，重用黄芪、党参，选用升麻、柴胡、白术等以升清阳降浊气。梁老研制的"胃乃安胶囊"以健脾清热活血为主法，由于脾胃气虚，失于运化，水湿内生，郁久化热，气机不通，气滞血瘀，发为痞满。其中主药是黄芪、红参。黄芪甘温，补气升阳，补气行滞，温养脾胃而生肌敛疮为君药。红参大补元气，补脾益肺为臣。佐以三七活血定痛，且能补益气血，强身健体；珍珠层粉镇心安神，人工牛黄清热解毒，并能开窍醒神。全方配伍，寒温并用，气血同调，能补气健脾，宁心安神，行气活血，消炎生肌。在脾胃气虚的基础上，脾胃虚寒者可加干姜、吴茱萸等以温中祛寒。但脾以运为健，健脾先运脾，运脾可调气，选用砂仁、木香、枳壳、陈皮、法半夏等芳香辛散药。胃为谷海，纳食磨谷。脾失健运，胃失和降，谷积食停于中州，阻滞气机，则胃痞加重，故梁老常配伍消食导滞之品，选用鸡内金、谷芽、麦芽、山楂肉、枳实等。针对胃阴不足之慢性胃炎，梁老选用叶天士的甘凉润燥法以养阴益胃，方用沙参麦冬汤加减，常用沙参、麦冬、石斛等养阴又不过于滋腻有碍脾胃之品[6-7]。

临床上我们可见患者同时存在脾气虚弱和胃阴不足，具有气阴两虚之证，治疗上可益气养阴，健脾养胃并举，补气生津，气阴两顾。脾气得升，胃得润降，清升浊降，出入有序，胃则安和。具体用药可用黄芪、党参、沙参、麦冬，称之为"大四味"（相对郁金、佛手、延胡索、白芍此"小四味"而言）。从现代中药药理研究分析，健脾益气药可增强机体免疫功能，改善胃肠的消化、吸收、运动功能，从而改善人体自身营养状态，促进胃黏膜的修复与再生过程。可见，补虚扶正的治法占有相当重要的地位。

（五）其他治法，遣方辅助之法

梁老认为，治疗慢性胃炎除了上述几种方法之外，还要根据病情需要予以调胃酸度、消食导滞、护膜生肌等治法。如口泛酸水者，多为胃中酸度增高，可用乌贼骨、瓦楞子、浙贝母等以制酸。对于萎缩性胃炎，胃酸缺乏，食后痞胀者，则加用酸甘敛阴之品，如乌梅、山楂、五味子等，可开胃进食、增进津液源、改善营养。对于稍进食不慎即胃痞纳差，舌苔厚腻者，加用川厚朴、枳实、谷芽、麦芽、布渣叶、鸡内金等消食导滞，食滞得消，则痞除纳进[8]。

而萎缩性胃炎之痞满多是病久郁而化热，热可伤津，出现胃脘痞满、疲倦纳呆、口苦而干、舌质淡而苔微黄腻等寒热错杂、虚实互见之证候，梁老效法仲景诸泻心汤，用温清并用法。温补辛开可健脾运脾，苦降清泄可解除郁热。在配伍清热药方面常选用柴胡、黄芩、黄连、蒲公英、人工牛黄等。但他常告诫后辈：本病郁热多在气滞血瘀、脾胃虚弱的基础上产生，过用苦寒之品势必损伤脾胃。治疗应在行气活血、健脾益胃的前提下使用清热药，且要适可而止。临床实践证明，单纯较长时间使用清热解毒药虽可清除慢性胃炎的幽门螺杆菌，但往往因其损伤脾胃而降低患者接受治疗的顺从性。如果结合运用扶正补益药，则不但减少清热解毒药之弊端，还可提高临床疗效。

萎缩性胃炎多由慢性浅表性胃炎迁延不愈演变而成。《临证指南医案·胃脘痛》云："凡气既久阻，血亦应病，循行之脉络自痹。而辛香理气，辛柔和血之法，实为必然之理。"梁乃津教授宗此法为治疗本病之大法，常用自拟"加味金佛止痛方"，以郁金、佛手、延胡索、五灵脂、蒲黄、田三七、血竭等行气活血药，借其辛通之性以促进气血运行，消散胃络瘀血，使营血流畅，瘀结消散，络通痛止。如病程日久，顽痛难愈者，还可酌情加用三棱、莪术、䗪虫等破血逐瘀药，以求加强通络止痛之功。

余绍源名老中医认为痞满总由气运失常所致，故治痞满不外乎治气，提出了"调气十法"，逆者抑之，滞者疏之，寒者温之，热者泄之，陷者升之，虚者补之，郁者解之，乱者平之，浊者化之，秘者通之。另有兼夹者，则视其所有而调节之。慢性胃炎患者多有饮食不节，或过食酒肉油腻之物所致食积。余教授认为，慢性胃炎患者脾胃受伤，运化无力，故稍食则滞。治当消积导滞。常用谷芽、麦芽、焦山楂、神曲等消积导滞促胃纳。对于胃阴不足者，为防阴柔之品滞腻，常配合橘皮、鸡内金、谷芽、麦芽、神曲等和胃消滞之品，醒脾扶胃以助疏通，少用滋腻之品以防壅滞不运，阻碍脾胃[9]。

余教授认为慢性萎缩性胃炎（CAG）发病与脾胃关系最为密切，以脾胃运化失常、脾胃虚弱为本，脾胃虚弱又以脾气虚为多；而气滞湿瘀则贯穿病程始终。慢性萎缩性胃炎的病机属本虚标实，本虚以脾胃气虚为主，标实有血瘀、热毒湿互结，因此益气健脾法、活血化瘀法、清热祛湿解毒法几乎贯穿于治疗的始终。余教授以此法治疗慢性萎缩性胃炎虚实夹杂者，方用自拟萎胃复元汤加减：本方以黄芪、党参健脾益气；益以白术、砂仁、陈皮、稻麦芽健脾醒胃，和胃消导为臣；半枝莲、白花蛇舌草、竹茹、蒲公英清热解毒，散瘀定痛，以解瘀毒之交结为佐，三七止血、消肿、散瘀为使。萎缩性胃炎病程漫长，正气亏损，而瘀毒交结，正虚邪恋，补虚则碍邪，攻邪则伤正。全方扶正祛邪，两者兼顾，使气滞解，湿阻化，瘀毒除，而中气渐复，胃络和畅，胃气来复。余老认为本方从病论治，临床时如无特殊偏热偏寒者皆用本方。但确有偏热者，加竹茹、蒲公英；偏寒者，加台乌、香附[10-11]。

黄穗平教授是国家首批名老中医梁乃津的继承人，从医三十余年，对中医辨治胃痞病有丰富的临床经验。黄教授认为辨治胃痞病应首分虚实，实痞有痰气壅塞、饮食阻滞、七情失和等之分，其病机虽以邪实为主，但临床所见实痞者除实证之外，还有不同程度的脾胃受损现象，只是虚损较轻，尚未达到脾胃虚弱的程度。所以治疗实痞除以梳理气机、化痰消积、疏肝除痞为主外，还要适当加用顾护脾胃之品。治疗实痞的方剂以祛实为主，但均辅以1～2味健脾益胃之品，以防克伐太过，反伤中土。虚痞者多病程较长，反复发作。黄穗平教授认为脾虚气滞是功能性消化不良的基本病机，重视升脾益气法的运用。

对于虚痞的治疗，黄教授认为应遵"虚则补之"、"脾以升为健，胃以降为和"

之法，但所谓的虚痞，多数都会兼杂实的因素，故虚中必有行。治宜标本同治，以健脾益气、理气消胀、和胃止痛为基本治法，善用香砂六子汤辨治痞满，使脾胃气机升降如常，恢复中焦气机枢纽之职，则胃脘胀满、食后腹胀、嗳气等痞满病之证候自然解除[12]。

另外，黄教授认为痞满的患者症状反复，多合并焦虑、抑郁症状，睡眠较差，症状与情绪相互影响，从而加重病情。在临床接诊患者时，善于与患者交谈，使患者精神安定，使患者增强信心，即所谓"医病先安神，神安病自宁"，在药物方面，常用合欢皮疏肝安神，夜交藤养心安神。

二、消化性溃疡

消化性溃疡主要指发生于胃和十二指肠的慢性溃疡，是一种发病率、复发率均较高的消化系统疾病。临床表现为长期性、周期性、节律性的腹痛，伴有烧心、反胃、嗳酸、嗳气、恶心、呕吐等其他胃肠道症状。消化性溃疡多属中医学"胃脘痛"范畴。梁乃津教授认为中西医治疗溃疡病各有长处，尤其是中医治疗本病，不仅重视局部病变，还调整全身脏腑功能和气血阴阳；在治疗难治性溃疡和预防复发方面有一定优势，具有广阔的前景。

胃痛是常见的脾胃系病症，指以上腹胃脘部近心窝处疼痛为主症的病症，又称为胃脘痛，在古代中医文献中，又被称为"心下痛"、"心痛"、"心腹痛"等。《脾胃论•脾胃胜衰论》载"饮食不节则胃病"，《脾胃论•脾胃虚弱随时为病随病制方》载"夫脾胃虚弱……遇夏天气热盛，损伤元气……胃脘当心而痛"。《证治准绳•杂病》曰："胃脘弱则着而成病，其冲和之气，变至偏寒偏热，因之水谷不消，停留水饮食积，真气相搏为痛。"《临证指南医案》中把怒、忧、思、悲、恐、惊诸情志作为导致胃脘痛的最常见因素。

胃痛病机，可分为不通则痛和不荣兼不通而痛。脾胃居中焦，脾主运化，胃主受纳、腐熟水谷，二气平调，升降相因，共同完成水谷纳运。不通则痛的主要病机为气滞，外邪侵袭，六淫皆可致病，寒邪凝滞脏腑经络多常见，食积、痰饮、瘀血停滞中焦，以及忧思恼怒导致气机失常而出现胃痛；不荣则痛的病机主要为脾胃虚弱或虚寒及胃阴不足以致胃络失养。

梁乃津认为辨治本病，当分寒热、虚实、阴阳、在气在血。如肝气犯胃、脾胃湿热、瘀血停滞等属实证；胃阴不足、脾胃气虚、脾胃虚寒等属虚证；若久病可因实致虚或因虚致实，虚实夹杂，属本虚标实。

消化性溃疡在活动期，除了表现为胃脘疼痛外，还有胃镜征象，如溃疡周围充血水肿，表面附厚浊腐苔等。溃疡的活动是否就属于中医的热证从痛从热论治呢？或者说溃疡病的病程迁延反复，呈慢性、周期性，是否属于"寒疮"、"阴疮"，从虚从寒论治？实际上未必如此。应该说，同是溃疡病活动期，在不同的机体状态其表现出来的中医证候是有差异的，甚至是相反的。这就需要我们辨证论治。

在辨证过程中，要注意证型的兼杂和可变，标本的缓急和影响。例如，有的患者既有热证又有湿证，或还兼有气滞证、血瘀证，有的患者在湿阻气滞的同时，还有脾气虚弱证，这些都是要通过四诊去辨别的。辨证论治，这是提高治愈率的关键所在。溃疡作为内在疮疡，在辨别是湿热还是寒湿蕴酿成疮后，要确定主要治法。寒疮（脾胃虚寒）应温补、补托，黄芪建中汤是良方；热疮（脾胃湿热）应清热、祛湿，常用三黄泻心汤。兼肝郁热者，还可选用丹栀逍遥散，兼有胆热者还可选用黄连温胆汤。

梁老主张在辨证为主的基础上，还应结合辨病。选用一些经严格科学研究证实具有这方面作用的中药配伍遣方。如选用具有抑杀幽门螺杆菌作用的药物（黄连、大黄、黄芩、厚朴、桂枝等），具有中和胃酸作用的药物（乌贼骨、浙贝母、瓦楞子、珍珠层粉等），具有保护胃黏膜及生肌作用的药物（白及、田七末、云南白药等）。而且最好也根据辨证及中药药性去选用这些有针对性作用的中药。这样，辨证与辨病有机结合，才能提高治愈率。

梁老主张用健脾养胃扶正、行气活血解毒法治疗胃溃疡。基于对老年胃溃疡病机特点的认识，梁老确定治疗大法为通补并用，主以健脾益气，养阴益胃，兼以行气活血，清热解毒。在补法中，常用李东垣的升阳益气法以健脾益气，方用补中益气汤加减，重用黄芪、党参；用叶天士的甘凉润燥法以养阴益胃，方用沙参麦冬汤加味，酌加石斛、玉竹。对于脾胃气阴两虚者，则根据患者阴阳所偏，或补阳气为主，兼以养阴，或养阴津为主，兼以益气。通过气阴兼顾，补气以生津，养阴以化气，脾气得升，胃得润降，清升浊降，出入有序，胃则安和。在通法中，梁老认为气滞血瘀为标病，多继发于脾胃虚弱，所以治气虚所为者，通过温补脾胃，振奋元气，可通畅气机，推血运行，甘温益气寓于行气活血之内；治阴虚所为者，通过甘凉阴柔，滋润增液，可滋胃阴，濡畅胃络，寓滋阴养胃于润降畅血之中。但对于气滞血瘀证重者，这些补虚行气化瘀之法尚不足用，还要兼以行气活血，标本同治。在选理气药方面，因脾升胃降赖肝气冲和而顺达，梁老常选用入肝经、辛散苦降且能行血中之气的药，如郁金、延胡索、香附等。因脾胃升降影响中焦气机出入，常根据升降失常选用调节气机药，如脾虚下陷者加柴胡、升麻等以升清，对胃失和降者加橘皮、法半夏等以降浊。因气郁日久可化热，化热者加柴胡、黄芩以清郁热。在选活血药方面，除常用行气活血之郁金、延胡索外，还根据血瘀寒热属性选用其他药物，如瘀热者，选赤芍、丹皮，阴虚内热配生地黄、玄参等。血瘀寒凝者，用川芎、五灵脂等，脾胃虚寒配桂枝、干姜等。因田七、血竭较为平和，祛瘀且止血，故临床最常用，尤伴黑便者。若溃疡面积大，恐有癌变者，则要祛瘀解毒，选加三棱、莪术、蒲公英、半枝莲、白花蛇舌草等。梁老认为在运用行气活血解毒之法时，一定要在健脾养胃的前提下酌情选用，扶正以祛邪，祛邪不伤正。从现代药理研究分析，这种通补并用法能提高机体免疫功能，改善胃黏膜血液循环，增强胃黏膜保护作用，调整胃肠运动及分泌功能，抑杀幽门螺杆菌，逆转胃癌前病变等。

在预防溃疡复发时，要重视健脾益胃法的运用。脾胃为水谷之海，气血生化之源，脾胃虚弱的病理状态得以改善，就没有溃疡复发的温床，正所谓"四季脾旺不受邪"。增强胃黏膜自身的抗溃疡能力，就可以防止溃疡的复发。临床上可选用党参、黄芪、白术、茯苓等以健脾益气。若脾胃虚寒者可加干姜、肉桂、制附子等。脾胃气虚兼有阴虚者，可加用沙参、麦冬、石斛、白芍等。

气行则血行，气滞则血瘀。在行气的同时，适当使用活血药，使溃疡易发部位及其周围血液循环改善，使溃疡愈合后的瘢痕、纤维组织改善，这将对防止溃疡瘢痕组织致十二指肠球部变形，影响胃内容物的正常排空有一定作用。所以说，行气活血作为一种重要的辨病治疗手段，在预防溃疡复发方面同样具有实用价值，临床上常选用郁金、延胡索、佛手、三七等中药。

"无酸不溃疡"这是经典的理论，十二指肠溃疡患者胃酸较正常人高 3～20 倍，即使在溃疡愈合期其高泌酸状态仍不能完全纠正。溃疡愈合后其胃泌酸功能可能还很强，而西药的制酸药因副作用不宜长期使用；这就有赖于无副作用的中药以中和或抑制胃酸。要明确一点，就是反酸症状的有无与实际胃酸分泌高低不成正比，食管下括约肌功能正常的患者并无泛酸症状，但其胃酸度仍可能很高。所以，应在辨证的基础上选用护膜制酸药，如乌贼骨、瓦楞子、煅龙骨、浙贝母、珍珠层粉等。

老年胃溃疡具有症状隐匿、痊愈较难、并发症多、易于癌变等特点。梁乃津认为本病属本虚标实、虚实夹杂之证。治宜通补并用，疗效卓著。

老年胃溃疡主要症状为胃脘痛。但不少患者仅是进食后胃脘胀满，或胃纳不佳，甚或以排黑色烂便而求诊。其发病及症状特点之因，梁老归咎于老年脾胃虚弱，反应性差。中医学认为，脾胃属中焦，同属于土；脾为脏属阴，主运化升清，喜燥而恶润；胃为腑属阳，主受纳和降，喜润而恶燥。老年脾胃虚弱，则以脾气虚和胃阴虚为多。若脾气虚弱，健运失职，不为胃升清，胃失和降，气机不畅，则致胃痛、痞满、纳呆等症。脾失统摄，血外溢随粪而下则排黑便。若胃阴不足，也可因胃失润降，虚热伤络而致上述等症。由此可见，脾气虚与胃阴虚均可致病。因脾胃以膜相连，脾胃之气赖脾胃之阴以生，脾胃之阴赖脾胃之气以化，气阴两者相互依存，相互协调，才能完成正常的纳运升降功能。所以，梁老认为本病之脾气虚与胃阴虚病机并不是孤立的、对立的，而是在致病过程中密切联系的。脾气虚可因气不化津致胃阴虚，胃阴虚可因影响脾阴而累及脾气。临床上脾气虚与胃阴虚同时存在者甚多，只是两者孰轻孰重而已。因此，本病的发病基础为脾胃虚弱。或气虚，或阴虚，或气阴两虚。"气为血帅"、"气行则血行"。老年胃溃疡之血瘀病机除由脾胃虚弱，升降失常，气机不畅所致外，更重要的是因老年形气俱虚，无力推动血行，或因老年阴血亏虚，脉络枯涩不畅，以致出现后期的胃痛持续痛有定处，伴有黑便，舌质紫暗，脉涩等血瘀见证。这是因虚致实、本虚标实的病理过程。气虚阴虚导致气滞血瘀是本病病机的主要环节。部分患者可因气郁日久化热，血瘀日久结毒，病情加重，发生变证。梁老认识本病病机与现代医学认为年老机体免疫功能减退，胃黏膜血流减缓，胃黏膜屏障功能及胃动力减弱，幽门螺杆菌感染，胃黏膜异型增生与肠上皮化生等病理机制是相吻合的[13]。

黄穗平教授认为，胃脘痛患者要积极寻找病因，或因饮食、因情志为患，方能有的放矢地治疗。辨证要以"虚实为纲，寒热为目"。先辨虚实，次辨寒热，由虚实两端把握病机。胃脘痛病情复杂，病因很多，有气滞、湿阻、食积，因寒、因热等，但黄教授认为，无论何种病因，最终都是因为病理产物壅滞胃部气机而发生疼痛，因而胃部气机郁滞是胃脘痛发生的关键。治疗时无论何种证型，总则均是理气为要，以通为用，调节脾胃气机，恢复其升清降浊、受纳运化水谷的功能，正所谓"通则不痛"。在临床上，黄教授从以下方面治疗：

（一）疏肝理气，和胃止痛

脾胃与肝关系密切，脾胃气机的升降有赖于肝的升发、疏泄功能的正常调节。疏肝理气为治疗胃痛常用之法。黄教授常用柴胡疏肝散为基本方加减。

（二）健脾补气，温中止痛

黄教授认为由于岭南气候炎热潮湿，湿热之邪为六淫致病之首。脾喜燥恶湿，而湿邪最易伤脾。气候湿热，又多贪凉饮冷，喜饮凉茶，更容易损伤脾胃，使脾气受损，不能运化水湿，又多病迁延日久，失治误治，因此在岭南地区的脾胃病中，脾虚气弱，运化无力者最为常见，四季皆有。脾阳不足，中州运化无力，阳气未能振奋而阴寒内盛。黄教授擅用香砂六君汤合黄芪建中汤加减治疗。

（三）升降相济，调胃止痛

胃脘痛病机复杂多变，新病久病均有寒热之分，寒证可郁而化热，热证也可因过用寒凉等转为寒证，所以临床病例以单纯某个证型出现少见，多虚实相兼、寒、热、湿、痰、瘀错杂。脾胃同居中焦，脾喜燥易寒易湿，胃喜湿易热易燥，更易出现诸因交错，寒热互结。治疗关键在于准确把握脾胃的生理特性。脾宜升则健，胃宜降则和，胃气润降则生化有源，出入有序，不降则传化无由，壅滞成疾。故治脾胃病大法应为升降相济，寒热并施。辛药多热，可行散宣浊；苦药多寒，降泄通利除湿；辛开苦降，斡旋脾胃之气机；温清并举，祛其错杂寒热。黄教授临证擅长应用仲景之泻心诸方加减，视其兼证而调治，如属于气滞者，疏而调之，逆者降而调之。

胃脘痛患者如能做到药食相须，寒温相宜，五味相适，就能提高疗效，加速康复。患者饮食、情绪、劳逸结合等方面对机体恢复也起到至关重要的作用，宜忌食肥甘厚味、生冷辛辣，忌烟酒和有刺激性的药物，饥饱适中，宜食清淡而具营养的食物。应针对患者的具体情况，与患者详细说明，提高疗效，减少复发[14]。

三、急性上消化道出血

上消化道出血是指十二指肠悬韧带以上的消化道，包括食管、胃、十二指肠及胰腺和胆管等病变引起的出血；胃空肠吻合术后的空肠病变出血亦属此范围。本病多因感受火热之邪、饮食不节、药毒所伤等导致脉络损伤或血液妄行，而引起血液溢出脉外，若血随气火上逆，从口而出，则为呕血；血随胃气下降入肠道，随便而出，则为黑便。

上消化道出血的病机主要是火热迫血妄行，气不摄血，血溢脉外。热者多由饮食不节、情志不和而诱发；虚者多因脾虚、劳倦过度、久病等因素而发病。正如张景岳认为便血由"血之妄行，由火者多"。

首先，应分清缓急，了解病情的轻重。对于重度出血者，多因邪热炽盛，迫血妄行所致，当急治其标，以清气、降火、止血为大法，立即止血为上策；同时采用中西医结合治疗，以防气随血脱。一旦暴脱出现，又当急固其气，速用益气固脱之法，待病情稳定后随证辨治。对于轻、中度的出血，可采用中西医综合疗法，根据病因病机，探求病位，区别标本缓急，辨明寒热虚实。在审因辨证的基础上，灵活运用止血、消瘀、宁血、补虚的治疗原则，达到标本兼治的目的。

其次，要辨虚实。凡胃内积热，迫血妄行者多属实证，一般起病急，舌红苔黄厚，脉滑数或弦数。脾胃虚弱，气虚失摄者多属虚证，发病较慢，舌淡苔薄白或舌红少苔，脉细。

再次，需要辨寒热，临床上突然出现呕血或排暗红色血便之上消化道出血，以火热证居多；起病慢，大便干结色暗，以寒证居多。久病不愈者，可由虚转实，出现虚实夹杂、寒热交错的复杂证候，应在辨证中详加明察。

梁老认为辨证重在闻味、望舌、切脉。尽管患者面色苍白，但口臭口苦，舌红苔黄，脉数有力，理当辨为火热。"盖动者多由火，火盛则迫血妄行"；"动血之由，唯火唯气"（《景岳全书·杂证谟》）。然火有胃、肝之气，胃者多因嗜食辛辣燥热致胃火炽盛；肝者多由肝气郁滞而化热犯胃，临床所见，不少患者本有胃热，又有肝郁之火，助长胃热之势，以致热伤胃络，血离经而溢，故梁老辨火热之吐血便血，务须详辨胃乎肝乎。

最后，辨证分型可从简。上消化道出血由于病因病机复杂，目前分型又无统一标准，故在中医辨证分型治疗问题上存在不同看法。综合临床报道，常见的有2～6种，多从八纲、脏腑、气血方面进行辨证分型，有的主张出血期可只归纳为一种类型。根据上消化道出血的临床特征，无论是便血还是呕血，急性出血期可抓住其两个主要病机进行分型治疗。一是肝胃郁热型，针对妄行之血；二是气虚不摄型，针对血不循经的出血，至于大出血并发气随血脱证是本病常见的并发症，可不列入本病的辨证分型中[15]。

　　治疗上，一旦辨属热络即施以泻火之法。"泻火即可止血"、"气有余便是火"、"宜降气不宜降火"。这些都是古人经验可取之处，梁老循之，常在基础方上加黄连、黄芩、焦山栀、紫珠草等以治实火，使组方选"三黄泻心汤"加味，栀子炭既清肝火又泄胃热。对火热伤阴，见口干舌燥者，宜加生地黄，既可清热凉血，又可防苦味之品燥而伤阴。若为胃阴不足，虚火灼络致出血者，则改用基础方加生地黄、麦冬、玄参、知母、紫珠草等，而不用黄芩、黄连、山栀等苦寒燥湿药。梁老擅用清热制酸护膜止血法，以大黄、海螵蛸、白及、珍珠层粉等为基础方，结合辨证配伍，强调配泻火降泄药，治热伤胃络出血，伍活血祛瘀药，治胃络血瘀出血，佐补气养血药，治气随血脱出血[16]。

　　任何事物都是一分为二的，梁老认为中医最强调辨证施治，对于便血色黑，量不甚多，迁延多日，出血后胃痛仍不止，舌质暗或有瘀点、瘀斑者，要结合活血祛瘀法，祛瘀可使胃腑脉络通畅，血能随经运行，出血乃止。但所用之药，要选用活血祛瘀又能止血之品，如三七、血竭、茜根、蒲黄等，热证出血选大黄、丹皮为适宜，而不要用活血动血之川芎、红花等；此外，因瘀血可阻滞气机，气机壅塞又加重血瘀，两者相互影响，恶性循环，故消瘀止血时要遵唐容川之言"以散气为止血之法"，适加行气之品，选用枳壳、郁金、延胡索、佛手等，但量不宜大，选一两味而已。

　　部分患者肝胃火盛，卒暴失血，致气随血脱，出现面色苍白，爪甲无华，虚汗淋漓，四肢厥冷，头晕心悸，脉速无力诸症。此时患者虽然口气秽臭，舌苔黄厚，但证情已由火热向气脱转变，邪实致正虚，证候错综复杂，治当扶正祛邪，在清热收涩止血的同时，急予补气固脱，正所谓："有形之血不能速生，无形之气所当急固。"固真气，脱可挽。梁老常用独参汤、参芪汤、参附汤等。黄穗平教授据此更常用参麦液、生脉液注射剂稀释后静脉输入，收效更快。所用汤剂在基础方上可加党参、黄芪等。方中虽有苦寒之大黄，又有甘温之参、芪，看似寒热不辨，虚实不分，但这种组方寒温补泻各取所用，最适用于寒热错综、虚实夹杂之患者。此外，气摄血，血藏气。补气可固脱摄血，养血也可生发精气，故补气时要养血，梁老常选用阿胶烊服[17]。

　　在中医辨证治疗方面，除了热伤胃络、肝胃郁热、气虚失摄等常见证型以外，余绍源教授发现临床上有些患者虽然有口干口苦、口气臭秽、尿黄、舌苔黄等热象，但同时存在疲倦乏力、平时胃脘隐痛、少气懒言、纳差、舌质淡胖等气虚之象。患者素体脾胃气虚，水湿内生，湿邪郁久化热，灼伤胃络，从而出现便血，此为脾虚湿阻化热之证。此时不宜清热太过以伤脾胃，亦不应纯用补虚药物以免助长火热之邪，治当健脾祛湿，清热止血，方选余教授创立的健脾清胃汤加减治疗。方中选用四君子汤健脾祛湿，蒲公英、芦根、竹茹、黄连清泻胃热，白及、乌贝散制酸和胃，田七活血祛瘀生新，诸药合用，标本同治。

　　消化道出血后，患者因失血导致贫血，表现出气血亏虚之症，如面色及唇甲皖白，眩晕，心悸，口干，精神疲倦，少气懒言，舌淡或淡红，苔腻白或黄，脉数无力或细。此时，迅速改善贫血，恢复健康，改善生活质量，是中医药的优势所在。黄穗平教授重视补益脾土，从源头改善贫血。祖国医学的"脾"与"气"、"血"有着密切的关系。脾主运化，为后天之本，气血生化之源。脾又主中焦之气，化生营气。《灵枢·邪客》曰："营气者，泌其津液，注之于脉，化以为血，以营四末，内注五脏六腑。"生血的原料来自饮食物中的精微部分，这要靠脾对食物的消化和对精微物质吸收与运送，因此，脾气健旺与气血的旺盛有密切的关系。基于上述病机，对于失血性贫血的治疗，常可采用"益气健脾，补益气血"的方法，即所谓"治血先治脾"，从气血生化之源出发，从根本上改善贫血，代表方可选八珍汤、归脾汤等，尤以八珍汤常用。八珍汤原用于失血过多，以致气血皆虚诸证。方中人参甘温益气，健脾养胃；白术苦温，健脾燥湿，加强益气助脾健运之力；茯苓甘淡，健脾渗湿；苓、术合用，共同加强益气助脾健运之力；炙甘草甘平，益气和中，调和诸药，四药配伍，共奏益气健脾之效。方中尚有芎、归、地、芍四物，四药配合，养血和血，可使营血调和，补血而不滞血，和血而不伤血。可见，八珍汤实际为四物汤和四君子汤的复方；四君子汤健脾益气和中，四物汤滋阴养血和血，两方相合，则补气中兼有养血，养血中兼有益气，从而达到气血双补之效。

中医药治疗上消化道出血，唐容川提出的"止血、消瘀、宁血、补虚"的四大法则，确有其指导意义。这四大法则，既分阶段性，又有其统一性。治疗出血，止血当然为第一大法。出血期的止血法则可在辨证基础上灵活选用。清热止血法药用仙鹤草、茜草根、侧柏叶、紫珠草、生地黄、玄参等；祛瘀止血法多选用三七、炒蒲黄、五灵脂、花蕊石；温中止血法选用炮干姜、伏龙肝、艾叶等。而针对脉络损伤这一出血的主要病理结果，临床上常加用收敛止血药如白及、地榆，同时适当选择炭类药、收敛止血药。在上消化道出血期，其他三法可灵活运用，但需辨证准确，药物配伍得当。特别应该指出的是，静止期的治疗非常重要，因此期治疗不当容易再度出血。静止期运用宁血大法方剂首推犀角地黄汤，在此基础上，还应适当加用少量止血药物，也可根据其出血后的虚证表现，适度选用益气补血药，初期可用太子参、西洋参益气养阴，何首乌、阿胶养血补血，避免在余热未清时过早运用峻补药物助火动血，这对防止再出血，平稳进入恢复期大有帮助。恢复期采用益气活血、益气补血等法以防复发。四法也可在出血时同时采用，另外，中医药在治疗急性上消化道出血时，中药剂型方面应多样化，服药方法可一日多次，给药途径可同时采用多种。目的只有一个，就是尽快止血，我院应用冰冻紫黄液灌胃及胃镜下喷洒中药制剂治疗上消化道出血均取得满意疗效[18]。

四、呃逆

呃逆是指胃气上逆动膈，以气逆上冲，喉间呃呃连声，声短而频，令人不能自止为主要临床表现，常伴胸膈痞闷，胃脘嘈杂灼热，嗳气，情绪不安等病证。"呃逆"一词，在宋以前多称"哕"，元代朱丹溪开始称"呃"，明末以后通称呃逆，表现为呃呃有声的症状，《内经》之哕即呃逆，非咳逆也，咳逆乃咳嗽之甚，而非呃逆。凡气逆上冲，出于喉间，呃呃连声，且声短而频数，连连不绝，不能自制者多属此类病证。从现代医学角度讲，认为此病多由某些不良因素过度刺激迷走神经、膈神经而引起膈肌痉挛性收缩，其还可分为中枢性和周围性两类，多见于一些严重疾病，如各种疾病衰竭期、恶性肿瘤晚期、腹部手术后。对于反复呃逆，难以自止者，注意鉴别病情轻重，排除严重器质性病变。

呃逆的病位在膈，胃居膈下，脾胃以膜相连，且脾胃与膈有经脉相连，虽然呃逆病位在膈，但是病本还在脾胃。脾胃同居中焦，为气机升降之枢纽。脾主升，胃主降，脾气不升，则痰饮内停，胃降不及，则气逆上冲，皆可引动膈肌则发为呃逆。岭南地区长年气候炎热，人们大都贪凉饮冷，并且长期使用空调，久之寒邪入侵，寒伤脾胃，脾胃阳气受损则胃受纳、腐熟水谷的功能失常，进而不能通降；寒伤脾阳，脾阳虚衰，脾虚不能运化，则痰饮内生。久居湿地，湿困脾胃，脾胃运化失常，或久病大病以致脾胃虚弱，或情志不遂，气机郁结，肝郁克脾，或忧思伤脾，脾失健运，皆能导致脾胃功能受损，痰饮内停，阻滞气机，胃气上逆。

呃逆是可以预防的：呃逆发作，一般情况下都是间断出现的，每次呃逆发作，多可找到明显的诱因，其中以饮食因素最为常见，其次是情志因素；所以对于平素脾胃虚弱或容易出现呃逆情况的患者来说，发病后的治疗并不是最重要的，反而帮助患者找到诱发的原因，进行宣教，告知其如果平时能够做到饮食有节，情志调畅，自然可以避免复发，这才是治本的方法，这也符合中医"治未病"的原则。

呃逆的病因有饮食不当、情志不遂、脾胃虚弱等。胃失和降，膈间气机不利，气逆动膈是呃逆的主要病机。呃逆一证，总由胃气上逆动膈而成，故治疗原则为理气和胃、降逆止呃，并在分清寒热虚实的基础上，分别施以祛寒、清热、补虚、泻实之法。对于重危病证中出现的呃逆，急当救护胃气。

问诊方面，追溯患者多有饮食不节或不洁，过食肥甘厚腻，寒凉无度，或情志不畅，生活无规律，久而久之，酿成痼疾；最后切诊，同为摸脉，患者初期脉象多为弦滑有力之实象，随病情演变，脉象多呈沉细无力虚弱之象，两者形成截然对比。

余绍源教授认为呃逆一证，总由胃气上逆动膈而成，寒热方面，病久多为虚寒，以脾气虚弱为本，寒邪直中为标，以温中散寒、降气镇逆为法，治疗上注重理气，气调则呃止。余老自拟丁沉镇逆汤治疗。本方以理中丸温中散寒、补气健脾为君；吴茱萸、法半夏散寒降逆为臣；丁香、柿蒂降逆止呃为佐；而沉香辛苦温，降气温中，暖肾纳气，凡一切不调之气皆能调之以为使，用于脾胃阳虚之呃逆，屡见奇效。若久病及肾，肾阳亦虚，形寒肢冷，腰膝酸软，舌胖嫩，脉沉迟等，加附子、肉桂以温肾助阳[19]。

在呃逆的治疗中，需辨病情轻重。呃逆有轻重之分，轻者多无须治疗，重者才需治疗，故需辨识。若属一时性气逆而作，无反复发作史，无明显兼证者，属轻者；若呃逆反复发作，持续时间较长，兼证明显，或出现在其他急慢性疾病病程中，则属较重者，需要治疗。若年老正虚，重病后期及急危患者，呃逆时断时续，呃声低微，气不得续，饮食难进，脉细沉弱，则属元气衰败、胃气将绝之危重证。呃逆病乃中焦气机失常所致，脾气不升，胃气不降，浊气居于中焦，故气机逆乱引起呃逆。该病多为本虚标实，脾胃虚弱为根本，感受外邪诱发所致，故尽早积极诊治为首要任务。黄教授善用旋覆代赭汤，旋覆花苦辛而咸，主下气除痰，降逆止呃，为君药；代赭石苦寒入肝，重而沉降，善镇冲逆，镇肝降逆；半夏和较大剂量生姜配伍和胃降逆，化痰止呕；党参、甘草、大枣益脾胃，补气虚，扶助已伤之中气。统观本方，驱邪离不开扶正，脾胃乃先天之本，一味降浊反伐脾胃正气，伤脾碍胃之运化，虽可速效，但非长久之计。旋覆花配代赭石速于降逆浊气，主方中配以健脾气、理中焦之品，实则护胃气，再者降浊气，固本除标共同运用。

同时，黄教授主张针药合用，针刺足三里、三阴交、太冲、内关、膻中等穴位可改善胃肠功能，增加胃动素分泌，促进胃肠蠕动，消除腹中郁积。攒竹是治疗呃逆的要穴，刺激攒竹可疏泄膀胱之气而起到调理全身脏腑气机的作用。足三里为足阳明胃经之合穴，具有健脾和胃、解痉止痛、调理气血之功，是四总穴之一，"肚腹三里留"主治消化系统疾病，对其他系统疾病亦有很好的调节作用。穴位注射借助西药的解痉镇痛、镇静等功效发挥作用[20]。林娟英[21]采用吴茱萸贴敷内关、足三里，联合穴位按摩治疗化疗相关性呃逆，疗效确定，患者伴随的临床症状积分显著改善，有效制止呃逆的再次发生，减轻其伴随的临床不适症状，可达到长期稳定的疗效，减少患者痛苦，提高患者的生活质量。

第三节　肠病的治疗

肠道疾病常见症状有腹痛、腹泻或便秘、黏液脓血便，累及直肠时有里急后重感。常见疾病有溃疡性结肠炎、克罗恩病、肠易激综合征、功能性腹泻、功能性腹胀、便秘等。

一、溃疡性结肠炎

溃疡性结肠炎（ulcerative colitis，UC）是一种主要累及直肠、结肠黏膜和黏膜下层的慢性非特异性炎症，属于炎症性肠病范畴，临床主要表现为腹痛、腹泻、黏液脓血便等。近年来本病的发病率呈逐年升高趋势，中医学当属"痢疾"范畴。

痢疾是因外感时行疫毒，内伤饮食而致邪蕴肠腑，气血壅滞，传导失司，以腹痛腹泻，里急后重，排赤白脓血便为主要临床表现的疾病。

梁老通过对本病几十年的潜心观察，认为病虽发于大肠，但与肝、脾、肾三脏关系密切。病因病机不外乎素体脾虚，运化无力，或饮食劳累、损伤脾胃；或感受湿邪，脾胃壅滞；或情志伤肝，木郁土壅等。这些因素均可致脾失健运，湿聚大肠，大肠气血阻滞，传导失司而致泄痢腹痛诸症。若肠液凝滞，与肠中秽浊之物相结，则粪带黏液；若湿郁化热，湿热与气血相搏则化为脓血。若失治误治，则产生各种急重变证：或热毒壅盛，化火伤络，致便血鲜红量多；或热毒深陷，内闭外脱，致神昏身热肢冷；或营血耗损，气阴大伤，致面色苍白，汗出肢冷，脉微欲绝；或迁延不愈，热灼阴液，阴津耗损，致口干烦热，失眠盗汗；或湿伤阳气，脾气下陷，脾肾阳虚，致脱肛下坠，滑脱不禁。

上述病机分析表明，溃疡性结肠炎之病机为大肠湿滞或湿郁化热，气血郁滞，传导失司，病变进一步发展则影响气血阴阳发生变证。无论其发病之成因抑或其病情演变，均与肝、脾、肾三脏相关。

溃疡性结肠炎起病有缓有急，病情轻重不一，其表现可为活动期与静止期交替，也可为慢性持续期。梁老认为对溃疡性结肠炎的治疗，必须既辨证又辨病，在辨病分期的基础上再进一步辨证，病分三期，重视辨证，通过辨证—辨病—辨证的不断深化过程，以提高疗效。

1. 病变活动期，祛邪为主以治标

我国溃疡性结肠炎大多数为轻型病例。病变活动期就诊的患者多诉腹痛泄痢，粪带黏液，每次量少，便后不爽，里急后重，常伴胸胁胀痛，脘痞纳呆，视其舌质淡红，苔略腻，脉弦或滞，梁老常用四逆散合痛泻要方加减治疗。用柴胡、白芍疏敛并用，调肝理气，枳壳助柴胡疏肝解郁，又解中焦壅滞。白术、藿香、防风健脾醒脾燥湿，延胡索、郁金、佛手、木香行气活血。若肛门灼热，舌红苔黄，此属湿热内蕴，治当清热祛湿，加用川黄连、黄柏、秦皮等。若粪带脓血，此为热伤肠络，治宜兼以凉血止血，加地榆、槐花，并增加清热之品，用败酱草、救必应、金银花等。对于本病的变证，梁老也有丰富之经验。如对热盛化火，损伤肠络，致排鲜红量多血便者，常用犀角地黄汤合槐花煎加减以泻火凉血止血。如热毒深陷，内闭外脱，致身热肢冷，神昏烦躁者，常用清瘟败毒饮加减。对重病失治，营血耗伤，气随血脱，气阴大伤，致面色苍白，神疲乏力，口燥唇干，头晕目眩，大便干结并带少量血丝者，常用六味地黄汤、增液汤合黄连阿胶汤加减。

在急性活动期证治中，梁老告诫治宜疏导，慎用收敛固涩。因本病病位在大肠，大肠乃六腑之一，以通为顺，不利于藏，且本病多表现为大便次频，中带黏垢或脓血，每次量少，便后不爽。此乃湿性黏滞，留于肠内，有碍气机，气滞不畅，久则血行受阻成瘀。故治疗宜祛湿导滞，行气活血，疏通肠道。正所谓"通

则肠道湿滞自去，气血流通，传化功能得以恢复"。所以，梁老认为对活动期泄痢不爽，舌苔厚腻或浊者可酌情使用通腑泻下法，配合选用大黄以荡涤积滞湿热，可起神奇之效。对于收敛固涩之剂，梁老认为非到病及脾肾之阳气，出现滑脱不禁之时，勿盲投之。因为此法只求效于一时，用不对证则致滞助兴热，有碍气血流畅，犹截邪去路，后患无穷，正所谓前人所说"痢无止法"。

2. 病变静止期，扶正为主以求本

溃疡性结肠炎静止期，肠道症状并不明显，这并不表明病愈。梁老认为，此时治疗着眼点在于治病求因，以求根治，要根据患者全身状况、舌脉等进行辨证，辨其肝、脾、肾三脏及气血阴阳的虚实盛衰，从而施用相应的治法方药，最大程度减少或消除病变的复发。梁老在长期的临床实践中体会到，本病患者多为肝气郁结，或脾气虚弱，或脾肾阳虚。因肝属木，脾属土，土性敦实，必得肝木之条达之性及其疏泄，脾土才能健运。若肝气郁结，土失木疏，脾失健运，湿邪内生，聚于大肠而发病。正如《血证论·脏腑病机论》说："设肝之清阳不升，则不能疏泄水谷，濡泄中满之症，在所不免。"因此疏肝理气法在治疗中有重要作用。疏肝理气固然必要，但脾胃虚弱是致病的根本原因，故健脾温脾亦非常重要。对元阳之所在，肾阳不足，脾失温煦，同样可致脾失健运。故对脾肾阳气不足者，应采用温补脾肾之法，气得阳助则运化变常，运用温阳之剂可善后，以防复发。我们在临床中常常看到梁老对缓解期患者采用疏肝理气与健脾益气，或健脾益气与温补脾肾同用，前者方用四逆散合资生丸、补中益气汤、参苓白术散加减，后者方用四君子汤合四神丸加减。这是因为不少患者在缓解期兼有肝郁与脾虚证候，或脾虚与肾虚证候。

3. 慢性持续期，扶正祛邪顾标本

长期经常复发的溃疡性结肠炎可因病变范围增大而致症状迁延不愈，腹泻、黏液便、脓血便等症状持续半年以上，且常伴有体重及体力下降，营养不良，低蛋白血症、贫血等。梁老认为，此型患者病情缠绵，往往因长期泄泻下痢，水谷精微生化乏源，阴阳气血损伤，即使在肠道症状明显时，亦非纯实、纯热之证，而是虚实并见，寒热错杂。故在治疗时扶正祛邪，权衡标本缓急。在本虚为主时，应着重扶正固本，阳气虚者往往有湿浊内生，时郁而化热，或湿热蕴结，化火伤络，阴血不足，阴不敛阳者往往有虚火内生，同样损伤肠络。故对便血者应视为邪热为主，治当治标泻实，暂时先清热祛湿，或泻火凉血止血，待标实有所缓和，则标本同治。否则，纯以清解则伤正气，单以补养则助湿热，惟以标本兼顾，才能扶正而不留邪，祛邪而不伤正。故梁老往往采用寒热并用，润燥并举，消补同施等法，以温、润、补法治其本，以清、燥、消法治其标。其治疗此类患者常用药性相反中药配伍，方用既有黄芪、党参，甚或附片、干姜等辛温之药，又有黄

柏、秦皮、黄连等苦寒之品，临床用之颇为奏效。患者服药后精神体力好转，肠道症状减轻，甚为满意。梁老强调在具体运用时还要根据总体辨证对组方寒热属性有所侧重。

梁老认为，溃疡性结肠炎无论是在活动期还是在静止期，均有大肠气机不畅，气血阻滞之病机存在，行气活血为通用之法。气血流畅则肠道传导正常，腹痛泄痢自除。他常用自拟经验方"金佛止痛丸"，方由郁金、佛手、延胡索、田七、白芍等组成。方中郁金、延胡索善入肝经，疏解肝气，行气活血；佛手入肝经、理气消滞；田七祛瘀生新。因气滞常因肝郁，肝体阴而用阳，肝藏血以气为用，故行气活血勿忘养肝，肝体得充则肝用自常，气血流畅，故重用白芍，既可柔肝止痛，又可防止行气药之辛燥。诸药配伍，刚柔相济，共奏行气活血之功效。从中可见梁老从肝、从气、从血论治溃疡性结肠炎之用意。该方经中药药理实验研究，表明其通过调整胃肠道运动功能，改善胃肠道血液循环，从而起到对症又部分对因的作用。

从临床上可看到，患者就诊时多有泻痢症状。梁老认为，其泄痢原因除了大肠湿滞郁而化热之外，还常有感受湿热之邪而发病。对泄痢明显尤其舌苔厚腻者，他主张适当选用清热祛湿药。他最常用黄连、黄柏。黄连苦寒性燥，可入大肠经，清热燥湿，尤其长于清肠之湿热和治疗泻痢腹痛。正如《本草正义》所说："黄连大苦大寒，苦燥湿，寒胜热，能泄降一切有余之湿火……胆胃大小肠之火，无不治之。"黄连与木香相配，是有名的"香连丸"，清热止痢腹痛力专。黄柏苦寒沉降，亦入大肠经，长于清下焦湿热，治湿热之泻痢。《神农本草经》言："黄柏主五脏肠胃中结热，畅痔，止泻痢。"这两味清热燥湿药经药理学实验证明有调整机体免疫功能、灭菌消炎等作用，的确不失为治疗溃疡性结肠炎活动期的要药[22]。

李叶等[23]总结我科罗云坚教授经验，将溃疡性结肠炎分为以下 3 种证型：①大肠湿热证。治法：清热化湿，调气行血。方药以芍药汤加减。②脾虚湿蕴证。治法：健脾益气，化湿助运。方药以参苓白术散加减。③寒热错杂证。治法：温中补虚，清热化湿。方药以连理汤或乌梅丸加减。然而，由于溃疡性结肠炎"伏毒内停"和"瘀血阻滞"的致病病机特点，祛毒和活血化瘀的治疗应贯穿病程之始终。

溃疡性结肠炎活动期为伏毒遇新感而发，缓解期为伏毒潜藏伺机而动，故不论是活动期还是缓解期，都应配合祛毒治疗，方能治本以获效。伏毒的施治当解毒、托毒。罗教授在调气化滞的基础上，常用解毒药如黄连凉心清肝，并能燥湿止痢而化毒厚肠；黄柏性味苦寒，具有清热解毒、祛瘀的作用；地榆归大肠经，凉血止血，解毒敛疮；白花蛇舌草味苦、淡，性寒，具有清热解毒、消痈散结、利尿除湿的作用；白头翁苦寒入血分，凉血解毒止痢，临床上若见下利纯血便，腹痛不甚，为邪在血分，当重用白头翁，剂量常用 30g 以上。而托毒体现了"祛毒不忘扶正"，所谓"壮者邪不能居"，伏毒得以潜伏的关键是正气已虚。脾胃居中焦，为后天之本，气血生化之源，顾护脾胃，健脾益气尤为重要。罗教授常重用黄芪，其性味甘、微温，有益气健脾、托毒生肌之功效，为疮家之圣药。在此用治溃疡性结肠炎，取其补中气，升清气，又能托痈排脓，且可防苦寒太过，剂量常用 30g 以上。

本病特点为倒灌性，病变常见于直肠和乙状结肠，故配合中药灌肠外治法有利于药物直达病所。梁老根据这一特点，极力推崇用中药保留灌肠，这可使药物直达病所，他常说，此法廉便安全，易于推广，在病变活动期用之，奏效迅速，很受欢迎。部分直肠型轻症患者甚至单用灌肠法即可起效。常用肠涤清灌肠液保留灌肠治疗，适用于活动期溃疡性结肠炎中医辨证夹大肠湿热证者。用量用法：每次 150ml，保留灌肠，每日 1 次。便血较多者可加 1 支锡类散，疗程共 3 个月左右。肠涤清灌肠液为我院院内制剂，主要由大黄、黄柏、败酱草等中药组成，具有清热解毒、止血生肌的功用。方中大黄、黄柏，性味苦寒，具有清热解毒祛瘀的功效；败酱草性味微寒，具有清热解毒、祛瘀排脓的功效。现代药理学研究表明，白及含有胶质，能使煮出之药液黏度比较大，可驱使药液附着于溃疡病灶部位，直达病所，并促进黏膜修复再生，有止血、止痛和促进溃疡面愈合的作用。大黄、黄柏有广谱抗菌的作用，地榆对肠黏膜有收敛、止血作用[24-25]。保留灌肠除了对病变局部有直接作用外，还可通过大肠的吸收，避免口服被消化酶破坏药性，从而更好地发挥全身性作用。梁老常用的中药保留灌肠方由黄连、黄柏、秦皮、地榆、槐花、田七末等组成，取效于清热燥湿，凉血止血，煎液浓缩后用于活动期，疗效甚佳。

中医学认为，忧愁郁怒伤肝，思虑过度伤脾，溃疡性结肠炎属慢性病，病程较长，易复发，患者往往四处求医，疗效不佳时又顾虑重重。因此，整个疾病过程均有气机不畅、气血瘀滞存在，况且湿性黏腻，留于肠中，亦会妨碍气机，故治疗时要调理肠胃气机，配合行气活血、祛湿导滞之法，使气血流畅而肠道传导功能复常，故常选加槟榔、郁金、丹参、枳壳、毛冬青、佛手等行气活血之品，还可使用通腑泻下之品，如枳实、虎杖或少量大黄，荡涤肠道积滞污垢，排毒解毒，既可改善肠黏膜血液运行，又不致泻下太过，重伤气阴。另外，溃疡性结肠炎患者经常为腹痛所困扰，对于肠痉挛所致的腹部绞痛，我们常重用白芍达 30～60g，并配合甘草，取其缓急止痛之功；如属实证腹痛，喜用郁金、乌药；如属虚证腹痛，则用延胡索；里急后重明显者，加木香、柴胡、葛根。

余绍源[26]认为本病初期或反复发作期，祛邪之时，勿忘扶正，否则攻邪伤正，正气愈虚，疾病迁延难愈，故宜审时度势，酌情用药，才能达到实邪尽去、不伤正气的疗效。病情迁延日久，反复发作，伤气耗血，形成虚实夹杂证。反复发作期以邪气盛为主兼见脾虚，脾胃虚弱为本并且贯穿于整个病程中，如《素问·刺法论》所说"正气存内，邪不可干，邪之所凑，其气必虚"。缓解期多邪退正虚，脾虚为主或兼见邪气，血瘀肠络为局部病理改变，更使本证迁延难愈。补脾贯穿于整个病程中，祛邪亦不忘扶正，但应分清标本缓急轻重。病证日久不愈，或年老体弱、失治或治不彻底，则正气大伤，化源不足，脾肾气血俱亏，脾气下陷。本证一般由脾虚逐渐发展而成。久病及肾，肾虚不能温煦脾土，致阴寒内生，关门不固，清浊不分，水谷混杂而下，故滑泄不止，晨起肠鸣即泻，便下稀薄如水，便血色淡，或有白冻，伴面白神疲，四肢不温，腰酸怕冷，舌淡苔白，脉沉细弱。本证患者一派虚象，当虚则补之，以扶正补虚为主，治宜温补脾肾，收涩固脱。以理中汤合四神丸加减或真人养脏汤化裁[27]。血瘀肠络为局部病理改变，肠间气血凝滞，血败肉腐，肉溃成疡，应酌情加入活血或活血止血之品，忌用单纯止血之品，同时应加入祛腐生肌托疮之药。

二、克罗恩病

克罗恩病又称节段性肠炎，是一种病因不明的肠道慢性、非特异性、溃疡性、坏死性炎症，常伴有肉芽组织增生。病变可累及消化道各部分，以末段回肠及邻近结肠为主，多为节段性、非对称性分布，临床主要表现为腹痛、腹泻、发热、腹部肿块、瘘管形成、肛门直肠周围病变、全身性与肠外表现等。

中医学对本病病名的认识尚未统一。根据其临床表现，本病属中医学"肛痈"、"肠痈"、"痔漏"等范畴。克罗恩病的发生多由于感受寒、暑、湿、热或饮食所伤或情志不遂或过度劳损。①感受寒、暑、热与湿邪相兼为病，邪滞于中，阻滞气机，不通则痛，故可见腹痛；湿邪积滞于肠，肠络不通，郁久化热，而成肠痈；气血瘀滞化为脓血，则有赤白痢；肠道不通，湿痰内聚，而生积块及肠结。②饮食不节：嗜食肥甘及辛辣之品等，湿热积滞，气机失调，腑气不通，则腹痛；燥屎内结，则易形成肠结；湿热下注大肠及肛门，感染毒邪，气血瘀滞破溃而致肛痈及肠痈；痰气交阻脉络，渐成积聚。③情志失调：肝郁气滞，不通而致腹痛；肝气横逆犯脾，发为泄泻；气机运行不畅，食、痰、瘀等积于肠道，久而化热而致肠痈；气滞交阻脉络，渐成积聚。④脏腑亏虚：劳倦久伤，脾胃虚弱，运化失常，水湿聚而为痰，同时寒凝气滞，气血瘀滞，则易致腹痛；脾肾亏虚，湿热下注而形成肛痈；破溃疮口久不愈合成瘘；脾胃虚弱，运化失职而致泄泻；日久肾阳亏虚，脾土失于温养，则泄泻不止，夜尿频多。

克罗恩病病理性质为本虚标实，以脾肾两虚为本，湿毒为标。因患者先天肾气不足，不能助运脾气，致使脾失健运不能腐熟水谷；后天脾胃亏虚，脾虚湿盛，困阻肠道；湿毒蕴结于里，肠腐肉败，湿热下注搏结于肛门，腐肉为脓，形成痈肿。

本病病性属虚实夹杂，初期时以实证为主，治宜清热解毒排脓，理气止痛。但疾病反复发作，随着病情的迁延，气血耗伤，则以虚证为主，治宜补益气血，生肌敛疮。其中健运脾气在整个治疗过程中尤为重要。脾气健运，则气血充盛，正气盛则邪不能干，且能促进伤口的愈合。

克罗恩病病程日久，病情迁延难愈，局部气机阻滞不通，经络阻隔，气血郁滞，瘀血内停。气滞血瘀，气机郁滞，不通则痛，发为腹痛；气机郁滞，气机升降失调，脉络受阻，血行不畅，气滞血瘀，积聚内生。从现代医学来说，肠壁增厚、纤维增生及肠壁鹅卵石样改变属于血瘀内阻范畴，临床上腹部可触及癥瘕痞块，此乃气机不畅、瘀血阻滞所致。因此，余绍源教授认为，对于克罗恩病慢性缓解期患者，由于病程较久，合并慢性腹痛，痛处固定，舌质偏暗，多辨证为气滞血瘀，血脉阻塞不通，腑气不通。血气密切相关，"气为血之帅"、"气行则血行"、气机不畅更加重血瘀发生。六腑以通为用，用药时首先要通腑，通腑并不等于攻伐泻下，本病病机多因素体脾胃气虚，气血亏虚，湿瘀内停，故气血亏虚是本病的启动病机，所以在通腑的时候需要通补兼施。本病以腹痛为主要临床表现。"腹部刺痛，痛无休止，痛处不移，痛处拒按，入夜尤甚，为血瘀痛"。治疗以活血化瘀、理气止痛为法，中药汤剂以少腹逐瘀汤加减为主，本方能化瘀理气，温经通腑，可使气行瘀散，经脉通畅，诸症自除。

克罗恩病以腹痛、腹泻、消瘦多见，本病根本病机为脾虚湿困，脾胃同居中焦，以膜相连，为后天之本，水谷之海，气血生化之源，脾主运化升清，胃主受纳腐熟与降浊，脾胃为人一身气血生化的源泉；如因素体脾胃气虚，或久病致虚，脾虚失运，水谷精微不化，湿邪内阻，从而出现腹痛、腹泻等症，水谷精微缺乏，则出现疲倦乏力、消瘦等。治疗以健脾祛湿、理气止痛为法，中药汤剂以四君子汤合平胃散加减，如患者腹痛较剧烈，呈绞痛，且形寒肢冷、喜热饮，兼见阳虚之象，则选用理中汤或黄芪建中汤加减。患者症见腹胀腹痛，除了准确辨证用药以外，多在基本方基础上加郁金、延胡索活血止痛，木香、厚朴行气消胀止痛。延胡索能活血化瘀，行气止痛，本药既入血分，又入气分，既能行血中之气，又能行气中之血。盖气郁则痛，血滞亦痛，行气活血，通则不痛，故为活血利气止痛之良药，凡一身上下诸痛之属于气滞血瘀者，均可用之。延胡索、郁金寒温相配，活血行气止痛，调畅气血之行。

外科肠痈的临床症状与克罗恩病有较高的吻合度，克罗恩病可按"肠痈"论治。明代陈实功将内科治法引入外科疮疡病的治疗领域，提出"外科尤以调理脾胃为要"，疮疡得以愈合，消、托是治标之权宜之计，疮疡愈合要围绕"脾主生气血"，"但见脉症虚弱，便与滋补，乃可万全"[28]。只要标实不明显，则应以补益脾胃气血为基本治法，如此才可"新肉即生，疮口自敛"。陈延教授提出从"疮全赖脾土"论治"肠痈"，总结出可用于治疗克罗恩病的5类治法：甘温除热法、托里温阳法、健脾祛邪法、大补气血法、补脾生肌法，用药最频繁的是补气药和补血药，使用最多的是四君子汤，陈实功在收敛疮口方面围绕着"脾土虚"这一中心，紧紧抓住"气血"两字，遣方用药以恢复"脾"的生理功能为要，遵循了其"疮全赖脾土"的思想，正如其强调"溃后气血根本无有不亏伤者，大抵补怯扶起羸……此外无法也"。其理论提示在治疗过程中要抓住脾虚这一核心病机，即使在急性期以实证为主时，用药亦不能过度寒冷、攻伐，以防克伤脾胃；在脓成时，可手术切开排脓，同时内治配合托里法；当实证不明显时，可遵循溃后促愈的各种治法，围绕脾虚基础再根据临床证型的不同进行调治[29]。

三、肠易激综合征

肠易激综合征（IBS）是一种以反复出现的腹痛或腹部不适伴有排便习惯和（或）大便性状异常为特征的功能性胃肠病，该病缺乏可解释症状的形态学改变和生化异常。

本病多因饮食所伤、感受外邪、情志失常而致脏腑虚弱、功能失常影响到脾主运化水湿，大肠传导失司而发。脾虚肝郁、肝脾不和、脾肾两虚是其基本病机，且以情志失调为主。IBS 发病与五脏均有密切联系，脾胃虚弱为发病的根本因素，脾胃虚弱则水湿内生，谷为滞不行，清浊相混，发为泄泻，肝气横逆，气机郁滞，不通则痛，发为腹痛；脾胃虚弱为致病之本，即内因，情志失调，肝失条达为发病之标，即外因。

IBS 的腹痛、腹胀、排便习惯改变及大便性状异常等症状多以肝脾不和、木旺乘土或土虚木乘为病机，其症状的加重又与精神因素或一些应激状态密切相关。关于本病的病因病机，《医方考·泄泻门》提到"泻责之脾，痛责之肝。肝责之实，脾责之虚，脾虚肝实，故令痛泻也"。诚如《血证论·脏腑病机论》所云："木之性主于疏泄，食气入胃，全赖肝木之气以疏泄之，而水谷乃化，设肝之清阳不升，则不能疏泄水谷，渗泄中满之证，在所难免。"故 IBS 病位虽在脾胃及大、小肠，但与肝关系极为密切，肝脾不和乃是发病的重要机制之一[30]。

因此，本病病机主要在于肝脾不调，运化失常，大肠传导失司，日久及肾，形成肝、脾、肾、肠胃诸脏腑功能失常。早期多属肝郁脾虚；若夹寒、夹热、夹痰可形成肝脾不调，寒热夹杂；后期累及肾脏，可表现为脾肾阳虚；波及血分则可致气滞血瘀等证候。故临床辨证需辨明虚实、寒热、气滞、兼夹的主次及相互关系，治疗以调理肝脾气机为主，兼以健脾温肾。

梁乃津教授[31]根据中医脏腑相关理论，着重从肝论治本病。中医学认为，肝属木，脾属土，肝脾之间具有相克关系。若肝疏泄太过，肝强凌弱，横逆脾土，或疏泄不及，木不疏土，土壅失运，均可致脾失健运，出现脾胃病变。若情志所伤，肝疏泄失常，肝气乘脾或土失木疏，均可导致脾失健运，肠排泄糟粕异常，泄泻乃作。情志所伤，肝气郁结，气机不畅，升降失调，肠传导失职，粪便内停，久之为秘。情志所伤，肝失疏泄，气机不畅，经脉不通，不通则痛；若肝郁日久，内耗阴血，或肝阴素虚，经脉失养，不荣亦痛。

（一）腹泻与肝的关系

正常生理情况下，脾的运化功能有赖于肝之疏泄。肝疏泄有度，则水谷精微正常输布全身，残余糟粕正常下传大肠，《素问·宝命全形论》所谓"土得木而达"就概括了此点。若情志所伤，肝疏泄失常，肝气乘脾或土失木疏，均可导致脾失健运，肠道排泄糟粕异常，泄泻乃作，正如《景岳全书·泄泻》所云："凡遇怒气便作泄者，必先以怒时夹食，致伤脾胃。故但有所犯，即随触而发，此肝脾二脏之病也。盖以肝木克土，脾气受伤而然。"

（二）便秘与肝的关系

便秘或便秘与腹泻交替常见于 IBS 患者。情志所伤，肝气郁结，气机不畅，升降失调，肠传导失职，粪便内停，久之为秘。《证治要诀·大便秘》有云："气秘者，因气滞后重迫痛，烦闷胀满，大便结燥而不通。"除气秘外，尚有阴结、阳结与肝有关。因肝肾同源，均属下焦。若肝郁日久化热，灼烁阴津，或肝之阴血素虚，津失输布，大肠失润，以致大便干结而难排。若肝经虚寒，肾阳受累，温煦无权，寒自内生，凝滞肠道，亦致排便艰难。正如《景岳全书·秘结》中所说："下焦阴虚，则精血枯燥，津液不行而肠腑干槁，此阴虚而阳结。下焦阳虚，则阳气不行，阳气不行则不能传送，阴凝于下，此阳虚而阴结也。"

（三）腹痛与肝的关系

IBS 以乙状结肠激惹为多，故常伴左下腹痛。中医称"少腹痛"。少腹为足厥阴肝经所过部位，其痛多与肝有关。而腹痛的发生，有"不通则痛"、"不荣则痛"之说。少腹痛与肝之虚实有关。若情志所伤，肝失疏泄，气机不畅，经脉不通，不通则痛。若肝郁日久，内耗阴血，或肝阴素虚，经脉失养，不荣亦痛。正如《金匮翼·肝虚胁痛》云："肝虚者，肝阴虚也。阴虚缺荣，则经脉失养而痛。"《素问·举痛论》亦曰："脉寒则缩踡，缩踡则脉绌急，则外引经络，故卒然而痛。"这种少腹痛既可因肝经虚寒，寒引络脉，挛缩而痛，又可因肝失疏泄，气机不畅，阳郁于里，温通失职，肠肌急引，不松而痛。

基于对 IBS 发病机制的认识，其根本在肝体，变化在肝气，表现在脾、胃、肠，梁老着重从肝论治本病。肝实者宜疏泄肝气，肝虚者宜养暖肝体，旨在调肝之用。

1. 从肝论治 IBS 的常用方法

（1）疏肝解郁法：肝郁失疏，木不疏土，土壅失运，大便异常。其证候特点：大便不调，或稀烂便，次数多，但量少；或大便干结，排出不爽，有后重感。常伴脘腹胀痛不舒，嗳气太息，夜寐不安，妇女月事不调，舌淡红，苔薄白，脉弦。治宜疏肝解郁为主，方选四逆散、柴胡疏肝散加减。腹泻者加藿香、白术、茯苓，以祛湿实大便；便秘者加用槟榔、沉香、郁李仁以降气通大便。

（2）抑肝缓急法：疏泄太过，肝强凌弱，肝脾不和，大便异常。其证候特点：

常因情绪激动或饮食过急而出现腹痛欲便，甚则腹痛奔迫，便质稀烂，便后痛解，舌淡红，苔薄白少津，脉弦细缓。治宜抑肝缓急，兼以扶脾，方选痛泻要方、芍药甘草汤加味。

（3）滋肝养阴法： 肝阴不足，水亏火旺，灼伤津液，大肠失润。其证候特点：大便干结，腹痛不甚，头晕心悸，咽干欲饮，头面阵热，夜寐不安，舌质红干、少苔或无苔，脉细略数。治宜滋养肝阴，润肠通便。方选滋水清肝饮合增液汤加减。

（4）暖肝温阳法： 肝经虚寒，累及肾阳，脾失温煦，运化失常或阴寒凝滞。其证候特点：腹泻者伴腹中冷痛，肠鸣泄泻，五更为多，饮食诱发，形寒肢冷，舌淡，苔白，脉沉细。便秘者见少腹冷痛，大便艰涩，小便清长，四肢不温，腰脊酸软，舌淡，苔白，脉沉迟紧。治宜暖肝温阳，腹泻者方选暖肝煎合四神丸加减；便秘者方选暖肝煎合济川煎加减。

此外，因肝为风脏，肝气常夹风，且肝性刚烈，肝郁日久可化热，而肝经虚寒，寒自内生；脾因肝疏泄失常而健运失职，可生湿成痰致滞，故 IBS 患者常因不同的证型而兼有风、热、寒、湿、痰、食滞诸症。兼风者，肠鸣如雷，腹痛奔迫欲便，大便稀烂，脘痞口渴，舌红，少苔，脉弦细，宜加用防风、地龙、钩藤等以泄肝之风；兼热者，泻下不爽，大便黄褐臭，肛门灼热，烦热口渴，小便黄短，舌红，苔黄，脉数，腹泻时加黄连、救必应；便秘时加大黄、芦荟叶，以清泄肝脾之热；兼寒者，腹中冷痛，喜温热敷，形寒肢冷，舌淡，苔白，脉沉或紧，可加桂枝、熟附片、台乌药等以祛寒温中；兼湿者，泄泻水样，胸闷食少，肢体倦怠，舌苔白腻，宜加苍术、白术、茯苓、车前草、藿香等以燥湿化湿；兼痰者，大便夹多量白色黏液，状如胶冻，宜加法半夏、陈皮、石菖蒲等以导痰化浊；兼食滞者，大便含未消化之物，脘腹痞满，嗳腐酸臭，不思饮食，舌苔厚腻，脉滑，宜加谷芽、麦芽、神曲、布渣叶等以消食导滞[32]。

余绍源教授认为 IBS 是慢性、反复发作性疾病，与情志明显相关，可以从气郁所致的内风角度论治，病位在大肠，与肝脾相关，亦可视为一种特殊的"肝风内动"，从"风"的角度阐释了风与腹痛、便秘、泄泻的关系，提出从风论治 IBS。

2. 从风论治 IBS 的常用方法

（1）祛风疏肝法： 基于对 IBS 中医病因病机的认识，紧扣其"肝风内动"的核心病机，祛风疏肝健脾必然是其根本治疗方法。风药是其主药，如防风、葛根、白芷等，此类风药味辛香，用于内伤杂病时具有升腾气机、燥湿解郁、祛风疏肝的作用。《医方集解·和解之剂》谓其"防风辛能散肝，香能舒脾，风能胜湿，为理脾引经要药"。白芷味辛性温，具有发表祛风、消肿止痛之功，其气芳香，能通九窍。《本草纲目》曰："治鼻渊鼻衄，齿痛，眉棱骨痛，大肠风秘。"可根据不同证型在辨证选方基础上联合祛风疏肝药物，往往取得满意疗效。

（2）息风养肝法： 乃针对 IBS 患者病久肝阴不足，水亏火旺，灼伤津液，大肠失润而设。症见大便干结，腹痛不甚，头晕心悸，头面阵热，眠差，舌质红干、少苔或无苔，脉细数。治宜息风养肝、润肠通便，方选滋水清肝饮合增液汤加减[33]。

余绍源教授认为 IBS 以腹泻型居多，脾虚湿盛为病机关键，以脾虚为基础，常合并肝郁气滞与脾肾阳虚两种情况。肝气郁结，横逆乘脾犯胃，木旺乘土，从而出现大便次数增多，质烂，通则欲便，便后痛减，伴随腹胀纳呆、神疲乏力、舌淡等脾虚之症，治以疏肝理气，健脾祛湿止泻，方选柴芍六君子汤合参苓白术散加减。参苓白术散是治疗脾虚泄泻的经典方剂，在肝木克脾土引起腹痛、泻后痛减方面，余老喜用柴芍六君子汤，其以陈夏六君子汤为基础，加柴胡疏肝理气，白芍柔肝敛阴，两者合用重在疏肝柔肝、益肝柔肝以抑制肝气肝阳之升动过度。

在多年的临床观察中，IBS 以腹泻型多见。腹痛腹泻日久，病情缠绵，临床常可见患者精神倦怠，面色萎黄，食欲不振，形寒肢冷，舌淡，舌胖，脉濡、细、缓、弱等虚象。其主要由于脾胃虚弱，生化无权而导致气血不足，由此导致脾胃虚弱，脾肾阳虚，故其以本虚为主，治当以扶正。另外，由于脾不健运，胃失和降，致湿从内生，或者气机郁滞，湿从热化，甚至热毒蕴盛而损伤脉络，因此慢性腹泻又往往兼有标证。

临床中应灵活运用标本法则，因慢性腹泻中标本是互为因果的，如脾虚不能运化水湿，可致湿盛，而湿盛又妨碍了脾脏的运化功能，也可形成脾虚。扶正则有助于脾运复其常度；祛其邪则湿去气行，脏腑功能渐趋调和，同样有利于运化功能的恢复，因此如果患者素体健壮，标证很盛，本虚不甚，首先可着重祛邪治标，兼顾本虚，当以化湿为主，常以平胃散加减，佐以健脾。此外黄教授主张除对于脾气虚、脾肾阳虚患者要用"温之以气"的方法以治其本，用甘温、辛温的药物治疗外，又因慢性泄泻患者脾气虚弱，甚或脾阳不振，中气下陷，升运无力，因此也要用益气健脾、温中、升阳等法，使已经失调的脏腑功能得以逐步恢复。其常用药物：益气升阳健脾如黄芪、党参、炒白术；温中如炮姜、肉桂等，多选用理中汤合参苓白术散治疗；如患者气滞湿阻明显，要注意"补而勿滞"，所以常需配合健脾理气之品，使气机调畅，如陈皮、木香、砂仁等。由于脾胃气虚，水湿内生，从而出现大便偏烂、次数较多，舌苔厚腻等情况，黄教授多选用茯苓、薏米、扁豆等利水渗湿。此外，还常常配合使用安神之法。现代医学认为本病属于心身疾病，张景岳谓："凡情志之属，唯心所统。"故临床上常选用养心安神之药。如合欢皮、酸枣仁，合欢皮能安神解郁，《神农本草经》曰："主安五脏，和心志，令人欢乐无忧。"酸枣仁能养心益肝，安神，《本草汇言》谓其能"敛气安神，荣筋养髓，和胃运脾"。

基于对泄泻型 IBS 发病机制的认识，其根本在于郁所导致的肝脾失调，着重从肝脾论治本病，治以疏肝解郁，健脾除湿，旨在解郁，调肝脾之用，同时辅以升举清阳之气、养心安神，以兼顾其病机及发病特点。

四、功能性腹泻

功能性腹泻是指持续地或反复地出现排稀便或水样便，不伴有腹痛或腹部不适症状，病程在3个月以上，多数是由肠功能失调引起。本病的发生可能与精神因素、肠运动感觉功能异常、自主神经功能紊乱等相关，少数与慢性肠道感染有关。

本病属于中医学"泄泻"范畴，久泻的主要因素是脾虚湿盛，而肝失疏泄、肾失温煦也是影响脾运致泄泻的常见原因。因此，治疗泄泻当以健脾祛湿为主，兼以疏肝、温肾等。本病病位在脾胃和肠，基本病机为脾虚湿盛，脾胃肠的运化泌浊功能失常，应以健脾化湿为基本治则。临证时须准确把握以脾虚为主，抑或以湿浊为主；久泻不宜过投分利，清热莫过于苦寒，补虚勿纯用甘温，虚实相兼者，又宜补虚祛邪并用，寒热错杂者，又宜温清并行。

在本病的辨证治疗过程中，梁乃津教授强调应注意寒热夹杂，虚实兼见需辨明标本。久泻多虚，常理也。但久泄原因复杂，在病程中寒热夹杂，虚实互见者常常有之；医者，宜于复杂多变的症状中把握辨证关键，从而辨明何者为标，何者为本。在治疗上则能掌握先后缓急，攻补时机。故临床上辛开苦降，调和肝脾等法乃为此等病而设。乌梅丸、诸泻心汤、连理汤、柴芍六君汤、黄连汤等随证施用[34]。

余绍源教授认为本病的基本病机是脾虚，肝失疏泄、横逆乘脾，可使泄泻加重；而病程日久，必伤及肾阳，导致脾肾虚泻，反之，肾阳亏虚，不能温煦脾阳，又致泄泻滑脱不固。余教授强调本病的发生发展过程中因常兼夹湿滞风邪等病理因素，而使病情缠绵难愈[35]。

（1）余教授认为久泻多由以下三个方面所致：

情志失调 忧思恼怒，木郁不达，肝气横逆乘脾，脾胃受制，运化失常，而成泄泻；或忧思伤脾，致土虚木贼亦可致泄；或素有脾虚湿胜，或逢怒时进食，更易成泄。说明情志失调，肝郁乘脾，在泄泻发病中，亦甚为重要。

脾胃虚弱 胃主受纳，脾主运化，一降一升，主宰消化吸收，若先天禀赋不足或后天饮食失调，劳倦内伤，久病缠绵均可导致脾胃虚弱，或中阳不健，或中气下陷，不能受纳水谷和运化精微，致水谷停滞，清浊不分，混杂而下，遂成泄泻。

肾阳虚衰 久病及肾，或年老体衰，肾之阳气不足，肾阳虚衰，命火不足，不能助脾胃以腐熟水谷，则水谷不化而为泄泻。盖肾主大小二便，又司开合。大便之能开能闭者，肾操权也。今肾既虚衰，则命门火熄，火熄则水独治，令人多水泻不止。故久泻与肾的关系十分密切。

余教授认为慢性泄泻病机以脾虚为本贯穿始终，脾虚则泻难止而大便长期水谷并下、清浊不分，又可导致脾失温养，本虚更甚，所以久泻、脾虚两者又互为因果，导致病情缠绵不愈。因此，慢性泄泻病机以脾虚为本，肾阳虚衰、肝木乘逆亦是重要影响因素。另外，久泻多虚，常理也。余教授认为久泻原因复杂，在病程中寒热夹杂、虚实互见者常有之，临证宜于复杂多变的症状中把握辨证关键，辨明何者为标，何者为本。本虚者，责之于脾、肝、肾三脏也；标实者，强调湿、滞、风等病理因素。

余教授对于"久泻"的临证，主要分为3型：①肝郁脾虚型，临床主要症见素有胸胁胀闷，腹痛泄泻，抑郁恼怒、情绪紧张时加重，腹中雷鸣，矢气频作，舌淡红，脉弦。治疗以抑肝扶脾为法，中药汤剂予痛泻要方加减。②脾虚湿盛型，临床主要症见大便时溏时泻，迁延反复，完谷不化，饮食减少，食后脘闷不舒，面色萎黄，神疲倦怠，舌淡苔白，脉细弱，治疗以健脾益气，中药汤剂予参苓白术散加减。③脾肾亏虚型，临床主要症见黎明之前脐腹作痛，肠鸣即泻，泻下完谷，泻后则安，形寒肢冷，腰膝酸软，舌淡苔白，脉沉细，治疗以温补脾肾、固涩止泻为法，中药汤剂予四神丸加减。

以上3个证型并非孤立存在，可相互兼夹。汪昂曾在《医方集解·祛寒之剂》中说："久泻皆由肾命火衰，不能专责脾胃。"古人素有"脾阳根于肾阳"之说，肾乃先天之本，水火之脏，为脏腑阴阳的根本；脾乃后天之本，水谷之司，为人体气血化生之源。肾阳宜固藏不宜泄漏，久泻之体，必伤及肾中之阳。现代人又多思虑过度，致使阳气不伏，肾阳虚则内寒生，值五更此阳气始萌，阴气盛极之际，阳气抑而不至，阴气盛而下行，则发而五更肾泻。泄泻日久，脾阳虚损及肾，致脾肾两虚，故腹泻、腹痛、四肢不温、怕冷，综合舌、脉、症，辨证为脾肾亏虚之泄泻，病位在脾、肾、大肠。针对脾肾亏虚的久泻，余老创立了"久泻抚肠方"，方选理中汤合二神丸加减温补脾肾，收敛止泻。方中煨肉豆蔻辛温，与补骨脂联用温补脾肾，肉桂温肾助阳，干姜振奋中阳，党参、山药健脾益气，黄芪补气升阳止泻，炒白术燥湿醒脾，兼以甘味悦脾，五味子收涩止泻，陈皮理气止痛，甘草调和诸药，诸药合用，共达温肾健脾、醒脾化湿、涩肠止泻之功用。

（2）除了以上证型分型论治以外，余教授还提出以下诊治观点：

久泻治虚，重在调脾　泄泻莫不由于"脾虚"与"湿盛"。慢性腹泻多由脾虚湿盛所致，注重"健脾"与"运脾"灵活应用。"湿"是泄泻主要原因，尤以久泻为甚，临床治疗久泻应注意两个方面：①健脾化湿，脾失健则运化失常，脾为湿困，故"湿"胜则泄；②运脾化湿，脾为湿困，则气化遏阻，清阳不升，清浊不分，因而泄泻，此时应以运脾胜湿为务。运脾者，燥湿之谓，即芳香化湿、燥能胜湿之意。健脾者如参苓白术散、四君子汤之类；运脾者，如苍术、厚朴、藿香、白豆蔻者是也。临床中以脾虚致泻者，健脾；以湿困脾致泻者，运脾。两者灵活应用最为关键。脾为湿困，中气下陷，则需振奋脾气，宜加入升阳药，使气机流畅，恢复转枢，如升麻、柴胡、羌活、防风、葛根之类，少少与之，轻可祛实，若用量大则反而疏泄太过而泄泻更甚。

久泻止泻，宜通宜消　慢性腹泻的病位在脾胃与大小肠，大小肠属六腑，为六腑之要，贵在"通"。慢性腹泻常因气滞、湿阻，食积导致肠道被阻，传化失司，或治疗不当，强食滋补，使邪滞交阻肠道，迁延不愈。余老认为在临床上应根据"六腑以通为用"的原则，如有积滞在内，应以"通"为法，通因通用，有如治水，堵只能治标不能治本，只有疏通才能根治。若临床见便前腹痛，泄后痛减，泻下黏滞不爽者，应果断使用通下导滞之类，如槟榔、川厚朴、大黄等，使积去滞通，胃肠安和。又有久泻之人，脾虚运化功能障碍，最易导致食积停滞。然积滞之象，易为脾虚之候所掩盖，使人疏忽，故临床须详审。若伴有食后胃脘胀满，食后即泻，泻下酸臭，多夹完谷，食纳不佳，舌苔薄白而中心厚腻者，此为食滞不化，乃虚中夹实，如单纯用补益之品，往往积滞难以运化，务须在补气健脾中加麦芽、谷芽、神曲、布渣叶、鸡内金、山楂、槟榔、苏梗等消食化积之品。

掌握时机，适时收涩 久泻不止易伤津，又可耗气，终致阴阳俱损，当此之时，非收涩无以建功。然久泻伤正虽多，很少纯虚无邪，多有湿邪内存，或夹有寒、热、瘀、郁、食等证，若忙于求成，一味涩补，则兼夹之证难去，恐有闭门留寇之嫌。因此，余老强调使用收涩法，应掌握时机。如果病程不长，症状不严重，除泄泻外并无其他见证者，一般不先使用收涩之法。如果久病泄泻，出现水样大便，泄泻失禁，有伤阴趋向者，或经过一般的辨证治疗疗效不佳者，可使用一些石榴皮、乌梅炭、诃子、山楂炭、赤石脂等收涩之品，且在使用固涩药时，常与陈皮、木香等理气药配合使用，以求止泻而不留寇之功[36]。

久泻不可过于渗利小便。久泻多为脾虚失运或脏腑生克所致，虽有水湿，乃暂积而成，非顷刻之病变，故迁延难愈，此等湿，轻者宜芳香化之，重者宜苦温燥之，若利小便则伤正气。久泻乃脾胃功能障碍所致，久泻必虚亦为常见证候，应以恢复脾胃功能为要旨，尤其应先注重胃气，胃气的存亡是关键所在，盖久泻能食，形体不致日渐消瘦者易治；如泻而不能食，日渐消瘦者难治。临床用药需顾其胃气，可辅以清淡、易消化、富含营养之食品，避免生冷水果，肥甘厚味，黏滑甜品或不洁食物，使脾胃功能逐渐恢复。

正常生理情况下，脾的运化功能有赖于肝之疏泄，肝疏泄有度，则水谷精微正常输布全身，残余糟粕正常下传大肠。若情志所伤，肝疏泄失常，肝气乘脾或土失木疏，均可导致脾失健运，肠排泄糟粕异常，泄泻乃作。黄教授常用调和肝脾的方法治疗腹泻，如果肝气太旺横逆脾土，多用痛泻要方合参苓白术散，如果脾虚肝侮，则用柴芍六君汤合化湿之品，对该类患者，黄教授非常注意疏导患者情志，在门诊中会多留时间解释病情，缓解患者紧张焦虑的情绪。

五、功能性腹胀

功能性腹胀是感觉腹部的一部分或全腹部胀满，也可以是一种客观上的检查所见，发现腹部一部分或全腹部膨隆，又称腹胀满。腹胀多数由胃肠本身的病变引起，部分可由其他系统的病变引起，在临床治疗方面具有一定的复杂性。常见引起腹胀的疾病有功能性腹胀、功能性消化不良、慢性胃炎、消化性溃疡、胃癌、便秘等，其他疾病如胰腺、胆囊、肝脏、心脏或全身性疾病也可引起类似于腹胀的症状。

黄穗平教授[37]认为本病多由饮食不节、七情所伤、气机内郁、素体亏虚所致；脾胃虚弱，纳降受碍，运化失司，无以传化气机、水湿，致使气滞、湿阻、血瘀、食积、痰结、火郁；胃气失和，升降失常，发为呕、痞、满、利。究其病机，脾胃虚弱为本，气滞血瘀、湿阻、食积、痰结、火郁为标。

黄教授认为本病病机不离脾胃虚弱，气机郁滞，运化失司，升降失常。脾胃中焦是升降的枢纽，脾胃虚弱，运化无力，水谷不化，糟粕浊气不下而滞，升清降浊无序，在上清阳不升，见头目眩晕，在下浊气不降，见脘腹胀满、便秘。治疗以通为要，以降为顺，以调理脾胃升降为法，关键在于健脾理气，升脾降胃。如《临证指南医案》中强调"脾胃之病，虚实寒热，宜燥宜润，固当详辨，其于升降二字，尤为紧要"，降则胃腑通畅，生化有源，出入有序；不降则传化无由，壅滞成病，故脾胃病用药，当顺脾胃升降之性，以通为主。对致病之因相应以健脾理气、调气和血之法，使升降得调，出入有序，则疾病可除。

黄教授治疗本病常用方药：木香、砂仁、党参、白术、茯苓、陈皮、法半夏、炙甘草、厚朴、枳实。在和胃降气的同时，重视健脾益气法，必施于补，寓补于通，通补并施。方中选用砂仁、木香、陈皮、法半夏等芳香辛散药，取健脾先运脾，运脾可调气之意，以达醒脾运脾之效。黄教授常配伍黄芪、升麻、柴胡等以升清阳降浊气；脾胃虚寒者可加干姜、吴茱萸、丁香、白蔻仁等以温中祛寒；湿浊内困者加苍术、厚朴、藿香合平胃散之意；食积气滞者加鸡内金、谷芽、麦芽、山楂、枳实等消食导滞。因气郁日久可化热，黄教授认为本病郁热多因气滞血瘀、脾胃虚弱而生，过用苦寒药势必损伤脾胃，治疗应在行气活血、健脾益胃的基础上使用少量清热药，故气郁日久化热者加柴胡、黄芩以清郁热，且适可而止。

其次，在运用通法时，黄教授认为气滞为标，多继发于脾胃虚弱，通过温补脾胃，振奋元气，可畅通气机，气行则血行，甘温益气寓于行气活血之内。黄教授常选用入肝经、辛散苦降且能行血分之气药，如郁金、延胡索、香附等，取脾升胃降有赖肝气冲和而顺达之意；在健脾养胃的前提下酌情选用三七化瘀且止血，以扶正祛邪，祛邪不伤正[38]。

黄教授认为胃肠病病机突出一个"滞"字。胃肠为空囊，无物不受，易被邪气侵犯而盘踞其中，邪气犯胃，胃失和降，脾亦从而不运，一旦气机壅滞，则水反为湿，谷反为滞，可形成气滞、血瘀、湿阻、食积、痰结、火郁。脾胃同居中焦，为气机运化之枢纽，脾主升清，胃主降浊，清升浊降则气机调畅。脾胃功能障碍，致中焦气机阻滞，升降失常，病久郁而化热，热可伤津，而出现胃脘胀满、疲倦、纳呆、微渴、舌质淡而苔白腻或微黄等寒热错杂、虚实互见等证候。黄教授仿辛开苦降法，活用半夏泻心汤经方，使脾气得升，胃气得降，则湿浊除、气机通、中气旺、化源充。正如《伤寒论·辨太阳病脉证并治下》第149条曰："伤寒五六日，呕而发热者，柴胡汤证具，而以他药下之……但满而不痛者，此为痞，柴胡不中与之，宜半夏泻心汤。"《金匮要略·呕吐哕下利病脉证治》谓："呕而肠鸣，心下痞者，半夏泻心汤主之。"此痞满、呕吐、下利，与功能性胃肠病的一些症状表现一致。

功能性胃肠病与肝密切相关。脾胃之升降适度，健运不息有赖肝之疏泄条达，若肝疏泄太过，肝强凌弱，横逆脾土，或疏泄不及，木不疏土，土壅失运，均可致脾失健运，出现脾胃病，所谓"木郁之发，民病胃脘当心而痛"。肝木横逆乘土而导致胃脘胀满、纳呆、便溏等症；肝郁日久，化热犯胃而出现胃脘灼痛、口干、吞酸、烦躁失眠等症；肝虚胃寒，厥阴浊阴上逆而出现胃脘疼痛、四肢不温、干呕、吐涎沫等症。此即"肝为起病之源，胃为传病之所"。黄教授治以疏肝理气、开郁散滞。对于肝胃失和所致的胃脘疼痛、嗳气、嘈杂、饱胀、两胁疼痛，黄教授擅用小柴胡汤、四逆散、柴胡疏肝散，选方升中有降、降中有升、升降相因。气滞腹胀者加枳实、木香；湿阻者加苍术、厚朴；夹湿热者加布渣叶、火炭母；血瘀者加延胡索、郁金；食积者加神曲、山楂、谷麦芽、鸡内金；痰饮内结者加茯苓、生姜；胃脘灼热者加山栀子、蒲公英；泛酸者加海螵蛸、浙贝母；眠差者加合欢皮、夜交藤、茯神；腹泻者加藿香、白术、茯苓，以祛湿实大便；便秘者加用槟榔、沉香、郁李仁以降气通大便。若腹痛欲便，甚则腹痛奔迫，便质稀烂，便后痛解者，乃肝疏泄太过，肝强凌弱，肝脾不和，方用痛泻要方、芍药甘草汤以抑肝缓急。

腹胀患者应改变不良饮食习惯，饮食均衡，增加膳食纤维的摄入，少进食辛辣寒凉食物，避免进食产气的食品或饮料，勿进食过快，避免吞入气体；戒烟忌酒。注意改变生活方式，适当运动，养成良好的心态。养成规律的排便习惯，避免长期不大便，导致肠道产气增多[39-40]。

随着生物-心理-社会医学模式理论的发展，心理因素对本病的作用得到普遍的重视，现代治疗提倡除药物治疗外，应给予有效的心理干预。功能性腹胀患者多有心理和性格异常，心理治疗具有重要作用，可选用认知治疗、心理疏导等。中医治疗根据五脏学说、情志相胜法等进行情志治疗。

功能性腹胀病程较长，病情反复难愈，应重视综合治疗，如针灸疗法、按摩疗法、中医外治法等。腹部按摩、埋线治疗、穴位注射、中药封包外敷等效果较好，且疗效持续时间较长，无明显毒副作用。针灸穴位可选足三里、天枢、内关、脾俞、肝俞等。另外，应加强体育锻炼。养生锻炼可增强体质，转移患者的注意力，加强气血流通。锻炼对中枢神经系统及消化系统有良好的刺激作用。养生锻炼的项目，如气功、太极拳、八段锦、慢跑、体操、散步等活动，都可选用。如合并严重的焦虑症、抑郁症，应采用中西医结合治疗，给予抗焦虑或抗抑郁治疗。

六、便秘

便秘是指粪便在肠内滞留过久，秘结不通，排便时间延长；或周期不长，但粪质干结，排出艰难；或粪质不硬，虽有便意，但便而不畅的病证。

外感六淫、内伤七情、饮食劳倦、阴阳气血不足等皆可形成便秘。其直接原因不外乎热、冷、虚、实四种，而且四种便秘的证候表现常有相兼或演变。饮食入胃，由脾胃纳运转输，吸收精微之后，其所剩糟粕即为粪便，由大肠运送排出。若脾胃纳运功能和大肠传导功能失职，则易形成便秘。便秘之病因多为热盛伤津，或气机阻滞，或气血亏虚，阴津不足，阴寒凝结，致传导失常，肠腑不通而成便秘，其病位在大肠，而与脾胃关系密切。

对于老年性便秘，梁老[41]认为本病虽脾肾虚弱、大肠失司为多，但也有不少为虚中夹实，兼肝气郁结或大肠热结。究其病因病机，主要为年老脾肾阴虚，大肠燥涩，热自内生，传导失职，导致大便秘结；或脾肾气虚，推动无力，气因而滞，肠失传送之职，致排便不畅，故大便结硬、排便艰辛者多为阴虚；大便不结、排便不畅者多为气虚。阴虚便秘常夹燥热，气虚便秘常夹气滞。气阴两虚者则两者兼有。因此辨治虚秘着重辨阴虚气虚，气阴两虚。脾肾阴虚者治宜健脾滋肾，润肠通便，兼以清热。常用药：熟地黄、生地黄、麦冬、肉苁蓉、郁李仁、火麻仁、蜜糖、太子参、西洋参、枳实、黄柏，甚或大黄。用大黄以求急下存阴，通便力专。但用量宜小，便通则止，以防伤正。脾肾气虚者治宜健脾温肾，补气通便，兼以行气。常用药：黄芪、党参、太子参、肉苁蓉、白术、枳壳等。后两味药有"枳术丸"之意，白术量大或生用可健脾益气，升清降浊，配伍枳壳行气则可益气通便。气阴两虚者则益气养阴，上述两种方药混合化裁。

余教授认为大肠传导失司是便秘的基本病机，本病的形成及发展与火证有着密切关系，主张从火证论治便秘。余教授曾提出"热证，火证也"[42]，认为火证是引起便秘的直接因素。经多年临证，余教授发现便秘之人或兼有腹胀满、口干口臭、舌红、苔黄厚腻等火热之症，或兼手足心热、舌红苔少、脉细数等阴虚火旺之症，或兼面色无华、舌淡、脉沉细等真阳之火亏虚之症。余教授总结古人观点并结合临床经验，认为从火证论治便秘，可根据火证的性质将其分为实火证、虚火证，热、湿、痰、食、郁、瘀等内外之邪所致的实热证，为实火之证；虚火证又有真假之分，津液、元气、阴血不足，以致正火内动，阻碍大肠传导，属于虚火证之假火，为虚火亢盛。此外，真阳之火亏虚以致阴寒凝结，肠腑失于传导，属于虚火证之真火，为真火亏虚。

实火证之便秘是因内外之邪客于大肠，大肠夹热，邪火有余，耗伤津液，以致大肠传导失司。或因感受风、寒、湿、热等外邪，失于正治，入里化火，灼伤大肠津液；或因嗜食辛辣、煎炸、酒肉、厚腻等以致胃肠积热，耗伤津液；或因五脏不调，气有余化火，火邪内生，伤津耗液，致使大便秘结。主症见大便艰涩难下，数日不通，或大便黏滞臭秽，排便不爽，舌红，苔黄厚腻或苔黄，脉实有力或脉滑数。兼症见腹满疼痛，口苦口臭，口干舌燥，喜冷饮，面红身热，烦躁，小便短赤，肛门灼热等。余教授[43]认为实火证之便秘当以泻火为要，去其火势，常用大黄、虎杖、玄明粉、黄芩、黄连等苦寒之品泻其火势，枳实、厚朴、槟榔、火麻仁、郁李仁、莱菔子、瓜蒌仁等通腑润肠之品因势利导，使邪去则正安。因苦寒攻逐之品易伤阳气，余教授特别强调用药须有的放矢，中病即止，攻伐有节，否则易产生妄下之弊。

余教授认为命门之火亏虚，大肠失于温煦所致的便秘属于虚火证，且属于真火亏虚。症见排便困难，大便干或不干，或数日不解，或欲便不得，便而不畅，畏寒肢冷，面色㿠白，乏力懒言，舌淡，苔薄白，脉沉细。兼症见腹部冷痛，口淡不渴或渴喜热饮，腰膝酸冷，小便清长等。余教授认为此类真火不足所致的虚火证便秘当治以温阳补火，以补为攻，常用干姜、熟附子、肉桂、肉苁蓉、补骨脂、黄芪、党参、五指毛桃等补真火之亏虚或补气化火，以求益火之源，以消阴翳。

《景岳全书·秘结》[44]云："秘结证，凡属老人、虚人、阴脏之人及产后、病后、多汗后，或小水过多，或亡血失血大吐大泻之后，多有病为燥结者，盖此非气血之亏，即津液之耗。"余教授认为阴血、阴液的亏虚所致的便秘属于虚火证，此火属于假火，乃水不足而火有余所致。阴血、津液亏虚，使阳无以附，以致阴火内动，下注大肠，耗伤津液，以致肠腑干涸；或气血、津液亏虚，大肠失于濡润，以致粪如羊屎。主症见大便干结，形体消瘦，手足心热，腰膝酸软，口干喜饮，心烦少眠，头晕耳鸣，舌红，苔少，脉细。余教授认为此类虚火妄动之虚火证便秘当治以滋阴降火，常用生地黄、玄参、麦冬、北沙参、天花粉、白芍、当归以养阴血清虚火，壮水以济火，水足火自灭而大肠自润矣。

便秘的基本病因在于肠腑不通，气机不降。故余教授根据"六腑以通为用"和"气顺火自降"的理论，治疗便秘注重理气通腑，善用木香、厚朴、枳实、槟榔、乌药等降气通腑。对于因气虚肠腑无力传导所致的虚火证便秘，余教授根据"气以通为补"的理论，用黄芪、党参、五指毛桃等补气扶正，使气得补养，肠腑传化之力有源，再加木香、枳实、厚朴等降气通腑，一补一攻使邪从大便去。攻补兼施，既防补气化火，又避免降气耗气伤气。

或素体亏虚，津液生化不足，或火邪耗伤津液，可见津液不足是导致便秘的直接原因。增液润肠是余教授治疗便秘的基本法则。常用瓜蒌仁、火麻仁、郁李仁等质润多脂之物润肠通便。对于实火证便秘，除用大黄、厚朴、枳实、虎杖等急下存阴外，酌情选用白芍、麦冬、玄参等微寒之品养阴生津，增液润肠。对于虚火证之便秘，常选用生地黄、玄参、白芍、肉苁蓉、当归、甘草等养阴血以润肠通便。

黄穗平教授[45]认为便秘的最常见病因为脾胃气虚、脾失健运、肠道津亏，大肠传导失司，临床治疗以健脾行气、滋润大肠为法，以补为主，行气为辅，补行兼施。六腑以通为用，大肠主传化糟粕，便秘的治疗重点在于通降。然而如仅用通降之品易致中气下陷，犯虚虚实实之诫，因此治疗时多在益气养血滋阴润燥之中佐以通降之品，特别是脾胃虚弱者，津液无法上承下达或久病缠绵而出现气阴两虚则注重气阴双补，临床补中益气汤与增液汤二方合用益气养血，滋阴润燥。此法与吴鞠通治疗便秘"寓泻于补，以补药之体，作泻药之用，既可攻实，又可防虚"有异曲同工之妙。

黄教授喜用黄芪、白术、党参、甘草等健脾益气以复脾运，脾胃运化气血津液功能恢复，通过培土生金、升清降浊，糟粕下输大肠，大肠主传化糟粕的生理机制得以复常；用玄参、生地黄、麦冬等养阴生津以润肠腑，肠腑润泽燥屎软化而不内结于肠道，水增则舟行，糟粕遂下行而闭结自通。同时，临床亦常用当归、熟地黄等养阴血以润肠通便，用火麻仁、郁李仁润体祛燥，加之其性主降，润而降则燥屎顺势而下。诸药重在用补、滋、润三法并行，非泻非导，契合病机，治疗疾病的根本，从而避免了峻下、导泻等治标之法而致伤津之虞。

黄教授临证对于糟粕内结严重或者顽固便秘患者经过治疗后仍然迁延不愈者，亦用承气类汤方或大黄、虎杖、番泻叶之品泻下导滞，及时攻下有形之实邪，从而使得邪去正安。峻下药物图一时之效，却并非治其根本。黄教授运用峻下消导之药时常中病即止，以固护根本为主，以通导泻下为辅，从而不致徒用峻下之品致中气下陷、耗气伤阴。切忌一味峻下而滥用番泻叶、大黄、芒硝、决明子等药物。现代人喜处空调房中避暑乘凉，进食冰镇寒凉之品易伤阳气败脾胃；临证时患者病机多以脾气虚证为主，而苦寒用药愈加挫伤脾胃、重伤气阴。临床施治是一个动态变化的过程，为更好去认识、预知病情的动态变化，需要用动态变化的思维去辨证论治，而对于峻约、毒药用之更应慎之又慎，揆时度势，中病即止。

黄教授认为调肺气是治疗慢性便秘的重要方法之一，此类患者常见咳嗽、气喘甚至胸闷气逆，张口抬肩，喘息不得平卧；在下则出现腹胀满、大便干结、舌质淡红、苔薄黄、脉弦细等。临床治疗此类便秘常用开肺气之法，治以肃肺平喘、降气通腑，所谓"上道开，下窍泄，开天气以通地道"。临床喜用紫菀和莱菔子相互配伍，可起到开肺气、启魄门的作用；常用杏仁配枳壳功善宣通肺气，上窍开泄则下窍自通矣。同时认为凡归经属肺，能升提、宣发、肃降肺气的药物多可辨证斟酌选用，如常用的宣肺中药杏仁、桔梗、前胡、紫苏等；降肺中药如枳壳、苏子、桑白皮、葶苈子等；润肺中药如沙参、麦冬、玉竹等。

黄教授认为便秘治疗以通为要，以降为顺，以调理脾胃气机升降为法，关键在于升脾降胃，健脾理气。如《临证指南医案》中强调："脾胃之病，虚实寒热，宜燥宜润，固当详辨，其升降二字，尤为紧要。"降则胃腑通畅，生化有源，出入有序；不降则传化无由，壅滞成病，故脾胃病用药当顺脾胃升降之性，以通为主。六腑以通为用，大肠主传化糟粕，因此便秘的治疗重点在于通降，然而若仅用通降之品易致人体中气下陷，从而加重气虚，运化更加乏力，日久则糟粕内停之症加重，故便秘患者治疗当于通降之中佐以益气升提之品。黄穗平教授治疗气虚型便秘时常升降之药并用，于通降之中佐以益气升提之品，如柴胡、升麻等。

陈延主任在治疗便秘的经验中善用风药，行肠中之滞[46]。所谓风药，是辛散祛风发散之品，如羌活、独活、荆芥、防风等，多用于治疗外感表证。而在便秘的治疗上，巧妙运用风药也可以取得良好的疗效。肝气喜条达，恶抑郁。风药属木，应用后可以顺应肝的条达舒畅特性，从而开发郁结，宣畅气机。金元时期李东垣也认为"诸风药升发阳气"，也就是说，风药皆升，具有发散祛邪的作用，从而加强了肺的宣发之功。肺气得宣，肃降得行。而"大肠之所以能传导者，以其为肺之腑，肺气下达，故能传导"，因而"上窍开泄，下窍自通"。

除了应用药物治疗便秘外，还应注重对患者的心理和生活习惯的指导。在心理上对患者进行疏导。消除患者因便秘而造成的紧张情绪，鼓励患者养成良好的排便习惯。多饮水、多食含粗纤维较丰富的食物，加强平时的身体锻炼，经常进行腹部的按摩，都有助于预防和减轻便秘症状。

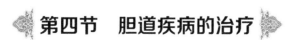

第四节 胆道疾病的治疗

胆道疾病指发生于胆道系统的疾病。患者可无症状，发作时主要表现为消化道症状和胆道相关症状，如右上腹部疼痛和黄疸，常见的胆道疾病包括胆结石、急性胆囊炎和黄疸等。

一、胆结石

胆石病是胆道系统的常见病，包括胆囊和胆管的结石。由于脾胃虚弱，酿生痰湿，壅阻气机，瘀血内停，郁而化热，煎熬胆汁，以致痰浊、瘀血相互交结，而成结石，一般认为与情志失调，饮食不节，外邪内侵，中焦湿热，虫积及瘀血阻滞等因素有关，多因情绪波动、寒温不适、饮食不节（过食油腻）而诱发，故其病理基础以中焦虚弱为本，痰湿内盛为标。

胆为"中清之腑"，附于肝，与肝相表里，输胆汁而不传化水谷。肝主疏泄，性喜条达，肝胆以降为顺，脾升胃降，为气机升降出入的枢纽。胆的功能以通降下行为顺，凡情志失调、饮食不节、蛔虫上扰、肥胖痰湿诸多因素均可引起气血运行不畅，肝胆、脾胃运化功能失常，湿热瘀结中焦，胆腑通降失常，胆汁排泄不畅，胆汁凝结，久经煎熬，则成砂石。嗜食酒肉，长期食用肥甘厚腻之品，湿热浊邪内生，蕴结脾胃，郁蒸肝胆，煎熬胆之精汁，久而成石；长期忧郁恼怒，肝胆疏泄失常，郁而化热，或肝木横克脾土，酿湿成热，热邪久积，煎熬胆汁，结成砂石；脾胃失和，寒热不调，肠道蛔虫妄动，窜入胆道，胆汁疏泄不利，沉积日久，结而成石；肥胖之人多痰多湿，痰湿阻滞，肝胆疏泄不利，胆汁瘀积不散，日月积累，渐结成石。本病病位在胆，与肝、脾、胃有关，而病理因素是湿、热、气滞、痰、瘀[47]。

　　胆石病以湿热型最为多见，应当注意配以甘凉滑利之品，因为甘凉滑利之药多能去湿，湿去则热无所依，再加滑利化石。所以，治疗须以疏、清、利为主。疏肝理气则肝胆气机升降正常，胆汁排泄畅达，配以甘凉滑利之药，以清热化湿、消炎化石。本病实论者居多，以"通"为大法，采用溶排兼施、综合治疗的方法。治疗上重视疏肝利胆之法，肝主疏泄，体阴用阳，肝气失丁条达，阻于胁络；湿热蕴结于肝胆，肝络失和，胆不疏泄为本病的常见病机，以疏肝理气、缓急止痛为要，方药选用茵陈蒿汤合柴胡疏肝散加减为主，常选用绵茵陈清利肝胆湿热，柴胡、郁金、延胡索、木香、香附、枳壳等利胆排石，常用金钱草、海金沙、郁金、大黄、鸡内金等。在治疗上根据"不通则痛"、"通则不痛"的理论，结合肝胆的功能特点，肝胆气郁，湿热蕴结在50岁以下青壮年人群中最为多见。治疗须以疏、清、利为主。疏肝理气则肝胆气机升降正常，胆汁排泄畅达，配以甘凉滑利之药，以疏肝利胆、泄热通腑为要。方用大柴胡汤合茵陈蒿汤加减，常用茵陈、大黄、栀子、木通、金钱草、蒲公英等。排石、溶石以通降为用，以"清利湿热，通瘀导滞，清热解毒，通结攻下"为治疗原则，以达到"通腑泻实，急下存阴，邪去正复"之目的。

　　余绍源教授提倡酸甘排石，清代柯韵伯在《名医方论》一书中阐释乌梅丸时说："虫得酸则静，辛则伏，得苦则下。"酸，木气所化生也，故用酸入肝胆。物得酸则化，故胃酸可消化食物，有腐物化物的作用，虫为灵动之类，得酸则静之意，亦即被酸化而不复灵动，况乎结石？故酸可化石，亦在理中。酸可制动，是相对静而言，胆石病之绞痛发作，是胆道痉挛所致，即动而不静之谓，今以酸制动，则痉挛之害可以松弛，不通而复通也。今人重用酸味药（如乌梅）以排石。甘，土气所化生也，故甘入脾胃。甘具敦和之气，甘可缓急，一切管状器官之痉挛绞痛（如胆、胃肠），加入甘药则可缓急止痛，是以芍药甘草汤，为止痛方之鼻祖，乃既酸又甘之故，临床上白芍可用至30～60g，甘草10g，当气机逆乱，窜走奔迫，痛证发作时，必以酸静之，以甘缓之，酸甘合化，和缓气机，调逆止痛，此其时矣。另外，选用山楂消食导滞、化瘀消石。溶石排石选用鸡内金、海金沙、威灵仙、浮海石、石决明、生牡蛎、芒硝等。

　　在肝胆湿热为主的病机下，余主任提出"治胆莫忘脾胃"。脾胃气机升降失调是本病的发病关键之一，故在治疗中要时时顾护脾胃，湿郁是胆囊炎发病的关键病理机制之一，水湿停滞，湿郁化热，湿浊可导致脾胃气机升降失调，从而影响肝的疏泄和胆的通降，故可适时投以芳香化湿消滞、醒脾之法，如平胃散加藿香、佩兰、白蔻仁、枳壳、布渣叶、莱菔子、法半夏等药物健脾化湿消滞，使湿浊得化，脾得健运，气机升降正常，肝气得疏，胆气得降。

肝主藏血，主疏泄，体阴用阳。肝主营血和阴液，具有滋养肝体、涵养肝阳、化生胆液等作用。胆囊炎、胆结石患者过用、妄用辛燥苦寒之药，劫伤肝阴，克伐脾胃；或久病大病之人，反复发作，累及于肝，损伤肝体，耗伤阴血；或年老体衰，肝体虚弱，阴血不足。肝与胆相表里，肝属木，酸甘缓急，可以解痉，乌梅、白芍、甘草三药合用，起到酸甘利胆排石作用，同时酸有软坚散结的作用，可消融结石，恢复肝脏的正常功能，杜绝病理性胆汁的产生，防止胆囊炎、胆结石的再生或复发。

重视健康宣教，胆石症的形成及胆囊炎相关症状的发作，与饮食因素、生理因素、行为因素等有关，鉴于此，日常生活中医生指导胆石病患者调整生活习惯、加强锻炼、改善膳食结构、吃早餐、讲究饮食卫生等均有助于预防胆石症的形成及症状的发作。

二、急性胆囊炎

急性胆囊炎是由于胆囊管阻塞和细菌侵袭而引起的胆囊炎症；其典型临床特征为右上腹阵发性绞痛，伴有发热、恶心呕吐等症。中医方面本病可归于"胁痛"范畴[48]，早在《内经》便有相关论述，《灵枢·五邪》曰："邪在肝，则两胁中痛。"《素问·缪刺论》曰："邪客于足少阳之络，令人胁痛不得息。"

情志不遂、饮食失节、感受外邪、虫石阻滞是胆囊炎发病的主要诱因。外感湿热毒邪，湿热由表入里，内蕴中焦，肝胆疏泄失职，腑气不通；或热毒炽盛，蕴结胆腑，使血败肉腐、蕴而成脓，发为胁痛；或因湿热内蕴，肝胆疏泄失职，胆汁郁积，排泄受阻，煎熬成石，胆腑气机不通，不通则痛，发为胁痛或胆胀；外感寒邪，邪入少阳，寒邪凝滞，肝胆疏泄失职，胆腑郁滞；嗜食肥甘厚味，或嗜酒无度，损伤脾胃致中焦运化失职，升降失常，土壅木郁，肝胆疏泄不畅，胆腑不通发为胆胀。本病病位在胆腑，与肝、脾、胃脏腑功能失调相关[49]。

急性胆囊炎主要病机为湿热蕴阻，肝胆气机郁滞，故临床治疗的关键首先应着眼于"通"，以"通"为大法。"通"法贯穿整个治疗过程，使腑气得通，气机通畅，肝胆得疏泄，则病可去。胆囊炎病位在肝胆，肝主疏泄，性喜条达，胆附于肝，与肝相连，肝喜条达，胆宜疏泄，宜降宜通，降则为顺，通则不痛，湿热蕴阻，肝胆气机郁滞，使肝气不疏，胆气不能通降而发病。六腑以通为用，梁乃津教授认为"通"应作为治则中一根本大法，"通"法是广义的通法，包括疏肝理气，通下泄热，消积导滞，行气导滞，疏肝利胆，活血祛瘀等，均属通法之列。急性胆囊炎以湿热内蕴、热毒炽盛为主，故宜采用清热祛湿、行气通腑法。通腑泄热法适用于急性发作期，剧烈胆绞痛者，因胆气以下行通降为顺，且胆随胃降，若胃失和降，必然会影响胆的通降而致病，所以治疗上除疏肝利胆、清热化湿外，更强调通泻胃腑，因势利导，急下存阴，重用峻下之品，佐以疏肝利胆、利胆排石以止痛，则病可除，方可选用大柴胡汤、大承气汤、小承气汤、茵陈蒿汤、龙胆泻肝汤等，药物可选用柴胡、大黄、黄芩、白芍、郁金、茵陈等，除用茵陈、黄芩、山栀子、鸡骨草、金钱草等清热利胆外，加用大黄、虎杖、枳实、厚朴、槟榔等以泻下通腑，使胃气得降，以助胆气通降则病愈。布渣叶、竹茹、蒲公英清导肠胃湿热，以通腑泄热，行气止痛，并加强清热解毒、消炎利胆之品，如金钱草、蒲公英、金银花、山栀子、连翘等，金钱草、车前草、白花蛇舌草三草利尿祛湿解毒，金铃子、延胡索疏肝理气止痛。大黄宜生用，内服剂量可用至 10～15g，后下，亦可用生大黄 30g（后下），莱菔子 30g，枳实 30g，厚朴 30g，芒硝 30g，煎汤滴肛或保留灌肠，每次 200ml，每天 2 次，亦可用四黄水蜜（含大黄、黄芩、黄连、黄柏）外敷胆囊区以局部导药治疗，因生大黄具有泻热毒、荡积滞、行瘀血等功能，使腑气得通，气机得畅，疼痛随之缓解，作为首选和必用之品[50]。

　　急性胆囊炎或慢性胆囊炎急性发作者，多表现为湿热蕴阻，湿热中阻，腑气不通，胃气不降，可致肝失疏泄，胆失通降而致上腹疼痛连及右肩胛部，甚或黄疸，大便秘结，舌苔黄腻，脉弦滑等。疼痛是胆囊炎和胆石症的常见症状，胆绞痛往往较剧烈，且持续难忍，一般方法难以缓解。在止痛方面，除使用西药解痉治疗外，可配合中药辨证治疗，加用理气止痛之品，以及针灸、外治等，可明显提高止痛效果。本病的基本病机是肝胆湿热壅阻，气机不畅，"不通则痛，通则不痛"，故治疗上关键是"通"，"通则不痛"，腑气得通，痛随骤减，临床根据病情的不同阶段，可选用以下方法。

（一）疏肝利胆，理气止痛

　　在通下泻热的基础上，患者同时合并有肝郁疏泄失调，肝脏及胆腑气机不通，不通则痛。治疗宜在辨证论治的基础上重用疏肝利胆、理气止痛之品，如柴胡、枳壳、青皮、川楝子、木香、香附、延胡索、郁金。另外，由于肝胆气机郁滞，气滞则血瘀者，酌加活血祛瘀药物，如丹参、赤芍、三棱、莪术、桃仁、红花、穿山甲等。如呕吐者，加法半夏、竹茹化湿和中，止呕和胃。如湿重于热，加车前草、滑石清热利湿。

（二）酸甘缓急止痛

　　虫得酸则静，得辛则伏，得苦则下。酸入肝胆，酸能制动，甘可缓急，酸甘合用可和缓气机，调逆止痛，首推芍药甘草汤，临床上胆囊炎急性发作、胆道感染引起胆道痉挛而致剧烈疼痛时，可在辨证的基础上加用芍药甘草汤，以缓急止痛，白芍可用至 30～60g，甘草 10g。若胆道蛔虫所致剧烈胆绞痛时，可选用乌梅丸，另外可配合口服米醋 30～40ml，缓慢咽下。

（三）配合针灸与外治法治疗

急性胆绞痛，可配合针刺治疗，穴位可选用阳陵泉、足三里、胆俞，或加阿是穴，用泻法或加用电针，留针 30 分钟，慢性疼痛者可配合耳针或用王不留行籽耳压治疗，穴位可选用肝、胆、胰、神门、交感等。双侧交替，每天不定时用手按压，每次 15 分钟，2 天交换一侧。穴位注射治疗，穴位可选用阳陵泉、足三里或胆俞。急性胆囊炎疼痛可配合外敷四黄散。

临床上胆胀病一般以实热证居多，特别是慢性胆囊炎急性发作、急性胆囊炎，往往湿热壅滞。肝胆失于疏泄，治宜清化湿热、疏肝利胆，苦寒药物在所必投。然此病易反复发作，且病程较长，同时有些身形肥胖之人，膏粱厚味日久，正气已伤，常有内湿痰浊，若屡投苦寒攻伐，必损中阳，易形成虚实兼夹、错综复杂的证型，治需攻补兼施，虚实两顾。苦寒攻邪药物宜中病即止，不可矫枉过正；扶正亦不可蛮补，以防滋补满中、助湿生热、木郁更甚，于治愈此病无益。

本病纯虚证甚为少见，多兼有郁滞之证。因此治疗时多需兼用疏肝利胆的药物，如柴胡、枳壳、郁金、佛手、木香之类，常需贯穿治疗的全过程，特别是肝肾阴虚者宜在滋养肝肾时佐用上述药物 2～3 味，概阴柔之品更易恋邪助湿，加重肝胆郁滞，欲速则不达，不利于患者身体的康复，正如《医学源流论·攻补寒热同用论》云："虚证宜补，实证宜泻，尽人而知之者。然或人虚而证实……或人实而证虚……若纯用补，则邪气益同；纯用攻，则正气随脱。此病未愈，彼病益深。古方所以有攻补同用之法。"

在以通为治的治则下，中医辨病辨证治疗急性胆囊炎取得良好疗效，但需要指出的是，对于热毒型胆囊炎，单纯应用中药治疗时必须慎重，特别是年老体弱者，或高热、黄疸严重、腹部剧痛、不能进食或伴有休克者，应辅以必要的西药抗感染及支持疗法，或把握时机行外科手术治疗。

临床上引起急性胆囊炎和胆道感染的因素较多，但最主要的原因有胆结石、胆道蛔虫等，要预防胆囊炎和胆道感染的发作，首先要预防结石的形成，饮食宜清淡，少进食含胆固醇高的食物，如动物内脏等，饮食有规律，定时进食，忌暴饮暴食，注意饮食卫生，不吃不洁食物，防治肠道感染及驱除肠道寄生虫，以减少致病因素，中年妇女尤要适当锻炼身体，控制体重，防止过于肥胖，以减少胆石的形成；其次是已有结石者需治疗结石[47]。

三、黄疸

黄疸多由于胆红素代谢障碍而引起。正常人血清胆红素的浓度为 1.7～17.1mmol/L。当总胆红素升高至 34.2mmol/L 以上时，临床上即可出现黄疸。现代医学治疗黄疸，主要从病因出发，区分溶血性黄疸、肝细胞性黄疸、胆汁瘀积性黄疸，分别给予对因对症治疗。中医黄疸指由于感受湿热疫毒等外邪，导致湿浊阻滞，脾胃肝胆功能失调，胆液不循常道，随血泛溢引起的以目黄、身黄、尿黄为主要临床表现的一种肝胆病证。

黄疸的病因主要有外感时邪，饮食所伤，脾胃虚弱及肝胆结石、积块瘀阻等，其发病往往是内外因相因为患。黄疸的发病，从病邪来说，主要是湿浊之邪，故《金匮要略·黄疸病脉证并治》有"黄家所得，从湿得之"的论断；从脏腑病位来看，不外乎脾胃、肝胆，而且多是由脾胃累及肝胆。

余绍源教授认为黄疸与湿邪有关。脾为湿土，喜燥恶湿，素体脾虚或饮食失调致脾失运化，湿浊内生，阻滞中焦；湿性黏滞，阻遏气机，气郁则湿郁，影响肝胆疏泄功能，胆液不循常道，渗入血脉，溢于肌肤而致黄疸，故内湿致黄发病缓慢，病程较长，外湿内侵，首先困脾，引动内湿，若湿邪量多力强则发病迅速，病程较短，湿蕴日久生毒则黄疸凶险。湿邪作为黄疸启动与主导因素始终影响着病情转归，故《金匮要略·黄疸病脉证并治》云："黄家所得，从湿得之。"

黄疸的基本病机是湿浊阻滞，脾胃肝胆功能失常，或结石、积块瘀阻胆道，致胆液不循常道，随血泛溢而成。病理属性与脾胃阳气盛衰有关，中阳偏盛，湿从热化，则致湿热为患，发为阳黄；素体脾胃阳虚，则湿邪从寒化而生寒湿，留恋太阴，水湿不运则成寒湿蕴遏之势，寒湿阻遏肝胆，胆失疏泄，胆汁外溢，则致寒湿为患，发为阴黄。至于急黄则为湿热夹时邪疫毒所致。阳黄和阴黄之间在一定条件下可以相互转化。辨证要点主要是辨阳黄与阴黄、阳黄湿热的偏重及急黄。治疗大法为祛湿利小便，健脾疏肝利胆。

临床上常见的黄疸辨证分型为阳黄的湿热兼表、热重于湿、湿重于热、胆腑郁热，阴黄的寒湿证、脾虚证，以及急黄的疫毒发黄。根据本病湿浊阻滞，脾胃肝胆功能失调，胆液不循常道，随血外溢的病机，"湿"贯穿始终，其治疗大法为祛湿利小便，其总的治则有利胆退黄、通利腑气、清热解毒、活血化瘀、疏肝理气、养血柔肝、健脾和胃等。

《金匮要略·黄疸病脉证并治》有"诸病黄家，但利其小便"之训，并应依湿从热化、寒化的不同，分别采取清热化湿，佐以解表；清热利湿，佐以通腑；除湿化浊，泄热除黄；泄热化湿，利胆退黄；清热解毒，凉血开窍；温中化湿，健脾和胃；补养气血，健脾退黄的治法，并随证化裁。

黄疸初期以实证为主，治疗重在攻逐体内湿气，据其邪气特性，确保二便的通利，小便利则湿有去处，大便畅毒无所留。黄疸湿热困阻中焦，多致小便不利。常用茵陈、栀子、茯苓、泽泻等利湿药，使小便通利，热随小便而出；其中茵陈清热利湿退黄，是治疗湿热黄疸的要药，若有大便不通者，可加大黄等通腑泻下；若小便不利较甚者，常配伍青皮、陈皮、枳实等理气之品，达到气行则水行的目的，腹部胀满，可加郁金、川楝子、青皮疏肝理气；恶心呕吐，加橘皮、竹茹以降逆止呕；恶热甚，苔黄厚者，加黄柏、黄芩以助清热燥湿之力。常用的方剂如茵陈蒿汤、茵陈五苓散和茯苓渗湿汤。

当湿热久羁蕴毒或兼夹恶气疫毒外感时，均需加用解毒药物。因为湿热毒邪瘀结，则湿热益盛。湿热益盛，则毒邪亦炽，热助毒邪，毒助热威，若不加解毒药物，则湿热难以化散，黄疸自然不易消退。常用方法和药物有化湿解毒之薄荷、野菊花、藿香、佩兰、黄芩、黄连。凉血解毒之金银花、蒲公英、板蓝根、土茯苓、紫花地丁。通下解毒之大黄、黄柏、败酱草、白头翁、秦皮。利湿解毒之金钱草、车前子（草）、木通、萹蓄、瞿麦。

湿热可生痰，当脾胃虚弱不能运化水湿之时，湿困中州蕴久而成痰。湿热痰瘀凝滞者，黄疸胶固难化，故化痰多与行气、活血、化瘀诸法配合使用。常用药物有杏仁、陈皮、莱菔子、瓜蒌等。另外，山楂消食化痰，草决明清肝热化痰，半夏燥湿化痰，炒白术健脾化痰，麦冬、川贝母清热养阴化痰，海浮石清热化痰，郁金活血化痰，均为临证常用药物。

湿为阴邪，阻遏气机，损伤脾胃肾阳气；或者阳黄过用寒凉之药，脾阳受伤，湿从寒化，转为阴黄。残黄则为黄疸日久，正气亏损，气血衰败，湿浊中阻，气滞难行，脉络不通，瘀血内停，发为黄疸。常用熟附子、干姜或炮姜、肉桂等药温化寒湿；脾胃虚弱者，常配伍人参、白术、甘草、茯苓，健脾利湿；或配伍茵陈加强祛湿退黄作用。常用的方剂诸如茵陈四逆汤、加味姜附汤和茵陈术附汤。若腹胀苔厚者，加苍术、厚朴以燥湿消胀；若皮肤瘙痒者，加秦艽、地肤子以祛风止痒。

各证均可适当配伍化瘀之品，同时要注意清热应护阳，不可过用苦寒；温阳应护阴，不可过用辛燥；黄疸消退之后，有时并不意味着病已痊愈，仍需善后治疗，做到除邪务尽。对于"阳黄"属于湿热内蕴的患者，在用药后可能出现疲倦乏力、舌质偏淡之症，或本身脾虚而感受湿热之邪者，在治疗的后期有以上脾虚的表现，此时不应使用补益脾气之药物，正所谓"炉烟虽熄，灰中有火"，切勿妄投补益之品，以生变证。

黄疸形成不仅与湿热有关，且与瘀滞有关。若湿与热相合，如油如面，胶固难解，湿得热益深，而热得湿愈炽，湿热夹毒，熏蒸肝胆，侵入血分致血脉瘀阻，血液运行失于常道，胆汁横溢犯于肌肤，而发黄疸。另外，本病多肝脾不调为本，肝藏血，主疏泄，脾主血，主运化，若肝脾失调，疏泄失常，气机郁痹，运化失职，湿热内蕴，致肝胆郁热熏灼，则津液被耗，津亏不足以载血而致血行不畅，脉络阻滞，胆汁失去疏泄，外溢肌肤发生黄疸。故治黄可兼顾从血分入手，亦即在清热祛湿或温化寒湿的基础上，加用活血的药物，可加速黄疸的消退，活血即可祛瘀，祛瘀即可生新，所谓治黄必治血，血行黄易却。常用凉血活血、养血活血和温通血脉三法。常用药有生地黄、丹皮、赤芍、白茅根、丹参、白芍、当归、益母草、泽兰、郁金等。

第五节　胰腺疾病的治疗

胰腺疾病的主要临床表现有上腹部疼痛（可向腰背部放射）和胰腺分泌障碍引起的小肠吸收不良和代谢紊乱，常见疾病有急性胰腺炎和慢性胰腺炎。

一、急性胰腺炎

急性胰腺炎是指多种病因引起的胰酶激活，继以胰腺局部炎症反应为主要特征的疾病。临床表现以发作性上腹部疼痛、恶心、呕吐、发热，以及血、尿淀粉酶升高为特征。在中医中应属于"胃心痛"、"腹痛"、"结胸"、"胰瘅"的范畴。

《灵枢·厥病》指出"腹胀胸满，心尤痛甚，胃心痛也……痛如以锥刺其心，心痛甚者，脾心痛也"。这里面的症状描述与胰腺炎的临床表现比较符合。本病的发生直接与脾胃相关，其病变部位主要在腹部，病机是饮食不节，暴饮暴食，损伤脾胃，积滞于中，生痰生湿，郁而化热，湿热内蕴，邪热与湿食互结，导致腑气不通，故见腹痛；湿热熏蒸肝胆，可致黄疸而身目俱黄；情志不舒，恼怒伤肝，肝气失疏，或肝气横逆犯胃克脾，气机郁滞，可见腹痛；脾胃升降失职，浊阴不降，湿浊内生，中阳不振，故恶心呕吐；而肝郁化火，食积化热，手术外伤致瘀血壅遏等均可发热，病邪传里亦可出现表里俱热证候。

《丹溪心法·腹痛》中对腹痛也有详细的记载，腹痛有寒，有积热，有食积，有痰，有死血。脉弦者多属食，宜温散之，盖食得寒则滞，得热则行，更宜以行气或利药助之，无不愈者……脉滑者是痰，痰因气滞而聚，阻碍道路，气不得宣通而痛，宜导痰解郁……凡痛必用温散，以其郁结不行，阻气不运故也。在治法方面，《丹溪心法·腹痛》载，凡腹痛多是血脉凝涩不行，必用酒炒白芍，恶寒而痛加桂，恶热而痛加黄柏。如腹痛欲以物拄按者属虚，用人参、白术、干姜、官桂之类。如腹痛手不可按者属实，宜用建中汤加大黄，或调胃承气汤加桂枝类下之而愈。如因饮食过伤而作痛者，必问因伤何物。如伤生冷硬物而作痛者，东垣木香见丸、三棱消积丸之类。如伤热物而作痛者，枳实导滞丸、三黄积术丸之类。看强弱缓急，用而下之。如气虚之人，因饮食过伤而腹痛者，宜补泻兼施，用二陈汤加川芎、白术、神曲、麦芽、人参、苍术之类，或送下前堆积等丸子以下之。如腹中常觉有热而暴痛暴止者，此为积热，宜调胃承气汤之类下之。如因跌仆损伤而作痛者，此瘀血证，宜桃仁承气汤、抵当汤之类，逐去其血即愈。

梁老认为，本病要分清病期、病因及虚实。早期多为气滞，正盛邪轻；中期湿、热、瘀兼夹，正盛邪实；晚期瘀热或痰热之邪内陷，又耗阴伤阳，正虚邪实，证多虚实夹杂。少数可见脾虚寒凝证。本病一般以里、实、热证多见，虚、寒证少见。病机演变主要以湿、热、瘀、毒蕴结中焦所致的脾胃升降、肠之传化、肝之疏泄失常为中心。治疗总以理气通滞、清里攻下为主，兼以调理脏腑功能为原则。气郁者理气通滞，湿热者清热燥湿，实热者清里攻下，瘀热者清热活血。对于虚实夹杂证，当根据虚实偏重，扶正祛邪，标本兼顾。梁老敢于用峻药，行气降气，因势利导，釜底抽薪，使气畅腑通，邪有出路。常用方为承气汤类、大柴胡汤及清胰汤，合并黄疸者加茵陈蒿汤。

余绍源教授认为胰腺炎患者提倡注重中医早期干预，首辨缓急，通下为先。"六腑以通为用"、"实者攻之"是治疗大法，气滞、血蓄、痰阻、热结、湿蕴、食积，都能导致腑闭，及时通下，通腑泻热，行气导滞是主法，可起到便通痛解的作用。其次通下适度，注重顾护阴液，以免攻下活血过度导致阴津不足，再生变证。应尽早运用中药配合治疗，除对无须胃肠减压的患者实行"禁食不禁中药"的原则外，对必须进行胃肠减压的患者，可以定时从胃管鼻饲中药，将胃肠减压与鼻饲中药结合起来。必要时加用中药灌肠、外敷或针灸治疗。使用通里攻下法可通达肠胃，清除积滞，荡涤里实，使脏腑畅通，邪有出路。临床上常用大承气汤、小承气汤、大柴胡汤、小柴胡汤等加减化裁。

黄穗平教授认为本病早期以气滞为主，治以疏肝理气，以柴胡疏肝散为底方加减，如有大便不通者重用大黄通里攻下；腹胀满者加大腹皮以行气消胀；呕吐者加姜竹茹、代赭石以降逆止呕；食积者加莱菔子、焦山楂、神曲以化食消积。黄疸重者加茵陈，热重者加金银花、黄芩、栀子。中期患者多表现为实证、热证，治宜清肝利胆，通腑泻下，方用茵陈蒿汤合龙胆泻肝汤，腹痛重者加郁金、丹参、白芍以行气活血止痛；黄疸深者，加田基黄、金钱草、海金沙以清热退黄；食积者加焦三仙、莱菔子消食导滞；便秘重者加芒硝泄热通腑；热重者加蒲公英、败酱草、金银花清热解毒。若热证进一步向里与燥屎相结，出现痞满燥实坚征象，则应以清热通腑、行气开结为法，治以大承气汤合大柴胡汤，若呕吐者加竹茹、代赭石降逆止呕；发热重者加蒲公英、紫花地丁、金银花、败酱草清热解毒；腹中有结块者加红藤、穿山甲或三棱、莪术祛瘀散结；口渴明显者加生地黄、玄参；腹胀明显者加莱菔子、大腹皮。如果为重症胰腺炎，出现脘腹疼痛如锥如割，呕吐剧烈，高热不退，大便秘结，舌质绛或紫，苔黄燥或灰黑，脉弦数而微涩此类腑热血瘀之证，宜即刻清热通腑，活血导滞，方用大陷胸汤合失笑散，若痛甚者加延胡索、乌药；水热互结，致腹水明显者另加大黄、芒硝、甘遂，病初即热甚者加蒲公英、金银花、连翘、生石膏。如果患者出现脐周剧痛，面色苍白，肢冷搐搦，脉沉细而弱，则为内闭外脱之象，治宜通腑逐瘀，回阳救逆，方用小承气汤合四逆汤，如有气促、汗多、尿少者加熟附子、干姜，去大黄、芒硝；病久热甚、气促者加大青叶、玄参、鱼腥草；伴黄疸者加茵陈、金钱草、龙胆草。如果患者出现面色苍白，神情淡漠或焦虑不安，冷汗淋漓，四肢逆冷搐搦，舌干红多裂纹，少苔或苔薄而燥，脉微细欲绝，则需要益气回阳，养阴固脱，方用参附龙牡汤合生脉散，伴黑便者加白及、茜草根、侧柏炭、大小蓟；神志淡漠甚者配用参附注射液或参麦注射液等静脉给药。

脾胃科治疗急性胰腺炎应重视外治法的使用，如选用广东省中医院院内制剂四黄水蜜热敷辅助治疗，可有效地缓解临床症状，有效减轻患者的痛苦，缩短病程，效果满意[51]。四黄散的主要成分是大黄、黄柏、黄芩、黄连；性状为黄棕色粉末、味苦；黄柏、黄连具有清热燥湿、凉血解毒之功能。现代研究表明[52]，上述药物还具有抗菌、消炎、缓解平滑肌痉挛、利胆、排石等功能，使用安全，可作用于炎症性腹痛的多个环节。

二、慢性胰腺炎

慢性胰腺炎是由于胆道疾病、长期酗酒致酒精中毒、高脂血症、营养不良等因素导致的胰腺实质损害和纤维化，常伴钙化、假性囊肿及胰岛细胞减少或萎缩。

本病病因多为饮食不节，暴饮暴食，或饮酒过量。中医的"脾主运化"，主要是"转输"、"散精"功能，即把饮入于胃的水谷精微，通过肺的气化作用散布全身。脾主运化，主四肢肌肉。脾主升清，胃主降浊，脾胃斡旋中焦气机。以上各种原因损伤脾胃，胃失和降，致恶心呕吐，胃脘疼痛；或情志郁结，肝失疏泄，横逆犯胃，气机郁滞，不通则痛，则两胁胀痛；肝胆不利，气滞血瘀，瘀血内阻，形成癥瘕积聚；《灵枢·五邪》云："邪在肝，则两胁中痛，恶血在内。"《素问·痹论》指出"饮食自倍，肠胃乃伤"。饮食所伤，脾失健运，痰湿中阻，湿热蕴结胃肠，上腹胀痛呕逆；湿热蕴蒸肝胆，而见黄疸，大便秘结；胆结石术后创伤、胆胰梗阻等亦可加重黄疸；久病不愈，反复发作，致气血亏虚，中阳不振，运化失司，大便稀薄，泄利不止，形成胰源性腹泻。实证为肝郁气滞，横逆犯胃，湿热郁结，气滞血瘀；虚证为脾胃虚弱，肝郁脾虚、肝肾亏虚。虚实夹杂，本虚标实。本病病位在脾，与心、肝、胆、肾、胃肠有关。

慢性胰腺炎病机多为饮食不节，暴饮暴食，或饮酒过量，损伤脾胃，胃失和降，致恶心呕吐，胃脘疼痛；或情志郁结，肝失疏泄，横逆犯胃，气机郁滞，不通则痛，则两胁胀痛；肝胆不利，气滞血瘀，瘀血内阻，形成癥瘕积聚。本病病机属虚实夹杂，即为本虚标实，本虚主要是脾虚，标实主要表现为气滞血瘀。脾虚为本，脾虚则中气失于健运，影响肝的疏泄功能，导致气机郁滞，气滞则血瘀，故脾虚致肝郁气滞，肝郁气滞日久会导致血瘀。其中，脾虚是形成气滞血瘀的主要原因，气滞血瘀将会导致脏腑功能紊乱，继而加速脾虚进程[53]。

慢性胰腺炎首辨虚、实。饮食积滞、脾胃湿热、肝郁气滞属实证；脾胃虚弱、肝郁脾虚、肝肾阴亏属虚证。根据中医"通则不痛"，胆、胃均属六腑，"六腑以通为用"的理论，中医治慢性胰腺炎的原则为疏肝理气，活血化瘀，通里攻下，行气消瘀，健脾益气等。

临床主要表现为消化不良症状，如不能食，食后脘腹胀，食油腻加重或有脂肪泻，脘腹怕冷等，属于脾虚症，或夹有气滞，或夹有血瘀，或夹有食积。但脾虚是根本。脾虚气滞者表现为腹胀，得食则胀，纳呆，大便稀溏，乏力，消瘦，舌淡脉缓，可用黄芪建中汤合枳术汤。患者多有脂肪泻，食油腻则加重，或伴有恶心厌油等，可合用小半夏汤。若兼见脘冷喜温，得凉则重，五更泄泻者，说明中阳不振、脾肾两虚，可合理中汤、四神丸。脾虚夹瘀者，多有脘腹刺痛，舌暗或有瘀斑，可用理中汤合失笑散。瘀重者合少腹逐瘀汤。脾虚夹食积者多腹胀满，恶闻食臭，大便不爽，舌苔厚腻，用枳术汤合保和丸加减。若兼两胁胀满，恶心厌油，舌苔黄腻者属于胆胃不和，可合用黄连温胆汤、小柴胡汤以和解。寒热错杂于中，嗳气腹胀，纳呆便溏，舌苔厚腻者，可用半夏泻心汤以调和脾胃。

　　本病病情反复，病史较长，病久多瘀，余绍源教授提出应重视活血化瘀。病程日久，脾胃气虚，推动无力，气机郁滞，湿邪内蕴，气机失畅则致气滞血瘀。血瘀致病症见上腹部持续疼痛，时有刺痛，痛有定处，拒按，夜间明显，或上腹部扪及囊状包块，舌暗有瘀点，脉弦细或涩。治当活血化瘀，行气止痛，方用膈下逐瘀汤加减，有包块者加三棱、莪术，瘀热者加丹皮。化瘀之品加入以上各法中，可收事半功倍之效。

　　本病反复发作，病程较长。疾病后期时久病则正气多亏，脾胃虚弱。脾失健运则水湿不化，脾虚虚弱、水湿内停是产生本病的基础。症见上腹隐隐作痛，大便稀溏，纳少，厌油腻，身倦，苔白腻或滑，脉濡或滑。常用陈夏六君子汤合平胃散治疗，具有健脾燥湿、行气除胀止泻之功。方中党参、白术、茯苓、甘草为四君子汤组成，重在健脾益气渗湿，为脾虚的基础方，陈皮、半夏配伍降逆和胃理气；半夏辛散温燥，入脾胃经，取其和胃降逆；陈皮性味辛温入脾胃经，善于理气。苍术运脾燥湿，厚朴除湿宽胀，甘草调和补中。综合本方具有健脾燥湿、行气除胀之功。

参 考 文 献

[1] 黄穗平. 梁乃津治疗食管贲门失弛缓症的经验[J]. 新中医，1996，2：12-13

[2] 张学斌. 余绍源教授常用药对拾撷[J]. 陕西中医，2007，28（6）：709-710

[3] 邝宇香. 余绍源教授从火热论治胃食管反流病经验[J]. 中医药导报，2018，24（3）：50-51

[4] 黄穗平. 梁乃津治疗食管贲门失弛缓症的经验[J]. 新中医，1996，2：12-13

[5] 黄穗平. 岭南中医药名家梁乃津[M]. 广州：广东科技出版社，2010：62-63

[6] 黄穗平. 岭南中医药名家梁乃津[M]. 广州：广东科技出版社，2010：37-42

[7] 黄穗平，罗振华. 名老中医梁乃津辨治慢性胃病经验拾萃[J]. 新中医，1993，25（5）：2-4

[8] 黄穗平. 梁乃津辨治萎缩性胃炎经验[J]. 新中医，1996，28：13-14

[9] 孔小云. 余绍源辨治慢性胃炎用药特点分析[J]. 上海中医药杂志，2008，42（8）：1-2

[10] 赵霞. 余绍源教授辨治慢性萎缩性胃炎经验[J]. 四川中医，2004，22（4）：1-2

[11] 连建伟. 中华当代名中医八十家经验方集萃[M]. 北京：知识产权出版社，2019：350

[12] 胡学军，李玉玲，钟子劭，等. 黄穗平治疗功能性胃肠病经验[J]. 广州中医药大学学报，2016，33（5）：749-751

[13] 黄穗平. 岭南中医药名家梁乃津[M]. 广州：广东科技出版社，2010：51-58

[14] 胡学军. 黄穗平教授治疗胃脘痛经验[J]. 实用中医内科杂志，2009，23（2）：9-10

[15] 黄穗平. 岭南中医药名家梁乃津[M]. 广州：广东科技出版社，2010：100-101

[16] 黄穗平，徐蕾. 梁乃津教授学术思想探讨[J].广州中医药大学学报，2008，25（6）：553-556

[17] 黄穗平. 梁乃津教授治疗溃疡病并出血经验[J]. 新中医，1996，8：10-11

[18] 罗云坚. 中医临床诊治·消化科专病[M]. 3 版. 北京：人民卫生出版社，2013：120-121

[19] 连建伟. 中华当代名中医八十家经验方集萃[M]. 北京：知识产权出版社，2019：346

[20] 郝志红. 中医综合疗法治疗顽固性呃逆[J]. 光明中医，2013，28（12）：2586-2587

[21] 林娟英. 吴茱萸穴位贴敷联合穴位按摩治疗化疗相关性呃逆的疗效观察[J]. 浙江中医药大学学报，2018，42（6）：502-504

[22] 黄穗平. 岭南中医药名家梁乃津[M]. 广州：广东科技出版社，2010：65-68

[23] 李叶. 罗云坚教授治疗溃疡性结肠炎经验[J]. 湖南中医药大学学报，2013，33（9）：64-66

[24] 周逊，庞敏. 肠涤清合云南白药中药保留灌肠治疗溃疡性结肠炎 52 例疗效观察[J]. 内蒙古中医药，2016，7：81-82

[25] 李叶，罗云坚. 肠涤清配合锡类散灌肠治疗溃疡性结肠炎 31 例临床体会[J]. 中国中医急症，2009，18（7）：1160-1161

[26] 延卫东. 余绍源教授治疗溃疡性结肠炎经验[J]. 河南中医，2006，26：17

[27] 陈江. 溃疡性结肠炎中医病机演变及证治探讨[J]. 新中医，2005，37（4）：11-12

[28] 陈实功. 外科正宗[M]. 胡晓峰整理. 北京：人民卫生出版社，2007

[29] 欧阳博文. 从"疮全赖脾土"理论探讨克罗恩病的中医治疗[J]. 广州中医药大学学报，2017，30（4）：583-585

[30] 黄绍刚. 肝脾失调在 IBS 内脏高敏感性发生中的作用及其机制[J]. 中国中医基础医学杂志，2008，14（7）：530-532

[31] 黄穗平. 梁乃津从肝论治肠易激综合征经验[J]. 新中医，1996：9-10

[32] 黄穗平. 岭南中医药名家梁乃津[M]. 广州：广东科技出版社，2010：70-72

[33] 邝宇香. 余绍源从风论治肠易激综合征探析[J]. 中国中医基础医学杂志，2016，22（2）：257-258

[34] 黄穗平. 岭南中医药名家梁乃津[M]. 广州：广东科技出版社，2010：101-103

[35] 李建华. 余绍源教授治疗慢性泄泻经验撷英[J]. 广州中医药大学学报，2013，30（4）：591-595

[36] 刘敏. 余绍源教授治疗慢性腹泻的临床经验[J]. 广州中医药大学学报，2009，26（3）：308-314

[37] 胡学军. 黄穗平治疗功能性胃肠病经验[J]. 广州中医药大学学报，2016，33（5）：749-751

[38] 胡学军. 黄穗平教授治疗胃脘痛经验[J]. 实用中医内科杂志，2009，23（2）：9

[39] 刘颖. 针刺治疗脾虚肝郁型功能性腹胀的临床疗效观察[D]. 北京：北京中医药大学，2016

[40] 朱奇，孙涛，夏菁，等. 长时间远洋航海人员功能性腹胀的流行病学调查与干预措施[J]. 中国医药导报，2016，13（27）：71-74

[41] 黄穗平. 梁乃津教授治疗老年病经验[J]. 新中医，1995（5）：1-3

[42] 余绍源. 从《伤寒论》烦躁症谈火证的转归和预后[J]. 广州中医学院学报，1987，4（1）：19

[43] 周湘云. 余绍源从火证论治便秘经验[J]. 广州中医药大学学报，2018，35（3）：529-531

[44] 张介宾. 景岳全书[M]. 孙玉信，朱平生主校. 上海：第二军医大学出版社，2006：715-717

[45] 胡学军. 黄穗平治疗便秘经验[J]. 中国中医基础医学杂志，2018，24（2）：269-271

[46] 方芳. 陈延治疗功能性便秘经验[J]. 中医杂志，2007，48（9）：790

[47] 罗云坚. 中医临床诊治·消化科专病[M]. 3 版. 北京：人民卫生出版社，2013：488

[48] 国家技术监督局. 中华人民共和国国家标准—中医临床诊疗术语·疾病部分[M]. 北京：中国标准出版社，1997：14

[49] 张声生. 胆囊炎中医诊疗专家共识意见（2017）[J]. 中国中西医结合消化杂志，2017，4：241-246

[50] 罗云坚. 中医临床诊治·消化科专病[M]. 3 版. 北京：人民卫生出版社，2013：475

[51] 杨丽明. 四黄水蜜热敷辅助治疗急性胰腺炎的效果观察[J]. 中国实用医药，2011，6（32）：146-147

[52] 张国雄，陈延，刘旭生.四黄水蜜外敷治急性腹痛 50 例[J]. 中国中医急症，2001，10（4）：19

[53] 陈瑜. 慢性胰腺炎的辨证分型及中医药治疗进展[J]. 中国医药指南，2012，10（30）：434-435

下篇　消化科疾病补土理论应用案例

第四章 补土理论治疗食管疾病案例

第一节 胃食管反流病

胃食管反流病是指胃内容物（包括十二指肠液）反流入食管产生症状及并发症的一类疾病。胃食管反流病是消化系统常见的疾病，临床主要表现为烧心、反酸、嗳气、胸骨后不适或疼痛，或伴有吞咽困难，咽喉梗阻感，甚至出现哮喘、咳嗽等。目前胃食管反流病尚无直接对应的中医病名，根据其临床表现，在古代文献"吞酸"、"嘈杂"、"反胃"、"胸痹"、"呃逆"、"梅核气"、"噎膈"、"胃脘痛"、"痞满"等范畴中可找到相关内容的描述。

现代医家将本病病因病机归结于饮食失调、寒温失宜、情志内伤及劳累过度等因素致胃气不和、酸水上泛；指出其病位在肝、胃，病性有虚、实、寒、热之分，治宜泻肝清火或温养脾胃。

案例一 疏肝和胃、清热祛湿法治疗烧心案

患者，男，67岁，2016年9月30日初诊。

主诉 反复胃脘部灼热感1年余。

现病史 胃脘部灼热感1年余，胸骨后疼痛，反酸，嗳气，口干，胃纳一般，大便时偏干，舌偏红，苔黄腻，脉弦滑。曾于外院就诊，予抑酸药物治疗症状可减轻，仍反复发作。2016年7月13日行胃镜检查：①慢性浅表性胃炎伴胆汁反流；②胃多发息肉（已钳除）。

中医诊断 嘈杂。

中医证型 肝胃不和，湿热内蕴。

西医诊断 胃食管反流病；慢性胃炎；胃息肉。

治法 疏肝和胃降气，清热祛湿。

中药处方 川楝子10g，吴茱萸1g，法半夏10g，黄连10g，竹茹10g，蒲公英30g，紫苏梗15g，枳壳10g，延胡索15g，浙贝母10g，海螵蛸15g。

水煎服，日一剂，共七剂。同时予院内中成药制剂胃炎清片口服。

2016年10月15日二诊。

刻下症 胃脘部灼热感好转，嗳气反酸基本缓解，胃纳改善，仍有胸骨后疼

痛不适感，口干，大便干，舌偏红，苔黄腻。

中药处方 吴茱萸1g，黄连10g，竹茹10g，蒲公英30g，紫苏梗15g，延胡索15g，浙贝母10g，海螵蛸15g，厚朴15g，芦根15g，黄芩15g。

水煎服，日一剂，共十四剂。同时予埃索美拉唑镁肠溶片口服。

2016年11月1日三诊。

刻下症 烧心症状基本缓解，胸骨后疼痛明显改善，嗳气反酸缓解，口干减轻，大便干较前改善。舌偏红，苔微黄腻。

中药处方 川楝子10g，吴茱萸1g，法半夏10g，黄连10g，竹茹10g，蒲公英30g，延胡索15g，浙贝母10g，海螵蛸15g，厚朴15g。

水煎服，日一剂，共十四剂。同时予埃索美拉唑镁肠溶片口服。

服药完毕后诸症缓解。停药1个月后电话随访诸症未复发。

按语

本病以胃脘部灼热感为主症，胃镜未见食管黏膜病变，予抑酸药物治疗后症状改善，西医诊断为非糜烂性胃食管反流病，诊断虽明确，然而仅靠制酸药物治疗，患者症状仍反复，故予中医药治疗。

余教授认为，肝胃不和，肝胃郁结湿热，则胃脘灼热；肝气犯胃，胃气上逆，故而嗳气、反酸；气逆于上，失于通降，故而胸骨后疼痛，大便难解，结合舌脉之象，故辨证为肝胃不和，湿热内蕴。余教授擅以左金丸为主方加减清泻肝火，降逆和胃。方中重用黄连为君，既能清泻肝火，又可清泻胃热，然气郁化火之证，纯用大苦大寒之黄连既恐郁结不开，又虑折伤中阳，故又少佐辛热之吴茱萸疏肝理气解郁，佐制黄连之寒，和胃下气降逆，引领黄连入肝，两药合用，辛开苦降，一清一温，肝胃同治，泻火而不至凉遏，降逆而不碍火郁。湿热胶着，易伤阴津，故选择甘凉之芦根、竹茹、蒲公英清湿热而顾护津液。再以法半夏、川楝子、紫苏梗、枳壳、延胡索调和肝胃之气血，共奏疏肝理气、和胃降逆之功。

案例二 清热祛湿法治疗嘈杂病案

蔡某，男，40岁，2004年6月1日初诊。

主诉 烧心感半年。

现病史 患者平素饮食不节，嗜好饮酒及吃高蛋白、高脂肪的食物，半年前开始出现烧心感，曾在其他医院诊治，给予奥美拉唑、铝碳酸镁、莫沙必利等治疗，但症状时有反复。就诊时有烧心感，无嗳气及反酸，纳眠可，小便微黄，大便正常，舌暗红，苔黄腻，脉弦滑。查体：心肺检查未见异常，腹部平软，无压痛及反跳痛，肝脾无肿大，肠鸣音正常。胃镜示慢性浅表性胃窦炎，食管未见异常；24小时酸测定阳性。

中医诊断 嘈杂。

中医证型 胃中积热。

西医诊断　胃食管反流病。

治法　清泄胃热。

中药处方　海螵蛸 15g，浙贝母 15g，黄连 10g，黄芩 15g，蒲公英 30g，竹茹 15g，苏梗 15g，厚朴 15g，郁金 15g，枳壳 10g。

水煎服，日一剂，共七剂。同时，嘱患者戒酒，进食不宜过多过快，注意饮食节制。

2004 年 6 月 8 日二诊。

用药后症状好转，烧心感减轻，继以本方为底方加减治疗。

患者连续服药 1 年症状消失，未再反复。

按语

患者由于饮食不节，嗜酒、喜食膏粱厚味，致使胃中积热，烧心感反复发作。本病例辨证难度不大，之所以反复不愈，关键与患者饮食不节制相关，且前期未能接受中医药治疗。故而余老在诊治之初叮嘱患者一定要戒酒，节制饮食，此为治疗的关键，再坚持以中药辨证施治，疗效自然显著。余老以乌贝散收敛胃酸，以黄连、黄芩、蒲公英、竹茹折胃中积热，佐以苏梗、厚朴降胃气，郁金、枳壳调其气，使酸去、热消、气降，从而很好地控制了烧心的症状，这是治疗的关键之二。治疗胃中积热之症注重清热为要，降气为先。对于热象明显、口苦咽干、舌红、苔黄腻者，可直接用清热之法。辨证加减上，若因饮食不节所致者可多加谷芽、麦芽、神曲等以消食导滞；若因肝郁所致者则多加郁金、佛手、枳壳、木香、香附之类以疏肝理气；反酸明显者加左金丸；疼痛明显者则加金铃子散；对于虚实夹杂者，只要虚寒之象不明显，主张先清热、后补虚，不必拘泥于热象不明显就急于进补，以免火上浇油，所以先去其火势才是正途。在症状改善后，坚持连续的治疗是病情得以痊愈的又一关键。

案例三　疏肝和胃、健脾理气法治疗吐酸病案

莫某，男，66 岁，2015 年 11 月 22 日初诊。

主诉　反复反酸 1 年余。

现病史　患者反复反酸 1 年余，进食稀粥明显，嗳气，时有烧心，无明显胃痛，咽喉有痰，白色，大便 1 日一次，欠通畅，不尽感，偏烂，无血，胃纳一般，睡眠尚可。舌淡红，苔白腻，脉弱。辅助检查：2009 年钡餐示慢性胃炎。

中医诊断　吞酸。

中医证型　肝胃不和。

西医诊断　胃食管反流病。

治法　疏肝和胃。

中药处方　柴胡 10g，黄芩 15g，法半夏 15g，党参 15g，甘草 5g，郁金 15g，延胡索 15g，厚朴 15g，枳实 15g，薏苡仁 20g，茯苓 15g。

水煎服，日一剂，共七剂。

2015年12月9日二诊。

刻下症 嗳气、烧心好转，大便烂，痰多，无明显胃痛，胃纳一般，睡眠尚可。舌淡红，苔白腻，脉弱。

中药处方 法半夏15g，党参15g，甘草5g，延胡索15g，薏苡仁20g，厚朴15g，枳实15g，茯苓15g，白术15g，陈皮10g，莱菔子15g。

水煎服，日一剂，共七剂。

2015年12月30日三诊。

刻下症 嗳气烧心好转，大便通畅，痰多，咽干，无咳嗽，胃纳一般，睡眠尚可。舌淡红，苔白腻，脉弱。

中药处方 法半夏15g，党参15g，甘草5g，厚朴15g，枳实15g，茯苓15g，白术15g，陈皮10g，莱菔子15g。

水煎服，日一剂，共七剂。

患者经治疗后持续好转，续观。

按语

本证患者因长期胃内容物反流进入食管、咽喉，自觉酸水上泛之吞酸就诊，中医治疗之关键在于辨别寒热虚实，审证求因，患者以反酸为主症，《素问·至真要大论》曰："少阳之热，热客于胃，烦心心痛，目赤欲呕，呕酸善饥，"指出反酸病因为少阳邪热客于肠胃，且患者兼见烧心嗳气、大便欠通畅等症，这是因为胃为阳土，易为热化，郁热上冲则烧心嗳气，郁热伤阴，阴液亏虚，水枯舟停则大便不通，皆是郁热于内之象。但咽中有白痰，大便偏烂，舌苔白腻均为脾气亏虚，失于健运，水湿内停之证。纵观各证，看似虚实寒热错综复杂，然究其根本，脉弱见虚为肇始之端，总的病因病机为脾胃亏虚，痰湿内阻，饮食积滞，郁而化热；土虚木乘，肝木偏旺，曲直作酸，凝敛不通故见反酸。中焦郁热与中土亏虚相合，以郁热为急，以脾虚为本，辨证施治方面，急则治其标，兼以固本，即以清解郁热，兼以和胃为法。《医林绳墨》云："似饥不饥，似痛不痛，有若热辣不宁之状，或兼痞满恶心，渐至胃脘作痛，治宜开郁行气，清痰降火。"故首剂以小柴胡汤为底和解少阳闭郁之热，和胃顺降上逆之气，诸药以和解少阳为主，兼和脾胃，使邪气得解，枢机得利，胃气调和，则诸症自除。同时，肝主藏血，体阴而用阳，加之泛酸病程长，加延胡索、郁金活血行气以除内郁之瘀；脾为生痰之源，脾虚水湿不化，炼液成痰，故加茯苓、薏苡仁健脾祛湿以制生痰之源；患者大便不畅，排不尽感，加枳实行气导滞，消积除痞；厚朴燥湿健脾，下气消胀。二诊症见患者嗳气、烧心等症状好转，郁热之象减轻，所以二诊治疗关键在于扶正祛邪，缓缓图之，扶正即益气健脾，祛邪即化痰燥湿，方以陈夏六君子汤加减，六药合力，重在健补脾胃之气，培固中州，兼司运化之职，且渗利湿浊，共成益气健脾之功，守住后天之本，气机升降有常，气血各行其道，脏腑各司其职，这正体现了注重脾土，顾护脾胃的思想。

案例四　健脾理气法治疗胃食管反流病病案

陈某，女，54岁，2012年12月21日初诊。

主诉　反复胃脘部胀痛半年余。

现病史　反复胃脘部胀痛半年余，伴嗳气，烧心感，偶有反酸，口干，纳一般，近日大便烂，难解，眠差，服氟哌噻吨美利曲辛片助眠，舌淡暗，苔白微腻，脉弱。辅助检查：2012年12月10日我院胃镜诊断示胃食管反流病，慢性胃炎（伴胆汁反流）。

中医诊断　胃脘痛。

中医证型　脾胃虚弱。

西医诊断　胃食管反流病；慢性胃炎。

治法　理气健脾和胃。

中药处方　砂仁5g（后下），木香10g（后下），党参15g，白术15g，茯神15g，炙甘草5g，延胡索15g，法半夏15g，陈皮10g，厚朴15g，合欢皮15g，黄芪20g，枳实15g。

水煎服，日一剂，共七剂。

2013年1月4日二诊。

刻下症　胃胀痛、嗳气及烧心感缓解，反酸减轻，口干，纳一般，近日大便无便意，眠稍好转。舌淡暗，苔白微腻，脉弱。

中药处方　木香10g（后下），党参15g，白术15g，茯神15g，炙甘草5g，延胡索15g，法半夏15g，陈皮10g，厚朴15g，合欢皮15g，枳实15g，火麻仁30g。水煎服，日一剂，共七剂。

服用七剂后，患者症状改善明显，门诊继续此方服用七剂，1个月后随访患者偶胃胀嗳气，已无胃痛、反酸，二便可，嘱患者饮食规律。

按语

此患者为慢性起病过程，表现为脾胃虚弱征象。《脾胃论·天地阴阳生杀之理在升降浮沉之间论》有云："损伤脾胃，真气下溜，或下泄而久不能升，是有秋冬而无春夏，乃生长之用陷于双杀之气，而百病皆起，或久升而不降亦病焉。"脾胃为一身气机升降出入之枢纽，生理地位极为重要。正所谓：天地生杀之理，在乎升降浮沉之间。脾胃一病，不但可能出现元气损耗，更重要的是可能导致气机的紊乱，使病情复杂多变，增加治疗难度。因此，对于脾胃病的治疗，不但要重视补益元气，也要重视调节紊乱之气机。本患者由于脾胃虚弱，失去正常升清降浊及气机调节功能，因此发为胃脘胀闷、嗳气反酸之气逆及大便烂等清浊失调表现。《脾胃论·随时加减用药法》有云："如胸中满闷郁郁然，加橘红、青皮、木香。"又云："如胸中窒塞，或气闭闷乱者……宜破滞气，少加木香、槟榔。"说明对于气滞的调节，需要应用类于陈皮、木香、青皮等行气破气之品。而对于大便排便不畅则考虑为脾虚失运，腑气不降，大肠传导失调，则取承气方之意，用厚朴、枳实以加强通降六腑，通降大便功效；特别要提及的是延胡索、郁金二味药物，气为血之帅，气滞日久，恐殃及血行，延胡索、郁金二味既善行气，又可活血，从两个方面消除阻滞气机之因，用之疗效常较为显著。患者出现胃脘痛则是出现气滞血瘀不通之象，因此本案用延胡索以行气活血，达到气行血自行，血行痛自通之目的。《脾胃论·半夏白术天麻汤》曰"足太阴痰厥头痛，非半夏不能疗"，说明半夏对于脾经痰气上逆之证具有很好的治疗作用。所以，对于有诸如嗳气反酸、恶心呕吐等气机上逆表现的脾胃病，往往重用半夏以降逆化痰——气机降则逆症可除，痰湿化则脾气可运。二诊时患者大便欠通畅，因方中黄芪可益气升提止泻，砂仁有止泻作用，考虑患者脾虚不能运化津液，水湿积聚中焦，导致大肠失于津液濡润而便秘，去黄芪、砂仁，加火麻仁润肠通便。

案例五　清热祛湿法治疗吐酸病案

李某，男，38岁，2012年2月12日初诊。

主诉　反复嗳气反酸伴烧心10余年，加重1年余。

现病史　患者于10余年前开始出现反酸嗳气，伴烧心，无胸痛，与活动、饮食无关，平卧位症状加重，时有胃脘胀痛，无口干口苦，纳可，眠欠佳，大便一日2~3次。舌淡红，苔微黄腻，脉弦细。辅助检查：2011年12月11日广东省中医院胃镜示反流性食管炎（B级），待病理；出血糜烂性胃炎，待病理；十二指肠球炎。

中医诊断　吐酸。

中医证型　脾虚湿阻化热。

西医诊断　胃食管反流病。

治法　清热祛湿，理气制酸和胃。

中药处方　黄连10g，厚朴15g，石菖蒲10g，法半夏15g，栀子5g，芦根20g，蒲公英20g，吴茱萸2g，紫苏梗15g，炒枳壳10g，海螵蛸20g，浙贝母10g。

水煎服，日一剂，共三剂。

2012年2月15日二诊。

刻下症　反酸改善，胃纳可，舌淡红，苔微黄腻，脉弦细，舌底脉络迂曲。

中药处方　黄连10g，厚朴15g，石菖蒲10g，法半夏15g，芦根20g，蒲公英20g，吴茱萸2g，紫苏梗15g，炒枳壳10g，海螵蛸20g，浙贝母10g，丹参30g，三七片5g。

水煎服，日一剂，共三剂。

服药后患者无反酸发作，病情稳定。

按语

吐酸的病机主要为"肝气犯胃，胃失和降"，其中"胃失和降"为主要病机。《素问·至真要大论》中的"病机十九条"提到"诸呕吐酸，暴注下迫，皆属于热"；李杲认为，呕吐酸水者，甚则酸水浸其心，其次则吐出酸水，令上下牙酸涩不能相对，以大辛热剂疗之必减，古人对于吐酸病因的认识有寒有热，临床上要辨证分析。该患者出现反酸嗳气伴烧心的症状乃中医学所述之吐酸病，脾虚湿阻化热证，患者舌暗，舌底脉络曲张，苔微黄腻为实证、湿热证、血瘀证之表现，胃脘部胀，按之可缓解，脉细为虚证，辨证当为脾虚湿瘀化热，治疗上以急则治标为则，当"和胃"、"制酸"、"行气"、"清热"、"祛湿""化瘀"为法，以连朴饮合左金丸加减。方中芦根清热，利小便而导湿热；黄连清肝火，清胃热，燥湿；厚朴行气除满，化湿；枳壳破气消痞；半夏降逆和胃；栀子泻热；蒲公英清热；石菖蒲、紫苏梗化湿醒脾；在一堆寒药中，少佐吴茱萸，苦降胃逆，使泻热而不凉遏，苦寒而不伤胃；海螵蛸制酸止痛，浙贝母开宣肺气以通便。患者反酸嗳气烧心症状好转，胃脘部胀痛症状缓解，考虑到患者病程久，久病血瘀，结合患者舌暗，舌底脉络曲张来看，仍需结合患者个体情况，治以活血化瘀。患者久病，舌现瘀象，辨证当为脾虚湿瘀化热，故改予连朴饮合左金丸加减基础上加丹参、三七活血化瘀。本案提示医者，吐酸一病，病因有寒有热，同时患者个体情况不同，当谨守病机，探明病因，结合个体情况，辨证论治为正道。

第二节 治疗贲门失弛症案例

贲门失弛症又称贲门痉挛，是由于食管贲门部的神经肌肉功能障碍所致的食管功能性疾病。其主要特征是食管缺乏蠕动，食管下端括约肌高压和对吞咽动作的松弛反应减弱。临床表现为吞咽困难、胸骨后疼痛、食物反流及因食物反流误吸入气管所致咳嗽、肺部感染等症状。本病当属中医学"噎膈"、"呕吐"范畴。本病的主要病机是胃失和降，升降失调。根据胃失和降，胃气上逆的基本病机，其治疗原则为和胃降逆止呕。

案例一 化痰降逆法治疗噎膈病案

关某，男，53岁，2016年11月29日初诊。

主诉 吞咽不畅1年，加重2个月。

现病史 患者1年前无明显诱因出现吞咽不畅，伴嗳气，偶有反酸，少许胃脘部胀痛不适，无烧心感，无胸闷胸痛，无恶心呕吐，间断门诊治疗（具体不详）症状改善不明显，2016年7月在我院查胸部CT提示食管扩张积液，2个月前患者吞咽不畅症状较前加重，食用质地较硬的食物时症状明显，偶有食物反流，伴嗳气，偶有反酸，胃脘部胀痛，无烧心感，无呕心呕吐，无口干口苦，纳眠一般，二便调。舌淡红，苔薄白微腻，脉弦。辅助检查：2016年10月20日广东省中医院胃镜示十二指肠球部溃疡（A2）；食管液体潴留；食管运动障碍？Barrett食管；慢性非萎缩性胃窦炎。2016年11月1日广东省中医院食管钡餐提示食管改变，考虑贲门失弛症；慢性胃炎。

中医诊断　噎膈。

中医证型　痰气交阻。

西医诊断　贲门失弛症；慢性十二指肠球部溃疡（A2）；慢性胃炎；地中海贫血；强直性脊柱炎。

治法　化痰降逆。

中药处方　法半夏15g，厚朴15g，茯苓15g，炙甘草5g，木香10g（后下），砂仁5g（后下），紫苏梗10g，枳壳10g。

水煎服，日一剂，共七剂。

2016年12月5日二诊。

刻下症　贲门失弛症内镜下球囊扩张术后，无胃痛，无便血，无恶寒发热，吞咽不畅较前改善，少许口干，无口苦，纳眠一般，二便调。舌偏红，苔薄黄微腻，脉弦。

中药处方　法半夏15g，厚朴15g，陈皮10g，茯苓15g，炙甘草5g，木香10g（后下），砂仁5g（后下），紫苏梗10g，枳壳10g，竹茹15g，蒲公英30g。

水煎服，日一剂，共三剂。

2016年12月8日三诊。

刻下症　吞咽不畅较前改善，无口干口苦，纳眠一般，二便调。舌偏红，苔薄白微腻，脉弦。患者服药后症状明显改善，予以继续服药7剂。

中药处方　法半夏15g，厚朴15g，陈皮10g，茯苓15g，炙甘草5g，木香10g（后下），砂仁5g（后下），紫苏梗10g，枳壳10g，竹茹15g，蒲公英30g。

水煎服，日一剂，共七剂。

1周后电话随访，患者无明显吞咽困难，病情稳定。

按语

本病之发，多因食思伤脾，脾失健运，痰浊内生；或恼怒郁思伤肝，肝气横胃，气机郁滞。痰浊与气交结阻于脘管，脘管涩滞，可致胃气不通，难以顺降，产生胸脘疼痛，吞咽受阻，食入即吐之症。噎膈病位在食管与膈，均属上焦病变。《难经·三十一难》云：“上焦者，在心下膈，在胃上口，主内而不出。”上焦的功能专管食物的纳入而不管排出。如果上焦不畅，纳入功能受限，就会出现难以吞咽，甚至呕吐的表现。本病的病机为气滞痰阻。《素问·举痛论》曰：“百病生于气也。”气生百病，变化万千。概括起来不外乎“气不和”与“气不通”。气不足或气有余是气不和的表现；气滞、气逆是气不通的征象。广东地区的脾胃病变多与脾虚湿阻有关，调气、行气、祛湿是重要的治疗方法。

上焦病变主要表现为食物的纳入功能失司，噎膈的治疗主要以理气、化痰为法。患者以吞咽不畅为主要临床表现，中医学当属"噎膈"范畴。患者素体脾胃气虚，饮入于胃，而胃无阳以上输脾脏，运化失职，痰湿内生，上贮于肺，痰气交阻，发为本病。本病的主要病机是胃气上逆，升降失司。治以化痰降逆为法，中药汤剂以半夏厚朴汤加减为主。半夏厚朴汤首见于《金匮要略·妇人杂病脉证并治》，其云："妇人咽中，如有炙脔，半夏厚朴汤主之。"《医宗金鉴·订正仲景全书》更进一步阐释："咽中有痰涎，如同炙脔，咯之不出，咽之不下者……此病得于七情郁气，凝涎而生，故用半夏、厚朴、生姜，辛以散结，苦以降逆，茯苓佐半夏，以利饮行涎，紫苏芳香，以宣通郁气，俾气舒涎去，病自愈矣。"痰湿得化，中焦气机调畅，故而胃气得降，胸中得舒，食饮无碍。患者痰湿内蕴，阻滞气机，郁久化热，从而出现口干，舌偏红，苔薄黄微腻，加竹茹、蒲公英清泻胃热，竹茹味甘，性微寒，善清胃热，能降气逆，治胃热呕吐最宜。余绍源教授认为，蒲公英功能清热利湿，本药甘寒，用量可至15～30g而避免苦寒伤胃，为清解胃热之良药。

案例二 健脾益气法治疗噎膈病案

李某，女，25岁，2014年3月20日初诊。

主诉 吞咽不畅2年，加重1个月。

现病史 2012年开始出现吞咽不畅，进食后胸骨后有堵塞感，伴恶心欲呕，少许腹胀，嗳气，无恶寒发热，无胸闷心悸，无口干口苦，纳差，眠可，二便调。舌淡红，苔薄白，脉细。辅助检查：2013年10月25日广东省中医院胃镜示慢性浅表性胃炎伴平坦糜烂；霉菌性食管炎。食管分泌物涂片：发现真菌。2013年11月20日广东省中医院上消化道钡餐造影提示贲门失弛症，余上消化道钡餐未见异常。

中医诊断 噎膈。

中医证型 脾胃气虚。

西医诊断 贲门失弛症；慢性浅表性胃炎。

治法 益气健脾。

中药处方 党参15g，白术15g，黄芪20g，茯苓15g，木香10g（后下），砂仁10g（后下），陈皮10g，法半夏10g，炙甘草10g。

水煎服，日一剂，共三剂。

2014年3月23日二诊。

刻下症 无明显吞咽不畅感，无腹痛腹胀，无恶心呕吐，无嗳气反酸，无发热，纳眠尚可，二便调。舌淡红，苔薄白，脉弦细。

中药处方 党参15g，白术15g，黄芪20g，茯苓15g，木香10g（后下），砂仁 10g（后下），陈皮 10g，法半夏 10g，炙甘草 10g，紫苏梗（苏梗）10g。

水煎服，日一剂，共七剂。

患者服药后症状持续好转，无特殊不适。

按语

脾主运化，指脾具有将水谷转化为精微物质，并将精微物质转输至全身各脏腑组织的功能。脾的运化功能细分则包括运化水谷和运化水液两个方面。叶天士认为"纳食主胃，运化主脾，脾宜升为健，胃宜降为和"，高度概括了脾胃之生理功能特点。人体气机升降枢纽在于中焦脾胃，脾胃居属中焦，位于人体中央，与水谷精微的化生输布、体内糟粕的传化通降有着密切联系，是人体阴阳气机升降运动的枢纽。脾主升，胃主降，且脾阳之升清，有赖于胃阴之降浊；胃阴之降浊，又有赖于脾阳之升清。

《脾胃论·饮食伤脾论》云："《四十九难》曰：饮食劳倦则伤脾。"又云："饮食自倍，肠胃乃伤……胃既伤，则饮食不化，口不知味，四肢倦困，心腹痞满，兀兀欲吐而恶食……此胃伤脾亦伤明矣。大抵伤饮、伤食，其治不同……伤食者，有形之物也。轻则消化，或损其谷，此最为妙也，重则方可吐下。"

脾虚运化失常，滋生痰浊，痰气相搏阻于食管，阻滞气机，胃失和降，痰瘀内生，阻滞经络不通，从而出现吞咽不利、进食后有堵塞感，胃纳差为脾胃气虚无以运化水谷之征；嗳气为脾胃气虚、气机不畅之象；舌淡红，苔薄白，脉细为脾胃气虚之象。

薛己治一呕吐痰涎病云："呕吐痰涎，胃气虚寒也；发热作渴，胃不生津也；胸膈痞满，脾气虚弱也。须用参、芪、归、术之类，温补脾胃，生发阳气。"方中黄芪、党参、白术性甘温，补气健脾；茯苓性甘平，功能健脾祛湿，利湿而不伤气，并可治疗脾虚运化失健、水谷不化所致的湿邪内聚，三药合用，味甘而入脾土，行健脾之功共为君药；陈皮辛温，能行能降，具有理气运脾调中的功效，可疏肝理气、和中、化湿、行气；法半夏辛温，和胃降逆、消痞散结、止呕；木香辛散温通，调中宣滞，共同行使调理中焦气机之职；另以砂仁化湿行气、醒脾和胃，四味药共行辛温理气散结之功，共为臣药；炙甘草调和诸药为使药。诸药配伍既能健运脾胃，又可调理气机，虚可补，滞可行，共奏健脾益气、和胃降逆之效，调理中焦气机，使脾气得升、胃气得降。

案例三　寒热并用法治疗噎膈病案

陈某，男，71岁，2017年7月21日初诊。

主诉　反复吞咽不顺9年余。

现病史　患者2008年无明显诱因开始出现吞咽不顺，每餐进食时间延长，反酸嗳气，有烧心感，夜间明显，进食后偶有呕吐，呕吐物为不消化胃内容物，时有胃胀痛，与进食无关，时有胸痛胸闷，大便一日1行，量少，偏烂，偶有口干口苦，纳眠差，小便调。舌淡暗，苔黄腻，脉细滑。辅助检查：2008 年 1 月 7 日广东省中医院胃酸监测提示患者全天可见碱反流，不排除十二指肠胃反流症，建议定期复查；行食管测压提示患者食管上括约肌（UES）压力明显下降，体部推进性蠕动功能减弱，可见同步收缩，食管下括约肌（LES）静息压正常。考虑 UES 功能不全，食管体部收缩功能下降。2011 年 7 月广东省中医院上消化道钡餐提示食管下段改变，拟贲门失弛症，请结合临床；胃下垂合并慢性胃炎。胃镜：胃窦隆起糜烂性质待定，待病理；慢性浅表性胃炎；幽门螺杆菌（Hp）（+）；贲门失弛症？病理：（胃窦）胃黏膜慢性炎，伴部分区腺体中度异型增生（炎症程度：轻度；炎症活动度：轻度；萎缩：无；肠上皮化生：无；不典型增生：中度）；胃酸监测：患者全天可见碱反流，不排除十二指肠胃反流症。

中医诊断　噎膈。

中医证型　脾虚湿瘀化热。

西医诊断　贲门失弛症（腹腔镜下 Heller 术后）；直肠恶性肿瘤（内镜下切除术后，高级别绒毛状管状腺瘤，伴黏膜内癌变及小灶黏膜下层浸润性腺癌）；慢性胃炎。

治法　益气健脾，祛湿化瘀，兼以清热。

中药处方　法半夏 15g，黄芩 15g，黄连 10g，党参 15g，干姜 10g，甘草 5g，厚朴 15g，延胡索 15g，紫苏梗 15g，茯苓 15g，姜制砂仁 5g（后下），丹参 20g，郁金 15g。

水煎服，日一剂，共四剂。

2017 年 7 月 25 日二诊。

刻下症　患者吞咽不顺有所改善，反酸嗳气、烧心感好转，无呕吐，胃胀痛好转，胸痛胸闷好转，大便日 1 行，量少，质尚可，少许口干无口苦，纳好转，眠改善，小便调。舌淡暗，苔白腻，脉细滑。

中药处方　法半夏 10g，厚朴 15g，紫苏梗 15g，茯苓 15g，枳实 15g，沉香 10g（后下），槟榔 15g，党参 15g，乌药 10g。

水煎服，日一剂，共两剂。

2017 年 7 月 27 日三诊。

刻下症　患者吞咽不顺明显减轻，反酸嗳气、烧心感好转，大便日 1 行，量少，质尚可，少许口干无口苦，纳眠可，小便调。舌淡暗，苔白腻，脉细滑。

中药处方　法半夏 10g，厚朴 15g，紫苏梗 15g，茯苓 15g，枳实 15g，沉香 10g（后下），槟榔 15g，党参 15g，乌药 10g。

水煎服，日一剂，共七剂。

2 周后电话随访，患者服药后吞咽不顺症状明显改善，嘱其注意饮食，定期复诊。

按语

胃为阳腑，司受纳，以通为用，以降为顺，"其所以不降而上逆呕吐者，皆由于肝气冲逆，阻胃之降而然也"。患者素体脾虚，脾虚失运，水湿内停，湿阻气滞，气滞血瘀，湿瘀互结化热，交阻于贲门，故可见吞咽不顺；反酸嗳气，有烧心感，偶有呕吐，此为湿瘀互结于中焦，中焦气机升降失常，胃气上逆之象；胃胀痛为湿瘀阻滞气机，不通则痛之象；舌淡暗，苔黄腻，脉细滑皆为脾虚湿瘀化热之象。患者本为脾胃气虚，水湿内生，郁久化热，治以半夏泻心汤辛开苦降。半夏泻心汤以半夏为君，和胃降逆止呕，合干姜之辛温，温中散寒。黄连、黄芩苦寒泄降，清热和胃。辛能升脾，宣通气机，苦能降胃，清泻郁热，故两者合用，调和寒热以止噎，以恢复脾升胃降的功能，佐以党参、甘草甘温调补，补脾胃之虚以复其升降之职。全方寒温并用，辛开苦降，攻补兼施，阴阳并调，是为和解之剂。考虑患者病程较久，舌质偏暗，加郁金、延胡索、丹参活血化瘀。

半夏泻心汤在消化科疾病中运用较多，梁老善用半夏泻心汤，梁老认为有些慢性胃病并不单纯表现为纯虚、纯实，尤其是患病时间比较长的患者，虽然有热象，表现为口干、口臭、便结、苔黄等，但又可见舌淡或有齿印，脉象无力或弱等气虚之象，故针对此类患者可考虑给予半夏泻心汤，既清胃热，又注意补虚，可收到事半功倍之效。二诊时患者口干口苦改善，舌苔不黄，考虑患者热象已去，以脾虚湿滞为主要病机，故治疗上当以健脾祛湿、理气降逆为法，方选半夏厚朴汤合六磨汤加减。

第五章 补土理论治疗胃病案例

第一节 治疗慢性胃炎案例

慢性胃炎是指不同病因引起的胃黏膜的慢性炎症或萎缩性病变。内镜下将慢性胃炎分为慢性非萎缩性胃炎及慢性萎缩性胃炎两大基本类型。慢性胃炎缺乏特异性的临床表现，约半数患者有上腹部不适、饱胀、隐痛、烧灼痛，疼痛无明显节律性，一般进食后加重；亦常见食欲不振、嗳气、反酸、恶心等消化不良症状，部分患者无临床症状。本病属中医学的"痞满"、"胃脘痛"等范畴。

本病多因感受邪气、饮食、情志因素、脾胃虚弱等，导致胃气郁滞，胃失和降，不通则痛或肝脾胃功能失调，中焦气机不利，脾胃升降失职。本病病位在胃，与肝、脾两脏关系密切。病理性质有虚实两端，而演变各异。实证与虚证、寒证与热证、气滞与血瘀可相互影响、相互转化，日久不愈，变证丛生。病变初起以湿热阻滞、气郁不畅为主，久则脾胃气阴受损，或脾气虚弱或胃阴损伤，进一步发展可因气不行血，或阴不荣络致胃络血瘀，可见吐血、黑便，亦可产生积聚等变证。治疗总以调理脾胃升降、行气除痞消满为基本法则。根据其虚实分治，实则泻之，虚者补之，虚实夹杂者补消并用。扶正重在健脾益胃、补中益气或养阴益胃。祛邪则视具体证候，分别施以消食导滞、除湿化痰、理气解郁、清热祛湿等法。

案例一 健脾益气法治疗胃痞病案

梁某，女，61 岁，2015 年 7 月 3 日初诊。

主诉 反复胃脘部胀满 5 年。

现病史 胃胀，胸骨后少许隐痛，无规律，吞咽正常，胃纳一般，嗳气无反酸，无口干口苦，眠欠佳，难入睡，易醒，大便正常，夜尿 2 次。疲倦乏力，舌淡红，苔白微腻，脉弱。辅助检查：胃镜示慢性非萎缩性胃窦炎。

中医诊断 胃痞。

中医证型 脾胃气虚。

西医诊断 慢性胃炎。

治法 健脾益气，理气消痞。

中药处方　木香 10g（后下），党参 15g，白术 15g，茯神 15g，炙甘草 5g，法半夏 15g，陈皮 10g，合欢皮 20g，延胡索 15g，厚朴 15g，砂仁 10g（后下），柴胡 10g。

水煎服，日一剂，共七剂。

2015 年 7 月 10 日二诊。

刻下症　胃胀缓解，嗳气，口干无口苦，大便正常，夜尿 2 次。眠欠佳，难入睡，易醒，疲倦乏力，舌淡红，苔白微腻，脉弱。

中药处方　木香 10g（后下），党参 15g，白术 15g，茯神 15g，炙甘草 5g，法半夏 15g，陈皮 10g，合欢皮 20g，延胡索 15g，厚朴 15g，砂仁 5g（后下），首乌藤 20g。

水煎服，日一剂，共七剂。

2015 年 7 月 17 日三诊。

刻下症　胃胀缓解，嗳气减少，口干，大便正常，夜尿 2 次，眠欠佳，难入睡，易醒，疲倦乏力，舌淡红，苔白微腻，脉弱。

中药处方　党参 15g，白术 15g，茯神 15g，炙甘草 5g，法半夏 10g，陈皮 10g，合欢皮 20g，延胡索 15g，厚朴 15g，首乌藤 20g，黄芪 20g，山药 20g。

水煎服，日一剂，共七剂。

经治疗后患者胃胀症状消失，病情稳定。

按语

黄穗平教授认为由于岭南气候炎热潮湿，湿热之邪为六淫致病之首。脾喜燥恶湿，而湿邪最易伤脾。气候湿热，又多贪凉饮冷，喜饮凉茶，更容易损伤脾胃，使脾气受损，不能运化水湿，又多病迁延日久，失治误治，因此在岭南地区的脾胃病患者中，脾虚气弱、运化无力者最为常见，四季皆有。脾胃气虚，失于运化，气机郁滞，故出现胃脘部胀满。黄教授喜用香砂六君子汤加减治疗。初诊时加用厚朴行气消胀。厚朴，味苦，性辛温，能燥湿除胀，下气宽中，属于芳香化湿中药。本患者主症为胃胀，且舌苔白微腻，黄教授多在香砂六君子汤基础上加厚朴行气消胀。盖痞满之病以中焦气机阻滞为本，在辨证用药基础上辅用理气通导之剂，实属必要。对于虚痞的治疗，黄教授认为应遵"虚则补之"、"脾以升为健，胃以降为和"之法，但所谓的虚痞，多数都会兼杂实的因素，故虚中必有行。黄教授指出，治疗痞闷，关键在于恢复脾胃功能，即脾能升清能运化，胃能降浊能受纳，故临床上重视升脾益气法的运用，药用黄芪、党参、白术等健脾益气，如脾胃虚寒者可加干姜温中祛寒，同时，脾以运为健，健脾先运脾，运脾可调气，黄教授常用醒脾运脾法，选用砂仁、木香、枳壳、陈皮、法半夏等芳香辛散药。黄教授多会问患者饮食、大便，饮食不佳者多配伍消食导滞之品如鸡内金、谷芽、麦芽，大便不下者，多配伍厚朴、枳实、槟榔等降气通腑之品。

对于慢性胃炎患者，胃镜检查未见明显器质性病变，而患者胃胀症状明显，症状时有反复，常合并焦虑抑郁等情绪变化，睡眠较差，情绪与胃部症状相互作用，互为因果，因此，黄教授喜用合欢皮疏肝安神，通过改善心理睡眠情况，胃部症状也得到缓解。二诊时患者眠欠佳，难入睡，易醒，中药汤剂在上方基础上加夜交藤养心安神。对于慢性胃炎合并睡眠障碍的患者，黄老师喜用合欢皮、夜交藤、龙骨、牡蛎等药物。合欢皮性味甘平，能安神解郁，因慢性胃炎患者多合并焦虑抑郁的精神障碍，故可选用合欢皮疏肝安神。夜交藤味甘微苦，入心、脾二经，有养心安神之功效，尤其适合脾胃气虚、心脾两虚的患者，躁狂属实火者慎服。

案例二 疏肝健脾法治疗胃痞病案

鲍某，女，50岁，2015年2月13日初诊。

主诉 反复上腹部胀满3个月。

现病史 3个月前开始出现上腹部胀满，餐后明显，伴嗳气，无反酸，无烧心，无恶心呕吐，无黑便，无消瘦，精神稍疲倦，胃纳可，大便正常，舌偏红，苔薄黄，脉细弱。

中医诊断 胃痞。

中医证型 肝脾不调。

西医诊断 慢性胃炎。

治法 疏肝健脾，清热理气消痞。

中药处方 柴胡10g，黄芩10g，甘草10g，法半夏15g，茯苓15g，陈皮10g，白术10g，木香10g（后下），砂仁5g（后下），稻芽20g，麦芽20g，枳壳10g。

水煎服，日一剂，共七剂。

2015年2月20日二诊。

刻下症 患者上腹部胀满明显减轻，无嗳气反酸，舌偏红，苔薄黄，脉细弱。

中药处方 柴胡10g，黄芩10g，甘草10g，法半夏15g，茯苓15g，陈皮10g，白术10g，木香10g（后下），砂仁5g（后下），枳壳10g。

水煎服，日一剂，共七剂。

经治疗后患者上腹部胀满减轻，胃纳较前好转，嘱咐患者注意饮食调护，定期门诊随诊。

按语

《内经》指出"百病生于气也"，强调"疏其血气，令其调达，而致和平"。而柴胡汤为少阳枢机之剂，和解表里之总方。肝主疏泄，协助脾的运化功能；脾主运化，气机通畅，有助于肝气的疏泄。肝失疏泄，气机不利，木横侮土，以致脾失健运。方中既可兼顾脾胃虚弱的一面，又可兼顾肝气不适的一面，是"和"法的代表方。黄穗平教授善用《伤寒论》小柴胡汤，该方体现了升中有降，降中有升，升降相因的治疗思维。

《伤寒论·辨少阳病脉证并治》第 263 条: "少阳之为病, 口苦, 咽干, 目眩也。"《伤寒论·辨太阳病脉证并治中》第 96 条: "伤寒五六日, 中风, 往来寒热。胸胁苦满, 嘿嘿不欲饮食, 心烦喜呕……小柴胡汤主之。"第 101 条: "伤寒中风, 有柴胡证, 但见一证便是, 不必悉具。"为临床使用小柴胡汤提供了指导原则。"胃脘痛"、"胃痞"临证中证属肝郁脾虚者, 临证时尚需辨别肝郁、脾虚孰轻孰重之分, 如本案患者证属本虚标实, 首诊证见胃脘部胀满隐痛, 口干口苦, 舌红, 苔薄黄等肝木郁热之象明显, 治法上要以疏泄肝木为主, 佐以益气理脾, 故处方用药上主要以小柴胡汤为主导一清一疏。

对于柴胡的功能,《神农本草经》明确提出了其具有"主心腹肠胃中结气, 饮食积聚, 寒热邪气, 推陈致新"的作用。其中柴胡疏肝解郁; 黄芩苦寒清热; 半夏化痰降逆; 党参补中, 助生发之气; 甘草佐柴胡、黄芩调和内外; 生姜、大枣助党参、半夏安胃止痛。《珍珠囊药性赋》曰: "柴胡, 气味俱轻, 阳也, 升也。"柴胡配黄芩, 可共调中焦气机升降。诸药配伍, 标本兼治, 共奏疏肝解郁、益气健脾之功效。

本方在小柴胡汤的基础上, 需注意其加减法, 如患者无中焦水饮之象, 可去生姜, 加砂仁行气除胀, 法半夏降逆, 胃降则脾升, 患者精神稍疲倦, 舌质淡, 加白术、茯苓健运脾胃, 枳壳、陈皮理气调中焦。患者胃纳较差, 加谷芽、麦芽消食开胃。

另外, 对于慢性胃炎患者, 病程较久, 症状反复, 多半合并焦虑抑郁的症状。本患者近期情志不舒后症状加重, "肝主疏泻", 故本病与肝关系密切, 肝气不舒, 容易横逆脾土, 脾土不安, 则夜眠不安, 这时需加合欢皮、茯神疏肝解郁, 健脾安神, 当本病日久, 行气则耗气, 且"见肝之病, 当先实脾", 故后期必然须加党参健脾益气, 以防传变。

案例三 清热祛湿法治疗胃痞病案

梁某, 男, 31 岁, 2015 年 3 月 6 日初诊。

主诉 上腹部胀满 2 天。

现病史 2 天前开始出现上腹部胀满, 伴嗳气, 无反酸, 无恶心呕吐, 胃纳一般, 舌红, 苔黄白, 脉弦。

中医诊断 胃痞。

中医证型 脾胃湿热。

西医诊断 慢性胃炎。

治法 清热祛湿, 行气消痞。

中药处方 黄连 10g, 黄芩 10g, 法半夏 10g, 甘草 10g, 木香 10g (后下), 稻芽 30g, 麦芽 30g, 鸡内金 10g, 蒲公英 20g, 茯苓 15g, 枳壳 10g, 陈皮 10g, 火麻仁 20g。

水煎服，日一剂，共七剂。

2015 年 3 月 13 日二诊。

刻下症　上腹部胀满减轻，偶有嗳气，大便通畅，舌偏红，苔黄白，脉弦。

中药处方　黄连 10g，黄芩 10g，法半夏 10g，甘草 10g，木香 10g（后下），稻芽 30g，麦芽 30g，鸡内金 10g，蒲公英 20g，茯苓 15g，枳壳 10g，陈皮 10g。

水煎服，日一剂，共七剂。

服药后患者症状持续改善，嘱注意饮食，定期门诊随诊。

按语

辨清寒热虚实十分重要，若辨证不准确，选方也会出现偏差，治疗上犯"虚虚实实"之戒。如患者纯为虚证，而辨证时虚实不明，辨为实证或虚实夹杂，以此选方，就不能很好地针对患者真正的证型进行治疗，往往难以取得满意的疗效。在辨证时，我们还要注意综合患者的临床症状和舌脉象情况，详细了解患者的冷热喜好、生活工作、情绪变化等具体内容，如上述出现不相符时，应进行综合分析，有所取舍。

本患者辨证属脾胃湿热，故治以清热化湿和胃，方选连朴饮加减。连朴饮出自《霍乱论》，具有清热化湿、理气和中药效，治疗上吐下泻，胸脘痞闷，心烦躁扰，小便短赤，舌苔黄腻，脉滑等湿热霍乱。湿热胃痛、胃痞等病与霍乱皆由内伤饮食，外感湿浊，致使脾胃升降失常而致病，病因相同，凡辨证属湿热内蕴者，皆可异病同治，常可取得良好疗效。方中黄连、黄芩清热燥湿，均为君药，制半夏化湿和中，为佐使药，临证可随症加减使用，具有辛开苦泄、升清降浊之特点，使湿热一除，脾胃即和，则诸症即消。针对胃热证患者，黄教授善用黄连、黄芩、蒲公英清胃热，黄连之苦寒泻中焦之火，黄芩之苦寒，泻上焦之火，又可清解少阳腑中之热，蒲公英甘苦而寒，清热解毒，为清胃之要药。同时由于胃痛为胃气郁滞，喜用木香理气，枳壳、陈皮和胃理气止痛，通则不痛。另外，由于湿热内蕴，患者多兼夹纳呆之证，可加谷芽、麦芽、鸡内金等消导之药。

案例四　清肝泻火法治疗胃痛病案

陈某，男，34 岁，2014 年 8 月 19 日初诊。

主诉　胃脘灼热疼痛半年。

现病史　胃脘灼热疼痛反复半年，连及两胁，无嗳气反酸，无恶心欲吐，二便调，胃纳可，睡眠安，心烦易怒，口苦，口干，舌红，苔黄，脉弦数。辅助检查：既往胃镜检查示慢性浅表性胃炎。

中医诊断　胃痛。

中医证型　肝火犯胃证。

西医诊断　慢性胃炎。

治法　清肝泻火，和胃止痛。

中药处方 柴胡 10g，枳壳 15g，白芍 15g，陈皮 10g，青皮 10g，黄连 10g，栀子 10g，吴茱萸 2g，川贝母 15g，郁金 15g，甘草 10g。

水煎服，日一剂，共七剂。

2014 年 8 月 26 日二诊。

刻下症 胃脘灼热疼痛较前稍有好转，偶反酸，无烧心，无口干口苦，纳食量一般，眠安，大便日 1 次，成形，小便调。舌红，苔黄，脉弦数。

中药处方 柴胡 10g，枳壳 15g，白芍 15g，陈皮 10g，青皮 10g，黄连 10g，栀子 10g，吴茱萸 2g，川贝母 15g，郁金 15g，甘草 10g，煅瓦楞子 20g，海螵蛸 20g。

水煎服，日一剂，共七剂。

2014 年 9 月 3 日三诊。

刻下症 胃脘灼热疼痛基本缓解，无反酸，眠欠佳，大便日 1 次，成形，小便调。舌淡红，苔薄黄，脉弦数。

中药处方 柴胡 10g，枳壳 15g，白芍 15g，陈皮 10g，青皮 10g，黄连 10g，栀子 10g，吴茱萸 2g，川贝母 15g，郁金 15g，甘草 10g，合欢皮 20g。

水煎服，日一剂，共七剂。

2 周后电话随访，患者服药后无胃痛发作，嘱注意饮食，定期门诊随诊。

按语

胃脘痛症状虽集中表现在胃，而病机实在于肝，肝郁化热横逆犯胃是本病的关键。根据"治肝可以安胃"的思想，把治疗重点放在清肝泻火方面。予化肝煎与左金丸加减，方中柴胡疏肝，枳壳泻肝气之壅滞，调中焦之运动，与柴胡同用一升一降，加强疏肝理气之功，以达郁祛邪，吴茱萸、黄连辛开苦降、佐金平木、泄热和胃、下气降逆，白芍养阴柔肝兼以敛肝，栀子清泄肝热，青皮、陈皮行肝胃之气，调畅气机，共奏疏肝理气、泻热和胃之功，胃失和降之症自可瘥愈。首诊药后，患者胃痛好转，但偶反酸，故前方基础上酌加煅瓦楞子、海螵蛸以制酸止痛。二诊药后，胃脘灼热疼痛基本缓解，无反酸，眠欠佳，去煅瓦楞子、海螵蛸，加海螵蛸以平肝解郁安神。

化肝煎出自《景岳全书》，由青皮、陈皮、牡丹皮、白芍、栀子、泽泻、川贝母组成。秦伯未在《谦斋医学讲稿》中对本方做了精辟的方解，谓："本方重在治肝，用白芍护肝阴，青、陈皮疏肝气，丹、栀清肝火，宜于肝脏气火内郁所致的胸胁满痛，或气火上逆犯肺的咳吐痰血等症，因气火能使湿痰阻滞，故加川贝母化痰解郁。"临床常用本方治疗肝胃郁热证胃痛、烧心，认为方中贝母不仅有清热化痰散结作用，而且能够保护胃黏膜，泽泻能利湿引热下行。

左金丸是《丹溪心法》中的名方，方由黄连和吴茱萸按照 6∶1 的比例配伍而成，黄连为君药，清肝泻火，佐以辛热之吴茱萸条达肝气，开散郁结，同时可抑制黄连的苦寒，使泻火而无凉遏之弊，两药相伍，一温一寒，辛开苦降，共奏清肝泻火、降逆止呕之良效。左金丸虽然用药简单，但配方精妙，是泻肝火良药。按照中医理论，吴茱萸温中散寒、降逆止呕以缓"厥阴"之寒，用黄连以厚其肠胃，以1∶6的比例解肝经之郁火，止胃内吐酸之苦。同时丸剂携带、服用、保存均简便，节约药材，经济适用，吸收较快，长期服药从而保证了疗效[1]。

案例五 养阴柔肝法治疗胃痛病案

赵某，女，58岁，2015年1月17日初诊。

主诉 胃脘痛3个月。

现病史 胃脘痞胀隐痛，时有灼热感及吞咽不利，咽干不欲饮水，大便日1次，因家务劳累、情志不畅诸多因素，以致情绪不佳，舌质红、苔薄白，脉细数。既往嗜辛辣。辅助检查：2004年12月胃镜示浅表性胃炎。

中医诊断 胃痛。

中医证型 肝胃阴虚。

西医诊断 慢性胃炎。

治法 养阴柔肝，和胃止痛。

中药处方 北沙参15g，麦冬15g，白芍15g，当归10g，生地黄20g，枸杞子15g，川楝子5g，甘草10g，合欢花15g，木蝴蝶10g。

水煎服，日一剂，共七剂。

2015年1月26日二诊。

刻下症 胃脘痞胀已除，偶有隐痛，咽部灼热感已改善，舌质红、苔薄白，脉细数。

中药处方 北沙参15g，麦冬15g，白芍15g，当归10g，生地黄20g，枸杞子15g，川楝子5g，甘草10g，合欢花15g，木蝴蝶10g，佛手15g，香橼15g。

水煎服，日一剂，共七剂。

患者服用中药汤剂后无胃痛发作，病情稳定，嘱患者定期门诊随诊。

按语

胃为水谷之海，主受纳腐熟水谷，以降为和。偏嗜辛辣，热积于胃，复因家务劳累、情志不畅而伤肝，肝气郁滞，郁久化热，横逆犯胃，而成肝胃郁热之证，热伤阴液，胃失濡养，气失和降而致胸脘痞胀隐痛、时有灼热感及吞咽不利、咽干、舌质红、脉细诸症蜂起。

内伤杂病，多因肝病所致，重视肝体，主张养阴生肝，以为肝虚之由，或因禀赋不足，或因房劳过度，更多的是因医者误治所致；而众多疏泄失调之证，乃由肝体失养，从而影响肝用所致。故不宜仅知疏泄，不知培本；培本之治，又须着重养阴，即使症似阳虚，其实亦由阴虚为主，由肝阴不足，不能涵养肝阳，遂失疏泄之用所致。故治宜补养肝阴入手，寓疏于补，使肝体得养，则肝用自如。即使虚实夹杂，标本兼治，仍宜补养肝阴为主，稍予疏泄。

治疗当养阴柔肝和胃，疏润结合。方中一贯煎加减。一贯煎为清代名医魏之琇所创，见于《续名医类案·心胃痛门》高鼓峰、吕东庄胃痛治验的按语中。全方仅六味药，组方严谨，功效卓著，为历来诸多医家所推崇。

本案治疗时重用生地黄为君，滋阴壮水以涵肝木，白芍养阴柔肝，配伍枸杞子补肝血、养肝体以和肝用，使肝得所养，肝气条达，则无横逆之虞；又辅以沙参、麦冬滋补肺胃之阴，既助脾胃生化之源，又滋水之上源，肺胃津旺，金气清肃下行，自能制木，令其疏泄条达而无横逆之害，共奏培土养金、以制肝木之功；当归养血活血以调肝，借其辛温之性，使诸药补而不滞；合欢花、木蝴蝶等微辛药物，疏肝理气而不伤阴，更入少量川楝子，性寒不燥，疏肝理气，顺其条达之性，平其横逆，又能引诸药直达肝经。如此配伍，寓疏散于滋补之中，滋补不壅滞，疏散不伤正，可使阴血复、肝气疏，诸证乃平。药后肝胃郁热渐清，胃阴得复，胃气得降，胀痛灼热感明显减轻，正应了叶天士"阳明燥土，得阴自安"之说。考虑滋养肝胃之阴以甘寒濡润之品为宜，但滋阴之药守而不行，且易聚湿生痰，故滋补不宜太过，故二诊于滋补之中酌加理气之品，以调畅气机。

张山雷云："此方虽从固本丸、集灵膏二方脱化而来，独加一味川楝子，以调肝木之横逆，能顺其条达之性，是为涵养肝阴无上良药，其余皆柔润以驯其刚悍之气，苟无停痰积饮，此方最有奇功"，"若果阴液虚甚者，如萸肉、白芍、菟丝、沙苑、二至等，肝肾阴分之药，均可酌加；口苦而燥者，是上焦郁火，故以川连泄火。连本苦燥，而入于大补养液队中，反为润燥之用，非神而明之，何能辨此？[2]"

案例六　温中健脾法治疗胃痞病案

钟某，女，43岁，2007年1月9日初诊。

主诉　反复胃脘胀满12年。

现病史　患者12年前开始反复胃脘胀满，嗳气吞酸，一直中西药治疗，症状时轻时重。近2个月来，胃胀虽缓解，但易饥，常腹中空空，若无一物，似饥非饥，似酸非酸，不可名状，进食可缓解，但半小时后症状又发，需不断进食以缓解症状，因恐进食过多，影响体形，极度忧虑不安。曾在中西医院多次治疗，服用埃索美拉唑，每次20mg，每天两次，并予清热养阴、和胃制酸等中药治疗，疗效不佳。1月9日慕名求治，症见患者焦虑紧张，面部轻度浮肿，食后脘腹胀满，嗳气频作，口干口苦，大便溏，舌淡苔白，脉细弦滑。胃镜检查示慢性浅表性胃窦炎。

中医诊断　胃痞。

中医证型　脾胃虚寒。

西医诊断　慢性胃炎。

治法　温中健脾。

中药处方　丁香 5g（后下），党参 15g，白术 15g，干姜 10g，鱼古 15g，浙贝母 10g，珍珠母 30g（先煎），白蔻仁 5g（后下），川黄连 10g，吴茱萸 1g，炙甘草 10g。

水煎服，日一剂，共七剂。

2007 年 1 月 16 日二诊。

刻下症　胃脘部胀满症状改善不明显，反见大便烂，日解 3 次，胃镜示慢性浅表性胃炎，Hp（－）。细察之，口干而不欲饮，虽口苦而时口淡，食后脘腹胀满，但喜按喜温，脉细弦而无力，此乃脾胃阳虚之证，应以温补脾胃为主。

中药处方　丁香 5g（后下），党参 15g，白术 15g，干姜 10g，熟附子 10g，肉桂 15g，鱼古 15g，浙贝母 10g，法半夏 10g，炙甘草 10g。

水煎服，日一剂，共七剂。

2007 年 2 月 23 日三诊。

刻下症　饥饿，嘈杂症状缓解，每日进食 3～4 餐即可，大便成形，日一行，但仍食后胃脘胀满、嗳气，舌淡暗苔白，脉细缓。

中药处方　丁香 5g（后下），党参 15g，白术 15g，干姜 10g，熟附子 10g，肉桂 15g，鱼古 15g，浙贝母 10g，法半夏 10g，炙甘草 10g。

水煎服，日一剂，共二十一剂。

患者服药后诸证皆平，嘱注意饮食，定期门诊复诊。

按语

患者以易饥嘈杂，食后胃脘胀、嗳气为主诉，属中医学"胃痞、嘈杂"范畴，大凡见消谷善饥，多责为胃热而投寒凉清胃之药。而余教授认为"嘈杂"一症有实有虚，当细辨之，不可执一而论。本案慢性胃炎久治不愈，究其脉证，其标在胃，其本在脾，当属脾胃阳虚，脾阳不足，运化失司。治疗应以温补脾胃阳气为主，予以丁蔻理中汤加减。方中党参、白术、炙甘草健脾益气；附子、肉桂、干姜辛热通阳；丁香、白蔻仁、法半夏温中降逆；鱼古、浙贝母制酸和胃。

慢性胃炎病程较长，时反时复，症状多样，证型复杂，因而临床治疗常顾此失彼。为此余教授告诫"抓主症，循大法"，根据其病本虚标实的特点，执简驭繁，辨证以虚实为纲，寒热为目，首辨虚实，次辨寒热，纲目分明，辨证准确，方能一矢中的，药到病除。遣方用药，强调"用药如用兵"，认为仔细推敲一味药在方中的适当运用，能起到事半功倍的作用。在诊治中处处注意脾胃功能的特点，"脾以升为健，胃以降为和"，用药以轻灵为贵，时刻注意顾护胃气，多选用药性平和之品，使用理气药切忌香燥太过而耗伤阴津，损伤脾胃，临床常选用陈皮、川厚朴、苏梗、木香、枳壳、佛手、郁金、延胡索等理气不伤阴之品；养阴时忌滋腻之品，以更助湿碍胃，影响脾运，多选用沙参、麦冬、干地黄、石斛等药；用清热药时勿过用苦寒以免耗伤阳气以败胃，补脾温中切忌温热太过，以免耗伤胃阴，生火化燥[3]。

第二节 治疗消化性溃疡案例

消化性溃疡主要指发生于胃和十二指肠的慢性溃疡，是一种发病率、复发率均较高的消化系统疾病。临床表现为长期性、周期性、节律性的腹痛，伴有烧心、反胃、反酸、嗳气、恶心、呕吐等其他胃肠道症状。消化性溃疡多属中医学中"胃脘痛"、"痞满"、"吐酸"等范畴。本病的病位在胃，但与肝、脾关系密切。胃痛早期由外邪、饮食、情志所伤者，多为实证；后期常为脾胃虚弱，但往往虚实夹杂。胃痛的病理因素主要有气滞、寒凝、热郁、湿阻、血瘀。其基本病机为胃之气机阻滞或脉络失养，致胃失和降，不通则痛，失荣亦痛，宜采用中西医结合治疗，目的在于缓解临床症状，促进溃疡愈合、防止溃疡复发和减少并发症等。中医治疗以理气和胃止痛为主，邪盛以祛邪为急，正虚以扶正为先，虚实夹杂者，则当祛邪扶正并举。《临证指南医案》云："夫痛则不通，通字须究气血阴阳，便足看病要旨意。"故需从广义的角度去理解"通则不痛"之法。属于胃寒者，散寒即所谓通；属于食停者，消食即所谓通；属于气滞者，理气即所谓通；属于热郁者，泄热即所谓通；属于血瘀者，化瘀即所谓通；属于阴虚者，益胃养阴即所谓通；属于阳虚者，温运脾阳即所谓通。

案例一　益气健脾法治疗胃痛病案

林某，女，50岁，2017年4月11日初诊。

主诉　反复上腹部疼痛1个月余。

现病史　患者反复上腹部疼痛1个月余，食后嗳气，纳可，大便干结，呈粒状，2日1次；眠差，易早醒。舌淡红，苔薄白，脉弱。辅助检查：2017年胃镜提示十二指肠球部溃疡（A2）；幽门管溃疡（A1）；胃窦溃疡（A2）。

中医诊断　胃痛。

中医证型　脾胃虚弱。

西医诊断　复合性溃疡；慢性胃炎。

治法　益气健脾，理气止痛。

中药处方　白术15g，黄芪20g，茯苓15g，木香5g（后下），炙甘草5g，延胡索15g，陈皮10g，党参15g，法半夏15g，海螵蛸20g，砂仁5g（后下），三七粉1袋（冲服）。

水煎服，日一剂，共七剂。

2017年4月18日二诊。

刻下症　胃痛好转，无反酸，纳可，大便干结，呈粒状，2日1次；眠欠佳。

舌淡红，苔薄白，脉弱。

中药处方　白术15g，黄芪20g，茯苓15g，木香5g（后下），炙甘草5g，延胡索15g，陈皮10g，党参15g，法半夏15g，枳实15g，厚朴15g，火麻仁30g。

水煎服，日一剂，共七剂。

2017年4月25日三诊。

刻下症　胃痛缓解，无反酸，纳可，大便质软，日1次；舌淡红，苔薄白，脉弱。

中药处方　白术15g，黄芪20g，麦冬15g，玄参15g，炙甘草5g，延胡索15g，生地黄20g，党参15g，法半夏15g，枳实15g，厚朴15g，火麻仁30g。

水煎服，日一剂，共七剂。

患者服药后无胃痛发作，病情稳定。

按语

患者为中年女性，年过七七，脏腑功能渐衰，加之患者久居岭南湿热地区，长期饮食生冷刺激之品，脾胃易受损伤，脾胃气虚，受纳失职，气机不畅，久郁不通，不通则痛，故见胃痛不适；脾胃亏虚，中土无力斡旋，脾不能主升清，而胃失降浊则嗳气；脾主运化，脾虚无力运化水湿，阻隔中焦，致使大肠传导失司而大便秘结。方选香砂六君子汤加减，香砂六君子汤出自《太平惠民和剂局方》[4]，由木香、砂仁、陈皮、法半夏、党参、白术、茯苓、炙甘草等八味药组成，主要用于治疗脾胃气虚，痰阻气滞。百病生于气，治病当以调气为先。《丹溪心法·六郁》谓"气血冲和，万病不生，一有怫郁，诸病生焉"，"气郁则生湿，湿郁则成热，热郁则成痰，痰郁则血不行，血郁则食不化，六者相因为病也"。

《删补名医方论》中张璐[5]曰："气虚者，补之以甘。参、术、苓、草，甘温益胃，有健运之功，具冲和之德，故为君子……无论寒热补泻，先培中土，使药气四达，则周身之机运流通，水谷之精微敷布，何患其药之不效哉？是知四君、六君为司命之本也。"方中党参甘温益气，健脾养胃；白术苦温，健脾燥湿，加强益气助运之力，佐以茯苓甘淡平，健脾渗湿，茯苓白术合用，则健脾祛湿之功更显；陈皮辛行温通，行气止痛，健脾和中；法半夏燥湿化痰，降逆止呕；木香辛香性温，善散胸腹阴寒，行气止痛；砂仁化湿醒脾，行气温中；黄芪益气补中；加用海螵蛸制酸止痛；三七、延胡索化瘀止痛；炙甘草益气和中，调和诸药。纵观全方，补脾胃，理气机，补而不滞，温而不燥。二诊时，胃痛好转，大便干结，考虑肠腑不通亦影响中焦气机，故原方去砂仁、海螵蛸、三七，加厚朴、枳实、火麻仁以行气通腑，润肠通便；三诊时胃痛已缓解，仍大便干结，考虑此时辨证为脾胃虚弱，气不化津，气阴不足，故前方去茯苓之利水渗湿药物以防伤阴，去木香、陈皮等偏于温燥之品，加麦冬、生地黄、玄参，取增液承气汤之意以润肠通便，服药后效果显著。

案例二 温中健脾法治疗胃痛病案

关某，男，35 岁，2015 年 3 月 26 日初诊。

主诉 间断胃隐痛 1 年，加重半个月。

现病史 现患者胃隐痛，下午 2～4 时最严重，饭后易胃胀，天冷饥饿时亦痛，纳差，头时晕，乏力，多梦，腹冷，大小便正常。舌淡胖，苔薄白，脉细。辅助检查：2014 年胃镜提示十二指肠球部溃疡。

中医诊断 胃痛。

中医证型 脾胃虚寒。

西医诊断 十二指肠球部溃疡。

治法 温中健脾，理气止痛。

中药处方 炒白术 15g，莱菔子 20g，茯苓 30g，香附 10g，炙甘草 5g，延胡索 15g，陈皮 10g，党参 20g，清半夏 10g，干姜 10g，砂仁 10g（后下），枳实 10g。水煎服，日一剂，共七剂。

2015 年 4 月 2 日二诊。

刻下症 胃痛较前减轻，发作减少，胃纳好转，头晕乏力改善。舌淡胖，苔薄白，脉细。

中药处方 炒白术 15g，莱菔子 20g，茯苓 30g，香附 10g，炙甘草 5g，延胡索 15g，陈皮 10g，党参 20g，清半夏 10g，干姜 10g，砂仁 8g（后下），枳实 10g，玫瑰花 10g。

水煎服，日一剂，共七剂。

经治疗后患者胃痛缓解，半年后复查胃镜提示十二指肠球部溃疡已愈合。

按语

《景岳全书·心腹痛》云："胃脘痛证，多有因食，因寒，因气不顺者，然因食因寒，亦无不皆关于气。盖食停则气滞，寒留则气凝。所以治痛之要，但察其果属实邪，皆当以理气为主。[6]"《素问·病机气宜保命集》云："脾不能行气于脾胃，结而不散，则为痞。"患者平时饮食不注意，过食生冷辛辣之品，导致脾胃运化失常，胃失和降则浊气不降，饭后腹胀；脾失健运则湿气阻滞，饭后出现的胃痛和中焦气机阻滞密切相关，不通则痛。患者头晕、乏力，乃脾失健运、清气不升所致。病程较长，久病必虚，且饭后和天气过冷时加重说明存在脾胃虚寒。在治疗寒证中，治疗思路从健脾理气的角度出发，而不是直接去温阳。《难经·二十二难》曰："气主煦之，血主濡之。"气不足便是寒，气血正常输布自然能够发挥气的温煦作用，即使有虚寒，也是在通调气机升降基础上进行温补。故用干姜、党参、白术、茯苓温中散寒，健脾益气，增强气机流动的动力；陈皮、半夏燥湿理气化痰，祛邪以通畅气机；木香、砂仁理气醒脾，香附、延胡索、川楝子疏肝解郁、行气止痛；枳实、莱菔子消食导滞、通腑降气，诸药并用使气机升降正常，气的温煦作用恢复正常，故有很好的效果。

案例三 清热祛湿法治疗胃痛病案

患者，男，38岁，1990年11月30日初诊。

主诉 胃脘痛反复10多年，加重伴恶心呕吐2周。

现病史 患者10多年前因饮食不节出现经常性胃痛，以空腹时多发，伴嗳气、泛酸，当时胃镜检查诊断为"十二指肠球部溃疡（活动期）"，服用雷尼替丁等药症状不能缓解。2周前因工作繁忙，出现胃痛加重，进食后胀痛，伴恶心，每日呕吐宿食多次，舌淡红，苔厚微黄，脉弦滑。

中医诊断 胃脘痛。

中医证型 湿热中阻。

西医诊断 十二指肠球部溃疡并幽门梗阻。

治法 清热祛湿，理气降逆。

中药处方 黄连10g，橘红10g，竹茹15g，法半夏15g，厚朴15g，枳壳15g，郁金15g，佛手15g，延胡索15g，蒲公英30g，白芍30g，海螵蛸30g。

水煎服，日一剂，共七剂。

嘱宜稀粥饮食。服三剂后胃胀痛、呕吐缓解。

1990年12月10日二诊。

刻下症 胃部症状消失，但口淡，舌淡红，苔少，脉弦。

中药处方 太子参30g，党参30g，白芍30g，海螵蛸30g，沙参15g，麦冬15g，郁金15g，佛手15g，延胡索15g，田三七末（冲）3g，珍珠层粉（冲）1支。

水煎服，日一剂，共十四剂。

服药后患者无胃痛，3个月后复查胃镜为"十二指肠球部溃疡（愈合期）"。

按语

消化性溃疡是否一定就属于中医的热证而从痛从热论治呢？梁老认为，慢性胃病者多为病程迁延日久，或反复发作，致脾胃受损，出现面色萎黄、胃胀纳呆、腹胀便溏、体倦乏力、舌淡、脉弱等脾胃气虚症状，这些患者即使处于消化性溃疡或慢性胃炎的活动期，也不一定能表现出热象。但是，当患者出现口干口苦，舌苔变黄之时，不必热象悉具，亦属郁热。治疗可适当选用清热药，如蒲公英、黄芩、黄连、柴胡、天花粉等。但不能一概用清热之品，且要适可而止，因为这种热多在脾胃虚弱（气虚或阴虚）、气滞血瘀的基础上产生，过用苦寒，势必损伤脾胃，弊大于利。

在治疗过程中，胃喜润恶燥，若过用祛湿，反损及胃，故用祛湿剂以湿除则止，尤其要注意：舌质红、苔粗黄干者，即使舌苔厚，此亦为湿郁化热伤阴津之象。阴伤易生内热，胃络枯涩，营络不畅，易热伤血络，出现便血、呕血等变证，此时用清热祛湿剂，宜适当配用石斛、天花粉、赤芍，甚或生地等阴分药，以求祛湿而不伤阴[7]。

案例四　益气养阴法治疗胃痛病案

吕某，女，47岁，2006年1月17日初诊。

主诉　反复胃脘隐痛5年。

现病史　现胃脘隐隐灼痛，嗳气泛酸，倦怠乏力，纳少，口干，舌暗红，苔薄微黄，脉细稍弦。辅助检查：2006年胃镜提示慢性浅表性胃炎并糜烂，十二指肠球部溃疡。

中医诊断　胃痛。

中医证型　气阴两虚。

西医诊断　慢性十二指肠球部溃疡。

治法　益气养阴，理气活血，清热止痛。

中药处方　太子参15g，石斛15g，法半夏12g，海螵蛸15g，枳壳15g，延胡索15g，香附12g，鸡内金12g，佛手10g，神曲12g，丹皮10g。

水煎服，日一剂，共三十剂。

2006年2月16日二诊。

刻下症　胃脘已不痛，但觉闷热不舒，舌暗红，苔薄白，脉缓。

中药处方　太子参15g，石斛15g，海螵蛸15g，知母15g，枳壳15g，香附12g，鸡内金12g，神曲12g，丹皮10g。

水煎服，日一剂，共三十剂。

2006年3月17日三诊。

刻下症　胃脘已无痛楚，但时有饱食则胀，舌淡红，苔薄白，脉缓。

中药处方　太子参15g，石斛15g，海螵蛸15g，知母15g，枳壳15g，香附12g，鸡内金12g，神曲12g，丹皮10g，法半夏12g，麦芽15g，炒谷芽15g。

水煎服，日一剂，共二十剂。

经治疗后患者无胃胀胃痛，病情稳定。

按语

患者平素操劳家务，劳则伤脾，脾虚不能助胃行液，则脾病而胃亦同时受病，终致脾胃气阴两虚。虚热内扰，胃腑失养，故胃脘隐隐灼痛；胃气不足，胃气上逆，则纳少，嗳气泛酸；胃热阴伤则口干；气血生化乏源，肌体失于濡养故倦怠乏力；舌暗红，苔薄微黄，脉细稍弦均为气阴不足，夹瘀热、气滞之征。治以益气养阴、理气活血、清热止痛。复诊患者胃痛已除，但虚热较甚，故加知母滋阴清热，去活血止痛及温燥之品。三诊患者脾胃消化吸收功能尚未完全恢复，予健胃消食之品以助之。该例患者多年胃病得以根治，还有一个重要原因是我们依据"必依其所主，而先其所因"的原则，告知其胃痛的成因，嘱咐其注意多休息，少操劳。患者家属十分配合治疗，使患者得以解除病因，加上坚持服药，终获痊愈。

劳动、工作本是人类社会生活的需要，但是持久过度劳作，则可因过劳而致病。"劳则气耗"，"劳则喘息、汗出，外内皆越，故气耗矣"，故有"劳役过度而耗损元气"之说。李东垣在《脾胃论·脾胃胜衰论》中述："形体劳役则脾病……脾既病，则其胃不能独行津液，故亦从病焉。"劳累过度，累及肌肉，先伤于脾，脾虚不能助胃行液，则脾病而胃亦同时受病，以致"脾气不布，则胃燥而不能食。食少而不能化。譬如釜中无水，不能热物也"。胃腑气阴俱损，因虚致实，气滞于中，疼痛乃作。说明劳逸适当，免伤形体，有助于该病的防治。

第三节　治疗急性上消化道出血案例

上消化道出血是指十二指肠悬韧带以上的消化道，包括食管、胃、十二指肠及胰腺和胆道等病变引起的出血；胃空肠吻合术后的空肠病变出血亦属此范围。上消化道出血的病机错综复杂，但多数学者认为其病机主要是火热迫血妄行，气不摄血，血溢脉外。热者多由饮食不节、情志不和而诱发；虚者多因脾虚、劳倦过度、久病体虚等因素而发病。本病临证要重视标本变化，权衡标本轻重缓急；根据病情的矛盾变化，详析病机，明确病因，辨清病位，知常达变，灵活施治；急则治其标，予以止血为先，重视清热降气，待出血停止，以缓则治其本图之；灵活运用消瘀、宁血、补虚法则，防止再次出血至为重要。

案例一　清热凉血止血法治疗急性上消化道出血病案

朱某，男，48岁，2013年8月29日初诊。

主诉　间断黑便5天。

现病史　患者5天前在外地进食大量生冷、辛辣之品，饮少量红酒后出现解成形黑便，量约100ml，当时无乏力、心慌，无冷汗出，无腹痛腹胀，无恶心呕吐，近日仍间断解黑烂便，伴有疲倦乏力、心慌，无冷汗出，无呕血，时有胃脘部胀痛不适，小便调，眠可，舌淡红，苔黄微腻，脉细滑。

中医诊断　便血。

中医证型　热伤胃络，气血亏虚。

西医诊断　急性上消化道出血；十二指肠球部溃疡（A1期）。

治法　清热凉血止血。

中药处方　茜草15g，侧柏叶15g，地榆炭10g，白及10g，血余炭10g，棕榈炭10g，海螵蛸15g，浙贝母15g，甘草5g。

水煎服，日一剂，共二剂。

2013年8月31日二诊。

刻下症　患者未再解黑便，精神稍倦，乏力，胃脘部少许不适，舌淡，苔黄微腻，脉细滑。

中药处方 陈皮 10g，法半夏 10g，党参 15g，白术 15g，茯苓 15g，甘草 10g，海螵蛸 15g，浙贝母 15g，白及 10g。

水煎服，日一剂，共二剂。

2013 年 9 月 2 日三诊。

刻下症 胃脘部无胀痛不适，时有口干，大便色黄，舌淡，苔白厚腻，脉细滑。

中药处方 陈皮 10g，法半夏 10g，党参 15g，白术 15g，茯苓 15g，甘草 10g，海螵蛸 15g，浙贝母 15g，白及 10g，藿香 10g，布渣叶 30g，薏苡仁 30g。

水煎服，日一剂，共二剂。

服药后患者大便色黄，无胃胀胃痛，病情稳定，嘱定期门诊复诊。

按语

患者为中年男性，脾胃渐虚，平素饮食不节，损伤脾胃，故致气血生化不足，加之嗜食辛辣厚味，致邪热内蕴，迫血妄行，故见便血；患者出血较多，血去气伤，气血不足，心神、四肢失养，故见疲倦乏力、心慌，脉细。邪热内蕴，阻碍脾胃气机升降，故时有胃脘部胀痛不适；苔黄腻、脉滑为热邪内蕴之证。初诊时患者仍间断血便，为热邪内蕴，迫血妄行，故治以清热凉血止血，方以十灰散加减。方中茜草、侧柏叶、白及味苦性寒，用以凉血止血，兼以清化湿热，地榆炭、血余炭、棕榈炭苦涩，收敛止血，佐以乌贝散制酸护膜、收敛止血，防胃络进一步灼伤，甘草调和诸药，兼以固护中焦。二诊时患者未再便血，但精神疲倦、乏力，舌淡，苔黄微腻，脉细滑，为脾胃虚弱，无以化湿，导致湿热内阻，若再投苦寒之药，将助其寒湿，导致中气败亡。此时应温中燥土，令其阳回湿去，《素问·刺法论》云："正气存内，邪不可干。"故治以健脾益气为主，方以六君子汤加减，党参健脾益气，白术健脾祛湿，茯苓淡渗利湿，陈皮、半夏温化痰积，兼理中焦气机，浙贝母加强温化痰湿，少佐白及凉血止血。三诊时湿郁化热之象大减，苔白厚腻，仍有湿浊内蕴，继续温中化湿，在二诊方基础上加藿香芳香化湿，布渣叶和胃化湿泄浊，薏苡仁加强淡渗祛湿，使补而不留滞。二诊、三诊时以补脾健运中土为主，中土得健，则气血生化有源，脾胃化湿能力得以恢复，湿邪可消，故病可愈。

案例二 益气养血法治疗急性上消化道出血病案

张某，男，25 岁，2011 年 11 月 23 日初诊。

主诉 1 天内解黑便 3 次，呕吐咖啡色胃内容物 1 次。

现病史 患者 9 点晨起开始先后解柏油样黑便 3 次，量不详，烂便，并呕吐咖啡色胃内容物 1 次，量约 150ml，患者遂至我院就诊，现觉疲倦乏力，口干，面色无华，少许头晕，无意识丧失，无冷汗出，无发热恶寒。近期空腹时有上腹痛，进食后缓解。胃纳可，眠一般，小便调，舌淡红，苔白微腻，脉细数。2 年前曾有急性上消化道出血病史。

中医诊断 吐血。

中医证型 气血两虚。

西医诊断 急性上消化道出血；十二指肠球部溃疡（A1 期）。

中药处方 党参 15g，白术 15g，茯苓 15g，炙甘草 10g，熟地黄 30g，白芍 15g，川芎 10g，当归 10g，浙贝母 15g，海螵蛸 15g。

水煎服，日一剂，共七剂。

2011 年 12 月 1 日二诊。

刻下症 现未再出现黑便，无呕吐，面色稍改善，进食多后易腹胀，舌淡红，苔白腻，脉细。复查粪便隐血：阴性。

中药处方 党参 10g，白术 15g，黄芪 15g，茯苓 30g，法半夏 15g，陈皮 10g，厚朴 15g，鸡内金 15g。

水煎服，日一剂，共七剂。

患者服药后大便色黄，未再解黑便，嘱注意饮食，定期门诊复诊。

按语

吐血之证，有虚有实。临证应首先辨虚实。虚证之血证，病势多缓慢，患者既往有出血病史，因气随血脱，加之病后失于调摄，又因平素工作劳累，思虑过度，劳倦内伤，致脾气渐虚，血生于脾，藏于肝，脾虚无以统血，则发为便血。本案遇劳即发，显属虚证。心主血，肝藏血，心肝血虚，故面色无华、舌淡、脉细；脾主运化而化生气血，脾气虚故疲倦乏力、头晕；脾主升清，散精微输布周身，脾气虚无以散津，故口干；脾主升，胃主降，脾胃运化失职，气机升降失调，则见呕吐；治疗当采用健脾益气摄血、滋阴养血和络之法。方以八珍汤加减。方中党参甘平，补脾益气；熟地黄甘苦，滋阴养血；白术、茯苓健脾渗湿，助党参益气补脾；当归甘辛温，补血活血；白芍苦酸，养血和营，助熟地黄滋养心肝；川芎活血行气，使地、芍、归补而不滞；浙贝母辛平，化痰生津；少佐海螵蛸咸涩，破瘀血敛新血；炙甘草益气和中，调和诸药。在服药治疗之时，还应静摄休养，保持心情舒畅，使气血不受外界扰动，以利于止血。二诊时面色稍改善，未再便血，气血得复，但餐后腹胀，苔白腻，故以健运脾胃为主，故在前方基础上减熟地黄、当归、白芍、川芎、炙甘草，防滋腻邪恋，加法半夏辛温，燥湿化痰；与陈皮共奏理气祛湿之功；厚朴苦辛温，行气燥湿消胀满；鸡内金甘平，善运脾消食。本案首先益气补血，后以健运脾胃，脾胃得健，则气血生化有源。

案例三 益气养血法治疗急性上消化道出血病案

屈某，女，59 岁，2015 年 3 月 26 日初诊。

主诉 反复胃脘部隐痛、黑便 1 月余，伴头晕 1 周。

现病史 患者 2015 年 2 月下旬开始出现柏油样黑便，伴有胃脘部隐痛，无头晕，无恶心呕吐，经饮食调理后黑便情况好转，3 月 19 日至 3 月 20 日再次解柏油样便 2 次，每次 50～100ml，伴有头晕，活动后明显，恶心欲呕，至外院就诊，查胃镜：十二指肠球部溃疡（A1 期）；非萎缩性胃炎，Hp（+）。给予抑酸护胃治疗后症状改善不明显，现患者解柏油样黑便，5～6 次/天，疲倦乏力，面色㿠白，少许头晕，有昏沉感，活动后明显，四肢冷，舌淡嫩，苔白，脉弦细，双尺弱。

中医诊断 便血。

中医证型 中阳亏虚，气不摄血。

西医诊断 十二指肠球部溃疡（A1 期）。

中药处方 黄芪 15g，白术 15g，桂枝 5g，白芍 30g，白及 10g，炮姜 10g，炙甘草 10g，浙贝母 15g，海螵蛸 15g，地榆炭 15g，焦山楂 15g。

水煎服，日一剂，共三剂。

2015 年 3 月 29 日二诊。

刻下症 患者大便偏软，大便隐血试验阴性，精神欠佳，疲倦乏力。舌淡嫩，苔白，脉弦细，双尺弱。

中药处方 黄芪 30g，白术 15g，桂枝 5g，白芍 30g，白及 10g，炮姜 10g，炙甘草 10g，浙贝母 15g，海螵蛸 15g，地榆炭 15g，焦山楂 15g。

水煎服，日一剂，共七剂。

2015 年 4 月 5 日三诊。

刻下症 精神已佳，面色改善，大便成形，黄色便，头晕减轻，四肢冷改善，舌淡嫩，苔薄白，脉细，双尺弱。复查大便隐血试验阴性。

中药处方 黄芪 30g，白术 15g，桂枝 5g，白芍 30g，白及 10g，干姜 10g，炙甘草 10g，浙贝母 15g，海螵蛸 15g，山药 20g，焦山楂 15g，陈皮 10g。

水煎服，日一剂，共七剂。

服药后患者未再解黑便，无头晕不适，嘱其注意饮食，定期门诊复诊及复查胃镜。

按语

出血之证，有寒热虚实之分，以血热迫血妄行和脾胃虚寒，气不摄血多见，但动血之证必有热，只是实热与虚火区分。整体表现为一派脾胃虚寒之象，局部却是虚火旺盛之表现，这种虚实夹杂、寒热并存之象，在临证时也较常见。《东垣试效方·心胃及腹中诸痛论》云："夫心胃痛……皆因劳役过甚，饮食失节，中气不足，寒邪乘虚而入客之。"此案患者素有痼疾，发病前劳倦伤气，加之季节寒冷，饮食不节，食用生冷油腻，寒积中焦，脾胃阳气备受戕伐，寒凝气滞则腹部隐痛；阳衰土湿，寒凝气滞血瘀，伤及胃络，脾不统血则便血；四肢冷、面色㿠白、头晕双尺脉弱均由脾失温煦，寒从内生所致。患者临证以痛、便血、头晕为急，本当急则治其标，本案因虚致急，施以黄芪建中汤加减，意在温中补虚治本以缓其急，方用黄芪甘温入脾、肺经，为补气升阳之要药。白术甘温益脾胃之阳气，苦温燥脾胃之寒湿，助中焦运化，以补气血生化之源。炮姜辛温，辛则散寒，温则补益脾阳，桂枝辛温散寒行气，温经通络，二味同用，取其辛散之性，意在行血。白芍善消腹里痛满，酸甘善敛阴养血，可清虚火，有宁血、补血之功。少佐白及，其性涩而收，有涩血散瘀之功，地榆炭收敛止血活血，焦山楂消食化积，又能活血散瘀，使止血而留瘀，三味同用，重在止血、消瘀。浙贝母、海螵蛸制酸止痛止血，有中和胃酸，促进溃疡面愈合之效。本案遵循清代唐容川的治血法，即止血、消瘀、宁血、补血，循序渐进，以温阳健脾益气为主，佐以止血、化瘀、行滞、滋阴之味，标本兼治，故诸病可愈。

案例四　清泻胃火法治疗急性上消化道出血病案

张某，男，41 岁，1996 年 5 月 5 日初诊。

主诉　1 天内呕吐咖啡样物 1 次，黑便 2 次。

现病史　今日因呕吐咖啡样物 1 次，黑便 2 次，行紧急胃镜检查，诊断为复合性溃疡（活动期）。现患者呕血、黑便，伴有气促，口干苦，小便黄，舌红，苔黄干，脉弦数。

中医诊断　吐血、便血。

中医证型　胃火炽盛，迫血妄行。

西医诊断　急性上消化道出血。

治法　清泻胃火，凉血止血。

中药处方　黄芩 12g，黄连 9g，大黄 9g，丹皮 15g，生地黄 15g，紫珠草 15g，蒲公英 15g，甘草 6g，三七粉 3g（冲服），白及粉 3g（冲服）。

水煎服，日一剂，共五剂。

1996 年 5 月 10 日二诊。

刻下症　未再出现呕血、黑便，大便为黄色烂便，气促减轻，口干口苦改善，小便稍黄，舌红，苔黄，脉弦数。辅助检查：粪便隐血阴性。

中药处方　黄芩 12g，黄连 9g，大黄 9g，丹皮 15g，生地黄 15g，紫珠草 15g，蒲公英 15g，甘草 6g，三七粉 3g（冲服），白及粉 3g（冲服），太子参 12g。水煎服，日一剂，共七剂。

随后经反复调理月余，随访 1 年未再复发。

按语

本例患者因平素频于应酬，酒肉肥腻进食较多，脾胃失于克化，肥甘酒肉郁而化火，则胃火炽盛，火热迫血妄行，则发为呕血。舌红，苔黄干，脉弦数为胃火炽盛之象，小便黄、脉数为内热之象。《金匮要略》[3]中泻心汤善治胃火炽盛之血证，其方以大黄为主，直入阳明，以降胃气，佐以黄芩，以清肺金之热，使其清肃之气行，以助阳明之降力；黄连以清心火之热，使亢阳默化潜伏，以保少阴之真液。紫珠草凉血止血，白及粉收敛止血，又有生肌之功效，蒲公英可入阳明，散胃中积热，解疮痈之毒。对于胃火炽盛所致吐血、便血者，用之血可立止。吐血之证，不可独用凉药强行止血，因吐血之时，血不归经，用凉药止血则经络瘀塞，血止后易转为血痹虚劳之证。故方中加生地黄清热凉血，养阴生津以除痹，三七粉止血化瘀、丹皮凉血祛瘀，使止血而不留瘀。甘草取其能缓急，以防诸寒凉之药损伤脾胃也。二诊时，血已止，但患者仍有气促，此为吐血所致气阴两伤，气阴受损，气不能纳故气促，故在原方基础上加太子参养阴益气，益气则血有所摄，待血完全止后，可细审其病因，辨证施治，则诸病可愈。

案例五　益气健脾法治疗急性上消化道出血病案

何某，男，71岁，2003年4月26日初诊。

主诉　间断解黑便3天。

现病史　3天前患者解黑便1次，不成形，与进食无关，无头晕、乏力等不适，昨日患者又解黑便1次，不成形，无明显不适。现患者精神疲倦，面色苍白，纳、眠可，小便可，舌淡暗，苔薄白，脉细缓。

中医诊断　便血。

中医证型　气虚不摄。

西医诊断　幽门管溃疡并活动性出血；胃窦巨大溃疡。

治法　益气健脾，止血养血。

中药处方　党参20g，白术15g，茯苓15g，阿胶20g（烊化），白及20g，熟地黄20g，鱼古15g，荆芥炭10g，田七末3g（冲服）。

水煎服，日一剂，共三剂。

2003年4月29日二诊。

刻下症　面色仍有苍白，精神好转，大便1次，色黄，成形，活动后少许头晕，舌淡暗，苔薄白，脉细。

中药处方　党参20g，白术15g，茯苓15g，阿胶20g（烊化），白及20g，熟地黄20g，鱼古15g，荆芥炭10g，田七末3g（冲服），大枣15g，当归炭12g，炙甘草12g，炮姜炭12g。

水煎服，日一剂，共三剂。

2003年5月2日三诊。

刻下症　患者面色略萎黄，双下肢乏力减轻，今日解大便1次，色黄，成形。舌淡暗，苔薄白，脉细。

中药处方　党参20g，白术15g，茯苓15g，阿胶20g（烊化），白及20g，熟地黄20g，鱼古15g，荆芥炭10g，田七末3g（冲服），大枣15g，当归炭12g，炙甘草12g，炮姜炭12g。

水煎服，日一剂，共七剂。

患者服药后未再述解黑便。

按语

患者病程较短，按理应该以实证为主，但从就诊时所见情况来看，实象并不明显，主要原因有三：一是年事已高，脏气渐衰，素体虚弱；二是出血较多，气随血脱，气血两伤；三是病程已久，但平素未予重视，疏于治疗。患者便血仅 3 天，何以日久之理，其实不然，冰冻三尺，非一日之寒，患者胃窦部巨大溃疡，此为病情日久之铁证。老年性溃疡的特点之一就是没有明显的临床症状，而常以并发症为首发症状，故病程短，确非实证，而是虚中夹实之证。虽然辨证为脾虚失摄，但在中药的选择方面，并没有使用常用的归脾汤等补气摄血，而是使用较平和的四君子汤加减。主要考虑患者起病较急，有邪实的存在，若使用黄芪等补气升提之品，恐怕有动血的嫌疑。所以在治疗急性上消化道出血时，避免使用容易动血的药物；即使要用，也多用炭，取其加强止血的效果。《灵枢·决气》提到："中焦受气取汁，变化而赤是谓血。"以党参、白术、茯苓健脾益气以复脾土运化之能；阿胶、熟地黄滋阴养血，使脾化生有源；荆芥炭收敛止血、田七末止血化瘀，重在治其标，鱼古取其制酸之性，用于制酸保护胃黏膜，促进肠道修复。二诊时，在前方中加大枣、炙甘草重在加强健脾，使脾胃恢复化生气血之功能，因脾喜燥恶湿，故加用炮姜炭温中健脾，当归炭化瘀止血养血。且炭化之药又有止血祛瘀之效，故诸药相伍，便血可愈。

第四节 治疗呃逆案例

呃逆古称"哕"，又称"咳逆"，呃是指气逆喉间发出的一种声音。逆，应下而反上谓之逆，此即指胃气上逆。《医学集成·呃逆》曰："清臣曰：呃逆之证，多由胃气虚极，有寒、有热，至伤寒、瘟疫，以及久病。此证亦多，名虽相同，治法大异。胃虚，宜安宜补；寒瘟，宜清宜下；肝木乘脾，咽喉气滞，又宜平肝补土，开滞逐瘀。"

寒者温之，热者清之，实则泄之，虚则补之为治疗呃逆的总体大法，除上文所述古人辨证中药施治治疗呃逆外，古人给我们留下的一些巧妙致呃之法亦值得我们学习和参考，如《灵枢·杂病》谓："哕，以草刺鼻，嚏，嚏而已；无息，而疾迎引之，立已；大惊之，亦可已。"取嚏、屏息、惊吓等简易之法，如若面对轻症呃逆患者，除药物治疗外，不妨兼而用之，亦能获得良效。

案例一 清热化湿法治疗呃逆病案

患者，男，22 岁，2015 年 5 月 19 日初诊。
主诉 呃逆、嗳气 4 天。

现病史 患者4天前暴饮暴食后出现呃逆、嗳气、呕吐、腹泻，呕吐物为内容物，当日呕吐1次，腹泻4次。自服健胃消食片，按压攒竹、合谷等穴位后症状缓解不明显。现呃逆频作，呃声洪亮有力，持续时间不等，嗳气、口臭、口干、口苦，清淡饮食，寐可，大便黏滞不爽，舌淡红，苔白腻，脉滑。

中医诊断 呃逆。

中医证型 湿热中阻证。

西医诊断 呃逆。

治法 理气清热化湿。

中药处方 柴胡10g，炒枳壳10g，赤芍30g，白芍30g，黄连10g，党参30g，厚朴30g，陈皮10g，法半夏9g，茯苓30g，竹茹10g，柿蒂10g，丁香3g，乌药10g，大腹皮30g，炙青皮20g，炒栀子10g，砂仁10g。

水煎服，日一剂，共七剂。

2015年5月26日二诊。

刻下症 情绪紧张时时有呃逆，口干、口苦症状减轻，纳寐可，大便黏滞不爽，舌淡红，苔白，脉滑。

中药处方 柴胡10g，炒枳壳10g，白芍30g，黄连10g，党参30g，厚朴30g，陈皮10g，法半夏9g，茯苓30g，竹茹10g，柿蒂10g，丁香3g，乌药10g，大腹皮30g，炙青皮20g，焦槟榔30g，橘核30g。

水煎服，日一剂，共七剂。

患者服药后未再出现呃逆，病情稳定。

按语

此患者由于过食辛辣煎炒、醇酒厚味后燥热内生，阳明腑实内结，气机运行不畅，阳明之气本主降，气机当降不降，气逆动膈而发生呃逆。胃肠蕴积湿热，郁而化火，胃火上冲，故呃声洪亮有力；阳明热壅，灼伤胃津，故口臭、口干、口苦；脾失运化，湿热内生，湿热蕴结肠道，故大便黏滞不爽，舌淡红，苔白腻，脉滑为湿热中阻之象。呃逆一证，总由胃气上逆动膈而成，以理气为大法，气调则呃止，予加味四逆散解郁理气，方中柴胡入肝胆经，升发阳气，疏肝理气，以宣达气机；白芍敛阴养血柔肝，与柴胡合用，以补养肝血，条达肝气，可使柴胡升散而无耗伤阴血之弊；赤、白芍连用可加强柔肝养阴之功效；佐以枳实理气解郁，泄热破结，或用枳壳，取枳壳药力轻灵和缓，善能拨动气机，与白芍、赤芍相配，又能理气和血。枳壳与柴胡配伍，一升一降，加强舒畅气机之功，并奏升清降浊之效。去甘草防其缓和诸药，增加药效。胃之和降，有赖于脾之健运，治疗呃逆，多用降逆止呃、疏肝理气之中药，易损伤脾胃，故不能一味疏肝降气，戕伐脾土，应当注重顾护脾胃，酌加党参、茯苓类药物以健脾。常用陈皮、半夏、柿蒂、竹茹、丁香等降逆止呃，同时顾护脾胃，酌加党参、茯苓类药物健脾，并注重药物的选择与炮制。但应详审病机，整体辨证，切不可一见呃逆一症，即用加味四逆散及降逆止呃诸药，应多方兼顾，结合病机态势，选用适当药味。黄连温胆汤具有清热燥湿、理气化痰、和胃利胆之效，方中半夏辛温，燥湿化痰和胃；竹茹清热化痰除烦；两者一温一凉，具有化痰和胃除烦之功；陈皮理气行滞，燥湿化痰；枳壳降气导滞，消痰除痞；陈皮与枳壳亦为一温一凉，而理气化痰之力增；佐以茯苓健脾渗湿，以绝生痰之源；全方温凉兼进，不寒不燥，理气化痰以和胃。患者热象较重，加用栀子以加强清热之力，栀子炒用，防其苦寒碍胃；同时加用砂仁、炙青皮、大腹皮、厚朴等增加行气理气化痰之效；丁香、柿蒂降逆止呃；砂仁行气调中，和胃醒脾；枳壳、青皮炙用以增强行气之效。方中理气、行气消胀药物偏多，且考虑患者诱因，酌加党参以健脾益气。患者二诊时热象不明显，赤芍有破血之功，前方基础去炒栀子、赤芍。砂仁行气调中力弱，加焦槟榔以行气消食导滞，槟榔炙用防其破气之力强，加强消食之力，加橘核以加强其理气之效。

案例二 温中降逆法治疗顽固性呃逆病案

李某，女，45 岁，教师，2010 年 7 月 31 日初诊。

主诉 反复呃逆 2 年余。

现病史 患者每因饮食不节而诱发呃逆，1 个月前因食用冰西瓜后再发呃逆，西医曾先后予甲氧氯普胺片口服、山莨菪碱肌内注射治疗，呃逆次数有所减少，但停药后又复发增多。现呃逆嘈杂，有呕恶，喜温喜按，大便略稀。舌淡苔白，脉细弦。

中医诊断 呃逆。

中医证型 中焦虚寒，浊邪上逆。

西医诊断 呃逆。

治法 温中补虚，降逆止呃。

中药处方 党参 30g，吴茱萸 5g，丁香 5g，生姜 8g，红枣 6 枚，茯苓 15g，厚朴 10g，白术 10g，半夏 10g，陈皮 10g，砂仁 6g（后下），柿蒂 15g，白及 15g。

水煎服，日一剂，共五剂。

2010 年 8 月 5 日二诊。

刻下症 患者呃逆明显减少，嘈杂呕恶消失，另诉进食后腹胀不适，舌淡苔白，脉细弦。

中药处方 党参 30g，吴茱萸 5g，丁香 5g，生姜 8g，红枣 6 枚，茯苓 15g，厚朴 10g，白术 10g，半夏 10g，陈皮 10g，砂仁 6g（后下），柿蒂 15g，炮鸡内金 10g。

水煎服，日一剂，共五剂。

2010 年 8 月 10 日三诊。

刻下症 服药后呃逆腹胀均消失，患者无诉其他不适，舌淡苔白，脉细弦。

中药处方　党参 30g，吴茱萸 5g，丁香 5g，生姜 8g，红枣 6 枚，茯苓 15g，厚朴 10g，白术 10g，半夏 10g，陈皮 10g，砂仁 6g（后下），柿蒂 15g，炮鸡内金 10g，薏苡仁 30g，山药 15g。

水煎服，日一剂，共五剂。

随访 3 个月未复发。

按语

本病案属于脾胃虚寒型呃逆案例，由于饮食不节，损伤脾胃，中焦虚寒内生，饮食生冷后诱发加重。脾胃虚寒，气机运化失调，胃气上逆动膈，发为呃逆。脾胃虚寒，胃气上逆则见呕恶，气逆动膈则见呃逆；中焦虚寒，脾胃功能失于运化则见嘈杂；阳虚则喜暖憎寒；清气当升，浊气当降，脾胃虚寒，升降失常，清谷下迫大肠则见泄泻；舌淡苔白，脉细弦为中焦虚寒、浊邪上逆之象。本证投以吴茱萸汤加减方温中降逆止呃。《金镜内台方议》云："干呕，吐涎沫，头痛，厥阴之寒气上攻也。吐利，手足逆湿冷者，寒气内盛也；烦躁欲死者，阳气内争也。食谷欲呕者，胃寒不受也。此以三者之症，共用此方者，以吴茱萸能下三阴之逆气为君，生姜能散气为臣，人参、大枣之甘缓，能和调诸气者也，故用之为佐使，以安其中也。"吴茱萸、生姜、人参、大枣君臣佐使共奏温中降逆止呕之功。方中柿蒂、丁香、人参、生姜是丁香柿蒂汤的组成方药，其乃治疗久病体虚之寒性呃逆良方；党参、茯苓、白术、半夏、陈皮为取六君子汤之意，益气健脾化痰；厚朴、砂仁理气化湿降逆；佐白及敛气降逆；全方温补与通降并用，使补而不滞，温而不壅，膈间气机升降顺畅，则逆气得以解除。二诊时呃逆、呕恶及嘈杂明显缓解，食后腹胀为脾胃虚弱，运化功能减弱，加炮鸡内金健脾消食以助运化；三诊时已无特殊不适，但实证易解，虚证难消，慢性病程，疗程亦长，为巩固疗效，以防病情反复，增强补气健脾功效，前方基础上加薏苡仁、山药健中气，理脾气。临床上，不可一味套用一方，应辨证灵活进行药物加减，如呃逆甚者，酌加沉香、降香、旋覆花等增加降逆之功；虚寒重者，可改生姜为干姜，酌加小茴香等温中散寒；呕吐明显者，酌加半夏、陈皮、砂仁等温中止呕；兼有食滞者，酌加谷芽、麦芽、莱菔子等消食化积；兼胃脘痛者，酌加延胡索、川楝子等理气止痛；兼有泛酸者，酌加瓦楞子、白及等制酸护胃；同时夹杂热邪者，可加黄连或黄芩清热燥湿；若呃逆日久，需配伍活血化瘀之品，如莪术、丹参等。

案例三　疏肝和胃法治疗呃逆病案

患者，男，46 岁，2014 年 3 月 23 日初诊。

主诉　反复呃逆 2 周。

现病史　进食后或情绪激动时容易呃逆，呃声短促响亮，时有右上腹胀闷感，偶有反酸、乏力，时有黏便，2 日 1 次，胃纳欠佳，舌淡红苔稍白腻，脉弦。辅助检查：胃镜提示"慢性浅表性胃炎伴胆汁反流"。

中医诊断 呃逆。

中医证型 肝胃不和。

西医诊断 呃逆。

治法 疏肝利胆，和胃降逆，理气健脾。

中药处方 茵陈 15g，黄连 3g，吴茱萸 3g，旋覆花 9g，制半夏 9g，川厚朴 6g，炒枳壳 10g，郁金 9g，苍术 10g，茯苓 15g，山药 15g，鸡内金 6g，莱菔子 9g，六神曲 12g，炒山楂 10g，仙鹤草 12g，针包草 30g。

水煎服，日一剂，共七剂。

2014 年 3 月 30 日二诊。

刻下症 患者自觉呃逆及上腹饱胀感缓解，胃纳转佳，仍偶有反酸，舌淡红苔薄白，脉弦。

中药处方 茵陈 15g，黄连 3g，吴茱萸 3g，旋覆花 9g，制半夏 9g，川厚朴 6g，炒枳壳 10g，郁金 9g，苍术 10g，茯苓 15g，山药 15g，鸡内金 6g，莱菔子 9g，仙鹤草 12g，针包草 30g，浙贝母 9g，海螵蛸 9g。

水煎服，日一剂，共七剂。

按语

土得木而达，五行中肝木与脾土为"克"与"被克"的关系。忧思恼怒，情志不畅，肝气郁结，肝气横逆犯中焦脾胃，上冲动膈，或土虚木乘，肝郁脾虚，痰湿内生，气郁痰阻，胃气痰浊上逆动膈，遂成呃逆。此患者呃逆短促响亮为实呃；肝主疏泄，调畅气机，胃气主降，若肝失疏泄则气机运行不畅，胃降不顺，气机局部壅塞，则见右上腹胀；土得木而达，木壅土郁，中焦失于运化，则见反酸、胃纳欠佳，清阳不展而见乏力；脾虚则运化水湿功能减弱，痰湿内生，下迫大肠则见大便黏滞；舌淡红苔稍白腻，脉弦均为肝胃不和证的表现；主要治则为疏肝解郁、降逆止呃，常用绛香、檀香、佛手、郁金、吴茱萸等。气郁痰阻之呃逆，可予旋覆花、半夏等降逆止呃同时又降气化痰湿，苏梗、苏叶行气宽中利膈。吴茱萸 3g 配伍黄连 3g 是常用的治疗嘈杂吐酸的药对，《本草纲目》有云，吴茱萸有"开郁化滞，治吞酸、厥阴痰涎头痛"之效用，吴茱萸主入肝经，疏泄肝气之郁滞，疏肝解郁、降逆止呃，兼能制酸止痛，尤适用于出现呃逆同时伴有反酸、烧心的患者。然而吴茱萸性热祛寒，对于肝郁化火或有身热口苦等热证的患者，需配伍黄连清热泻火，削弱吴茱萸之热性。对于火热或湿热之邪较盛者，可将黄连适当加量。烧心较明显者，可加用薄荷。方中予茵陈、黄连、吴茱萸、郁金以疏肝理气、降逆止呃，旋覆花、半夏降逆止呃，川厚朴、炒枳壳、鸡内金、莱菔子宽中理气、消食除胀，六神曲、炒山楂健胃消食，苍术、茯苓、山药健脾燥湿，仙鹤草、针包草健脾补虚。

参 考 文 献

[1] 江克明. 左金丸的应用[J]. 中成药研究，2001，6：32

[2] 马东. 从一贯煎管窥魏之琇学术思想[N]. 中国中医药报，2006，（5）

[3] 刘敏，林穗芳. 余绍源教授临证治验举隅[J]. 辽宁中医药大学学报，2008，10（12）：175-176

[4] 太平惠民和剂局. 太平惠民和剂局方[M]. 刘景源整理. 北京：人民卫生出版社，2007：305-311

[5] 罗美. 古今名医方论[M]. 李飞，武丹丹，黄琼磁校注. 北京：中国中医药出版社，2007，7：9

[6] 张景岳. 景岳全书[M]. 太原：山西科学技术出版社，2006：19

[7] 穆雅丽. 梁乃津慢性胃病治验[J]. 中国社区医师，2007，23（21）：34-35

第六章 补土理论治疗肠病案例

第一节 治疗溃疡性结肠炎案例

溃疡性结肠炎是一种特发于大肠黏膜的慢性炎症和溃疡性病变,多累及直肠、乙状结肠,以腹泻、腹痛、黏液脓血便和里急后重为主症,发病率逐年上升,属难治病,常易复发。患者由于先天禀赋不足,后天脾胃功能不健,在感受外邪、饮食所伤,或情志不遂等情况下,经各种病理变化,最终导致肠中气机不畅,大肠传导失职。

痢疾的治疗应根据病证的虚实确定治疗原则,热痢清之,寒痢温之,初痢则通之,久痢虚则补之。寒热交错者,清温并用;虚实夹杂者,通涩兼施。赤多者重用血药,白多者重用气药,始终把握祛邪与扶正的辨证关系、顾护胃气贯穿于治疗的全过程。

案例一 寒热并用法治疗溃疡性结肠炎病案

李某,男,46岁,2015年3月15日初诊。

主诉 反复腹痛腹泻、解血便1年余,再发2个月。

现病史 患者于2013年11月开始出现腹部隐痛,以脐周为主,伴解稀烂便,3~5次/日,夹带鲜血,未见明显黏液,2个月前患者上症再发,腹部隐痛,脐周为主,腹泻,解稀烂便3~5次/日,夹带鲜血,未见明显黏液,无里急后重、排便不尽感,伴饱食后腹胀,无发热恶寒,无关节疼痛等,口干口苦,纳眠可,小便正常。舌红,苔微黄,脉弦滑。辅助检查:2015年3月11日广东省中医院肠镜示溃疡性结肠炎(乙状结肠以下),待病理。

中医诊断 痢疾。

中医证型 大肠湿热。

西医诊断 溃疡性结肠炎(慢性复发型,活动期,轻度,直肠乙状结肠型)。

治法 清热化湿。

中药处方 黄芩15g,黄连10g,白芍20g,当归10g,木香10g(后下),大黄10g,槟榔15g,苦参10g,白花蛇舌草15g,紫珠草10g,地榆15g。

水煎服,日一剂,共三剂。

2015年3月18日二诊。

刻下症 腹部隐痛，脐周为主，大便日4次，质稀烂，夹带鲜血，饱食后腹胀，少许口干口苦，纳眠可，小便正常。舌淡红，苔微黄，脉弦滑。

中药处方 党参15g，白术15g，干姜5g，炙甘草5g，炒黄连5g，黄芩10g，木香10g（后下），枳实10g，薏苡仁15g，茯苓15g。

水煎服，日一剂，共三剂。

患者服药三剂后大便次数及便血均较前减少，腹痛较前减轻，继续服用上方1周，无明显腹痛症状，便血较少，嘱患者坚持门诊服药治疗。

按语

溃疡性结肠炎临床上以湿热证、实证多见。溃结者，当察虚实、辨寒热。一般初发年轻体壮患者多实，久病及年高体弱患者多虚。腹痛腹胀为实，腹痛绵绵、平素畏寒凉之品为虚。本患者反复腹痛腹泻，伴便血，中医学当属"久病"范畴。患者初诊服芍药汤后解多次稀烂便，芍药汤方多寒凉之品，攻伐太过易致脾气受损，健运失司，生湿生滞。患者病程较长，近期发作，脾虚湿盛是主要病机。刘河间在《素问病机气宜保命集》中提到"行血则便脓自愈，调气而后重自除"，常被后世医家视为治痢之大法。行血调气，简而言之，即治痢当"通"。但"通"不是一味使用寒凉泄下之品，当审证求因，审因论治。本患者大便时泻，泻下鲜血，迁延反复，为脾肾阳虚的表现。腹泻、畏寒为脾胃虚寒的表现，也有便下鲜血、口干口苦、苔微黄等大肠湿热的表现。目前证当以脾虚为本，以湿、热为标，病性虚实夹杂，故当辨为寒热错杂证。考虑与患者目前正气疲惫、由脾而肾，使得病情复杂而缠绵有关。中医辨证为寒热错杂。用药方面考虑选用连理汤温中祛寒，兼清郁热。方用党参、白术、干姜、甘草温运脾胃之气，使上下交通，精气流通畅和，黄连清肠中余邪，木香、枳实、薏苡仁、茯苓调气行血，促进疾病向愈。治疗痢疾，当使精气通和，精气流通得力，则病邪可祛，正气可复，重新恢复阴平阳秘的健康状态。

案例二 清热祛湿法治疗溃疡性结肠炎病案

方某，女，49岁，2016年4月20日初诊。

主诉 大便性状改变2周余，加重伴解黏液血便1周。

现病史 患者2周前开始出现解烂便，大便4～5次/日，量不多，呈黄色水样便，可见黏液及少许鲜血，少许里急后重，伴腹部少许胀痛，便后痛减，便后不爽，无发热恶寒，无肛门灼热感，无肛门重坠感，口干口苦，纳眠可，小便正常，舌红，苔黄微腻，脉细。辅助检查：肠镜示溃疡性结肠炎。

中医诊断 痢疾。

中医证型 大肠湿热。

西医诊断 溃疡性结肠炎。

治法　清热燥湿，调气止血。

中药处方　黄连 10g，黄芩 10g，白头翁 15g，木香 10g（后下），当归 10g，白芍 15g，地榆炭 10g，三七片 10g，甘草 5g。

水煎服，日一剂，共四剂。

2016 年 4 月 25 日二诊。

刻下症　昨日至今解大便 1 次，呈黄色烂便，可见少许黏液，未见鲜血，里急后重较前明显改善，腹部胀痛较前明显减轻，无肛门灼热感，无肛门重坠感，无恶寒发热，口干口苦较前减轻，纳眠可，小便正常。舌红，苔微黄腻，脉细。

中药处方　黄连 6g，黄芩 10g，白头翁 10g，木香 10g，当归炭 10g，白芍 15g，地榆炭 15g，白及 10g，三七粉 3g（冲服），甘草 5g。

水煎服，日一剂，共六剂。

2016 年 5 月 1 日三诊。

刻下症　今日大便暂未解，腹部胀满较前减轻，无腹痛，少许口干口苦，纳眠可，小便调。舌淡红，苔腻微黄，脉细。

中药处方　黄连 5g，黄芩 10g，木香 10g（后下），当归 10g，白芍 15g，地榆炭 15g，白及 10g，三七粉 3g（冲服），甘草 5g，槟榔 10g，茯苓 30g。

水煎服，日一剂，共七剂。

服药后患者无腹痛，黏液血便症状消失，嘱其注意饮食，定期随诊。

按语

痢疾是常见的肠道疾病，当与泄泻相鉴别。鉴别要点：以腹痛，里急后重，痢下赤白脓血者为痢疾；以排便次数增多，粪便稀薄，甚至如水样者为泄泻。泄泻之腹痛多与肠鸣脘胀同时出现，其痛便后即减；而痢疾之腹痛是与里急后重同时出现，其痛便后不减。患者发病急迫，大便赤白相间，伴少许腹部胀痛，符合痢疾之症。

痢疾最早见于《内经》，将其命名为"肠澼"，并指出其主要症状有"便血"、"下白沫"、"下脓血"、"腹痛"等。其病因当为平素工作劳累，加之饮食不节，喜食辛辣，损伤脾胃，加之久居岭南湿地，湿邪内生，日久化热，湿热相互搏结于肠道，肠道脂膜受损，则痢下赤白；湿热壅塞气机，则腹痛。结合患者舌脉，当是大肠湿热证无疑。治当清热燥湿，调气止血，方选用芍药汤甚佳。此方以黄芩、黄连为君，清热燥湿。臣以木香、槟榔调畅大肠气机；以当归、芍药行血活血，兼顾湿热之邪耗伤阴血之虑；佐以大黄泻下积滞，通因通用，导湿热之邪从大便而去。少许肉桂可温运气血，于大队苦寒药物中防苦寒伤及脾胃。甘草调和诸药。原方体现了"行血则便脓自愈，调气则后重自除"之大法。茯苓、薏苡仁虽有健脾除湿之功，但目前患者湿热之邪未尽，纳可，脾胃之气未衰，继当以清湿热余邪为主，后期湿热之邪去后可选补益药物，目前不宜选用补益药物。

案例三 温中健脾涩肠法治疗溃疡性结肠炎病案

陈某，女，46岁，2016年8月7日初诊。

主诉 反复腹痛、黏液血便3年，加重1月余。

现病史 3年前患者开始出现腹痛、黏液血便，无恶寒发热，2014年起服用美沙拉秦治疗近1年，症状改善，遂自行停药，改口服中药治疗。2015年患者症状加重，治疗上7月21日予甲泼尼龙40mg每日1次抗炎治疗，患者仍有便血，1个月前再发加重，每日解黏液血便7～8次，便前腹痛，便后痛减，伴里急后重，活动后头晕心悸，精神疲倦，无口干口苦，纳差，眠可，小便调，舌淡暗，苔黑焦，脉细弱无力。辅助检查：2015年7月7日肠镜及病理提示（直肠、乙状结肠）黏膜组织炎症改变，部分黏膜糜烂，部分腺体轻度非典型增生，病变未排除溃疡性结肠炎可能。

中医诊断 痢疾。

中医证型 寒热错杂。

西医诊断 溃疡性结肠炎。

治法 温中清肠，调气化滞。

中药处方 木香10g（后下），煨肉豆蔻10g（后下），白术15g，党参15g，炙甘草10g，阿胶10g（烊化），三七粉3g（冲服），赤石脂15g，当归炭10g，姜炭10g，白及15g，黄芪30g。

水煎服，日一剂，共十剂。

西医治疗 口服美沙拉秦缓释颗粒剂抗炎，复方谷氨酰胺肠溶胶囊保护肠道功能，双歧杆菌三联活菌胶囊调节肠道菌群，并予静脉滴注葡萄糖、脂肪乳加强营养支持。

2016年8月17日二诊。

刻下症 精神好转，每日大便5～7次，伴暗红色血液，夹杂粪渣，少许腹痛、里急后重，泻后痛减，活动后头晕、心悸，纳差，眠可，小便调。舌淡暗，苔薄白，脉细弱无力。

中药处方 木香10g（后下），炒白术15g，党参15g，炙甘草10g，当归炭10g，黄芪30g，煨肉豆蔻10g，茯苓30g，炒白扁豆30g，炒薏苡仁30g，山楂炭10g，藿香10g，延胡索15g，陈皮10g，法半夏15g。

水煎服，日一剂，共五剂。

患者服药后大便减少至每日2～3次，无黏液血便，无明显腹痛，嘱继续门诊随诊。

按语

治疗痢疾应根据病证的虚实确定治疗原则，热痢清之，寒痢温之，初痢则通之，久病虚则补之。寒热交错者，清温并用；虚实夹杂者，通涩兼施。赤多者重用血药，白多者重用气药。始终把握祛邪与扶正的辨证关系，顾护胃气贯穿于治疗的全过程。调气和血即是顺畅肠腑凝滞之气血，祛除腐败之脂脓，恢复肠道传送功能，促进损伤之脂膜血络尽早修复，以改善腹痛、里急后重、下痢脓血等临床症状。正如刘河间所说："调气则后重自除，行血则便脓自愈。"常采用理气行滞、凉血止血、活血化瘀、去腐生肌等治法。顾护胃气"人以胃气为本，而治痢尤要"。这是由于治疗实证初期、湿热痢、疫毒痢的方药之中，苦寒之品较多，长时间大剂量使用，有损伤胃气之弊。因此，治痢应注意顾护胃气，且顾护胃气应贯穿于治痢的始终。古今学者提出有关治疗痢疾之禁忌，如忌过早补涩，以免关门留寇，病势缠绵不已；忌峻下攻伐，忌分利小便，以免重伤阴津，戕害正气等。

第二节 治疗克罗恩病案例

克罗恩病是一种病因不明的慢性肉芽肿性炎症，病变可累及消化道任何部位，以末段回肠及邻近结肠多见，多呈节段性、非对称性分布。临床主要表现有腹痛、腹块、腹泻、血便、吸收不良、肠瘘、肠梗阻等症状。临床起病病程缓慢、迁延，发作期与缓解期交替出现，重症患者迁延不愈，常有各种并发症，如出现肛周病变、肠梗阻、瘘管形成、肠穿孔等，预后不良，治愈难度大，术后易复发。中医认为本病初起时以邪实为主，多见湿热、气滞。湿热者进一步发展，可出现生风动血、伤阴；气滞者，病情与情绪关系密切。肝气郁久，既可横逆克犯脾胃，又可郁而化火，还可导致气滞血瘀之证。病久迁延可致脾胃虚弱，或脾肾两虚，亦可出现气虚血瘀等虚实夹杂之证候表现。

案例一 温中健脾涩肠法治疗克罗恩病病案

何某，男，40岁，2016年5月23日初诊。

主诉 反复腹痛伴黏液便4年，再发2周。

现病史 患者4年前开始出现下腹部隐痛，未向他处放射，与进食及体位改变无关，精神疲倦，乏力，嗳气，无恶心呕吐，伴大便次数增多，每日3～5次，质软成形，伴黏液，便前下腹部隐痛，便后痛减，有排便不尽感，无脓血，无口腔溃疡，无皮疹，无关节疼痛，纳欠佳，眠可，小便调。舌淡暗，苔白微腻，脉细数。近3月体重下降约6kg。辅助检查：血常规示白细胞计数（WBC）8.9×10^9/L，中性粒细胞百分比（NEUT%）76.7%，淋巴细胞百分比（LYM%）13.7%，红细胞计数（RBC）3.59×10^{12}/L，血红蛋白（Hb）90g/L，血细胞比容（HCT）29.6%。肠镜示回盲瓣：黏膜充血肿胀，开口狭窄内镜难入小肠；大肠黏膜：所见回盲部黏膜充血肿胀，肠腔狭窄，横结肠、降结肠见散在溃疡，部分黏膜呈铺路石样改变，乙状结肠黏膜充血肿胀明显，肠腔稍狭窄，见较多纵行溃疡，诊断：克罗恩病？病理：（降结肠、乙状结肠、回盲瓣、横结肠黏膜活检）肠黏膜慢性溃疡，伴慢性肉芽肿性炎。小肠 CT：①CTE，回肠多节段、回盲部、降结肠、乙状结肠局部管壁增厚，考虑克罗恩病，请结合临床。②脂肪肝；肝 7~8 段交界处强化结节，考虑小血管瘤。③前列腺钙化灶。④余腹盆腔实质脏器未见明显异常。

中医诊断　腹痛。

中医证型　脾虚湿瘀证。

西医诊断　克罗恩病（结肠，中度，活动期，狭窄型）；胆囊息肉；前列腺增生（并钙化灶）。

治法　健脾祛湿化瘀。

中药处方　党参 15g，茯苓 15g，白术 15g，甘草 5g，薏以仁 20g，莲子 15g，山药 20g，砂仁 5g（后下），郁金 15g，延胡索 15g，白芍 20g，三七片 5g。

水煎服，日一剂，共七剂。

西医治疗　予双歧杆菌嗜酸乳杆菌肠球菌三联活菌调整肠道菌群，美沙拉秦控制肠道炎症反应。

2016 年 5 月 31 日二诊。

刻下症　患者近日出现发热，乏力较前明显改善，腹部胀痛较前明显减轻，今日解大便 3 次，色黄质烂，未见黏液脓血，无恶寒发热，纳眠可，小便调。舌淡暗，苔微黄腻，脉细。

中药处方　党参 15g，茯苓 15g，白术 15g，甘草 5g，薏苡仁 20g，郁金 15g，延胡索 15g，三七片 5g，木香 10g（后下），黄连 5g，厚朴 15g，枳实 15g，黄芪 15g。

水煎服，日一剂，共七剂。

服药后患者腹部胀痛明显减轻，大便每日 2~3 次，较前成形，其带中药七剂出院。

按语

克罗恩病应属于中医学"腹痛"、"肠痛"、"肛痛"、"肛瘘"、"便血"、"泄泻"、"痢疾"、"积聚"等病证范畴。临床多以脾气虚损、久病及肾致脾肾阳虚为本，肠道湿热、瘀血为标，多虚实相间，寒热错杂。脾胃虚弱日久，气血生化之源，内不能调和于五脏，外不能洒陈于营卫经脉，由虚致损，可成虚劳。本病病机虽然复杂，但其基本病机变化为脾胃受损，湿困脾土，肠道功能失司，病位在肠，脾失健运是关键，同时与肝肾关系密切。脾主运化，喜燥恶湿；大小肠司传导、泌浊；肝主疏泄，调节脾运，土虚木贼；肾主命门之火，能暖脾助运，腐熟水谷。故《景岳全书·杂证谟》曰："肾虚弱之辈，但犯生冷极易作痛。"《医宗必读·痢疾》曰："是知在脾者病浅，在肾者病深。肾为胃关，开窍于二阴，未有久痢而肾不损者。"从克罗恩病的病理角度看，可属于中医学"疮病"范畴，"疮全赖脾土"，此是陈实功在《外科正宗》里提出的思想，对克罗恩病的中医辨证论治具有重要的指导意义。文中提出疮疡"得土者昌，失土者亡"，脾胃为气血生化之源，气血盛衰关系着疮疡的发生、发展、预后转归，关系着疮疡的起发、破溃、收口及病程的长短。当人的气血充盛时，不仅不容易发生疮疡，即使发生后，也可依靠正气收束疮毒的作用，使疮疡易于起发、破溃、收口，预后较好，病程也短。当气血虚弱时，疮疡就难以起发、溃破、收口，无力托毒，毒不能随脓出而解，"真气虚而益虚，邪气实而益实"，故"疮全赖脾土，调理必要端详"。经研究发现脾胃虚弱病证的患者数量是最多的，治疗上要多重视脾胃。克罗恩病患者多见消瘦，因脾主肌肉，肌肉的荣润丰满与脾胃关系密切，同时也是脾胃功能盛衰外映的征象之一。临床症状的调查发现，克罗恩病的症状以腹痛、腹泻、消瘦为多，中医认为本病以脾胃为病变中心，脾胃升降反作，清浊相混，清气在下则为飧泄，土虚木乘则为腹痛。"不通"是病机关键，寒、热、湿、食、气、血等阻滞胃肠，耗伤脾胃，不通则痛，日久则变生积聚、肠痈等疾病。

患者久居岭南湿地，加之饮食不节，脾胃受损，失于健运，湿浊内生，郁久成瘀，湿瘀互结，气机不畅，故发为腹痛；嗳气为脾虚失运，中焦气机升降失常，胃气上逆所致；疲倦、乏力、纳欠佳为脾虚失运，气血生化乏源，机体失养所致；大便质烂，伴黏液为脾虚失运、湿浊下注所致；舌淡暗，苔白微腻，脉细数均为脾虚湿瘀之象。本患者以脾胃气虚为基础，考虑病程较久，脾虚无力运化，水湿内生，阻碍气血运行，气滞血瘀，故辨证为脾虚湿瘀，以健脾祛湿、活血化瘀为法，中药汤剂以参苓白术散加减为主。二诊时患者时有发热，舌苔微黄腻，考虑脾虚失运，水湿内生，郁久化热，邪热内生，夹糟粕积滞于肠道，中药汤剂在原方基础上加黄连清热燥湿，厚朴、枳实行气通腑，经治疗后症状明显改善而出院。

案例二 温中散寒法治疗克罗恩病病案

李某，男，25岁，2016年10月9日初诊。

主诉 反复腹痛2个月余。

现病史 患者2个月余前劳累受凉后开始出现腹部隐痛，恶心欲呕，呕吐酸水痰涎，日10余次，与进食无关，纳差，饥饿不欲饮食，每餐只食用一碗白粥，精神疲倦，无发热恶寒，眠一般，小便调。舌淡，苔白，脉弦细。近2个月来体重下降约10kg。辅助检查：腹部+泌尿系彩超：肝脏、胆囊、胰腺、脾脏未见明显异常。双肾、膀胱未见明显异常。前列腺未见明显异常。胃镜：十二指肠霜斑样溃疡（A2）；慢性非萎缩性胃窦炎伴平坦糜烂。肠镜：镜下见回肠末段黏膜见散在纵行溃疡，黏膜充血水肿明显，活检1块；回盲瓣黏膜充血水肿，见铺路石样增生；回盲部、升结肠近回盲部段见黏膜充血水肿，见散在纵行溃疡灶及散在铺路石样增生，活检2块；乙状结肠距肛门26～30cm肠段见散在铺路石样增生，表面充血水肿，活检1块，质软。镜检诊断：回肠末端、回盲部、升结肠溃疡伴铺路石样增生，乙状结肠见铺路石样增生，提示克罗恩病？结核？感染？肿瘤？待病理。

中医诊断 腹痛。

证候诊断 脾胃气虚证。

西医诊断 克罗恩病（可能性大，回结肠型、狭窄型，活动期中度）。

治法 健脾益气，理气止痛。

中药处方 党参20g，炙甘草10g，干姜10g，炒白术15g，黄芪30g，陈皮10g，升麻10g，柴胡5g，砂仁10g（后下），法半夏15g，茯苓15g，延胡索15g。

水煎服，日一剂，共五剂。

2016年10月14日二诊。

刻下症 精神疲倦，情绪低落，脐周及右下腹隐痛，与进食无关，恶心欲呕较前减轻，暂无呕吐酸水，纳差，饥饿不欲饮食，喜热饮，大便日1～2行，质便烂，色黄，无黏液血便，眠欠佳，小便调。舌淡，苔白，脉弦细。

中药处方 党参15g，白术15g，茯苓15g，炙甘草15g，法半夏15g，陈皮10g，木香10g（后下），柴胡20g，赤芍15g，黄芩10g。

水煎服，日一剂，共七剂。

2016年10月17日三诊。

刻下症 患者情绪稳定，精神稍好转，腹部隐痛稍减轻，恶心欲呕较前减轻，纳差，大便每日1～2行，质便烂，色黄，眠一般，小便调。舌淡，苔白，脉弦细。

中药处方 党参15g，白术15g，茯苓15g，炙甘草5g，延胡索15g，木香10g（后下），枳壳10g，郁金15g，法半夏10g。

水煎服，日一剂，共七剂。

服药后患者症状减轻而出院，嘱出院后继续服药治疗，定期门诊随访。

按语

患者为年轻男性，因反复腹部疼痛、呕吐酸水入院，以腹满而吐、食不下、时腹自痛为主证，符合《伤寒论》太阴病篇之提纲，本例患者发病前有外感风寒，加之工作劳累，耗伤脾胃中焦之正气。在外感病病程中，病邪入阴的第一阶段，为中焦阳气虚衰，脾胃功能减退，寒湿不运所表现的证候。寒湿内阻，损及脾阳，或寒邪直犯脾经，损伤脾胃都会影响水谷的消化和排泄，寒邪收引、凝滞，阻碍中焦气机运行，不通则痛，故时腹自痛；寒湿犯胃，胃失和降，胃气上逆，故见呕吐；胃失受纳，故食不下；寒湿不化，困阻于脾，脾气不升，运化失司，故见自利；结合患者舌脉象，本病病位在胃，与脾、肝密切相关，病机为脾胃气虚，病性属虚。从六经辨证角度来看，本病当属于太阴病。《伤寒论·辨太阴病脉证并治》第273条中有言："太阴之为病，腹满而吐，食不下，自利益甚，时腹自痛，若下之，必胸下结硬。"患者现症符合太阴病表现，故当从太阴病论治。患者辨为太阴病，太阴病因属里虚寒证，脾胃虚寒，故其治疗原则当以温法补法为主，以温中散寒为重点。如表证偏重者，先行解表；里证较急者，先治其里。本例患者表证已消，目前以里证为主，当以温补中焦治其里，故以温中散寒补虚为法，方选理中汤最为适宜。清代著名医家柯韵伯在《伤寒来苏集·伤寒附翼》中写道："太阴病，以吐利腹满痛为提纲，是遍及三焦矣。然吐虽属于上，而由于腹满，利虽属于下，而由于腹满，皆因中焦不治以致之。其由来有三：一是因表虚而风寒由外入者，二是因下虚而寒湿由下上者，三是因饮食生冷而寒邪由中发者，总不外乎寒湿也，当以温补为法，理中则腹满痛吐利诸症悉平矣。故白术以培脾土之虚，人参以益中宫之气，干姜以散胃中之寒，甘草以缓三焦之急，故干姜得白术，能止吐而除满，人参得甘草，能缓急而止利。或丸或汤，随机应变，此确为理中之主剂矣。"病机总归为中虚脏寒，故主方选理中汤以温中补虚，合补中益气汤加减以补益中气，或合香砂六君子汤加减以健脾益气。方中党参补益中焦之气，白术培补脾土，干姜温中散寒，甘草缓急而益脾土，黄芪、升麻、柴胡以升提虚陷之脾土，半夏以降呕逆之胃气，少佐延胡索止痛，方集温补、散寒、升提一体，谨守太阴病病机施治，注意观察病情变化，随症变通。

经治疗后患者腹部疼痛改善，无呕吐，二诊时患者情绪较低落，眠欠佳，辨证为肝郁脾虚，以疏肝健脾、理气止痛为法，中药汤剂以柴芍六君子汤加减为主。

第三节 治疗肠易激综合征案例

肠易激综合征是一组持续或间歇发作，以腹痛、腹胀、排便习惯和（或）大便性状改变为临床表现，而缺乏胃肠道结构和生化异常的肠道功能紊乱性疾病。罗马Ⅲ诊断标准将其列为功能性肠病的一类，患者以中青年人为主，发病年龄多为20～50岁，女性较男性多见，有家族聚集倾向，常伴发其他胃肠道功能紊乱性疾病，如功能性消化不良等。按照大便的性状将肠易激综合征分为腹泻型、便秘型、混合型和不定型四种临床类型，我国以腹泻为主型多见。中医典籍中并无肠易激综合征病名，该病属于祖国医学中的"濡泄"、"注泄"、"洞泄"、"飧泄"等范畴。中医学认为此病病位在肝、脾、肾，病因与感受外邪、饮食所伤、脾胃虚弱、命门火衰、情志因素密切相关，病机关键在于脾虚与湿滞。

案例一 疏肝健脾法治疗肠易激综合征病案

肖某，男，53岁，2012年1月17日初诊。

主诉 反复阵发性腹痛、腹泻数年。

现病史 腹痛，便后痛减，大便每日2～3次，质黏，完谷不化，排出不畅，纳可，眠差，睡眠浅。近日口干口苦，小便可，面色萎黄，稍觉疲倦，眼睑困重。舌淡红，边缘有齿印，苔白腻，脉弱。辅助检查：既往曾行肠镜检查未见明显异常。

中医诊断　泄泻；腹痛。

中医证型　脾虚肝郁证，兼肾阳虚证。

西医诊断　肠易激综合征。

治法　益气健脾，抑木扶土。

中药处方　白术15g，党参15g，茯苓15g，白扁豆30g，陈皮10g，山药15g，炙甘草5g，薏苡仁20g，莲子15g，防风15g，白芍15g，柴胡10g。

水煎服，日一剂，共七剂。

2012年1月24日二诊。

刻下症　服药后腹痛减轻，仍大便日2～3次，质黏，完谷不化，排出不畅，眠差，疲倦困重，时有口干口苦。舌淡红，边缘有齿印，苔白腻，脉弱。

中药处方　白术15g，党参15g，茯苓15g，陈皮10g，山药15g，炙甘草5g，莲子15g，防风15g，白芍15g，柴胡10g，合欢皮20g，干姜10g。

水煎服，日一剂，共七剂。

2012年1月31日三诊。

刻下症　仍时有腹痛，便后痛减，大便较前稍成形，完谷不化，进食生冷、寒凉食物后大便不成形，纳可，眠差，难入睡，易醒，时有口干口苦，疲倦困重。舌淡红，边缘有齿印，苔白腻，脉弱。

中药处方　白术15g，党参15g，茯苓15g，陈皮10g，山药15g，炙甘草5g，莲子15g，白芍15g，柴胡10g，合欢皮20g，干姜10g，补骨脂15g，共七剂。

水煎服，日一剂，共七剂。

2012年2月7日四诊。

刻下症　仍时有腹痛，便后痛减，进食生冷、寒凉食物后大便不成形，无黏液脓血便，纳可，眠差，难入睡，易醒，时有口干口苦，小便可，疲倦困重。舌淡红，边缘有齿印，苔白腻，脉弱。

中药处方　白术15g，党参15g，茯苓15g，陈皮10g，山药15g，炙甘草5g，莲子15g，白芍15g，合欢皮20g，干姜10g，补骨脂15g，延胡索15g。

水煎服，日一剂，共七剂。

2012年2月14日五诊。

刻下症　服药后大便成形，每日2～3次，量少，质黏，有排不尽感，完谷不化，进食生冷、寒凉食物后大便不成形，纳可，眠差，难入睡，易醒，时有口干口苦，疲倦困重。舌淡红，边缘有齿印，苔白腻，脉弱。

中药处方　白术15g，党参15g，茯苓15g，陈皮10g，山药15g，炙甘草5g，莲子15g，合欢皮20g，干姜10g，补骨脂15g，延胡索15g，白扁豆20g。

水煎服，日一剂，共七剂。

服药后患者无腹痛发作，大便次数减少，质软成形，嘱注意饮食，规律生活。

按语

《谦斋医学讲稿》之《关于肝病常用方剂的运用》一文中提到"肝旺脾弱的腹泻多系腹内先胀，继而腹痛泻下不多，泻而舒畅，反复发作，脉多弦细，右胜于左，表现为木乘土位"。腹痛时作时休，便后痛减，是因肝气随大便排出稍得疏泄。脾胃虚弱，运化无权，水谷不化，水反为湿，谷反为滞，清浊不分，并走大肠，故大便溏泻；湿浊留滞体内，阻碍气机运行，故倦怠、眼睑困重；久泻伤及脾阳、肾阳，则脾土运化失常，难以腐熟水谷，故见完谷不化；久泻不止，脾胃虚弱，气血来源不足，故面色萎黄，肢倦乏力；舌边有齿印、脉弱、大便质黏皆为脾虚夹湿之症；而口干口苦、眠差、难入睡则为肝旺相火内扰之象。泄泻出现在清晨，虽与命门火衰的五更泻相似，而用温肾固涩之品却难以奏效。命门火衰者阴寒盛，泄泻多伴腹痛绵绵，畏寒肢冷；肝郁脾虚者，腹痛较剧且有攻撑之感，腹痛即泻，泻后痛减。

参苓白术散，功能益气健脾，渗湿止泻，方中用四君子汤以平补脾胃为主，辅以白扁豆、薏苡仁、山药之甘淡，以及莲子之甘涩，助白术健脾又可渗湿止泻，砂仁辛温，芳香醒脾，使四君子汤补而不滞，上下气机贯通，则泻可止也。痛泻要方出自《景岳全书》，原名"白术芍药散"，为治痛泻之要方。主治土虚为木所乘，脾受肝制，升降失常所致腹痛，其特点为泻必腹痛，泻后痛减，是肝木克脾土之征，遂予白芍养血柔肝，防风散肝舒脾，白术健脾益气，陈皮理气醒脾，加柴胡以疏肝解郁，亦能振奋中土以升提脾胃清阳，共奏补脾土泻肝木、调气机止痛泻之功。病机为脾虚湿滞，兼见肝旺、肾阳不足，病机虽明，但药有功效，方有主治，方向各有不同，抓住脾虚这一贯穿病程始终的病机，以参苓白术散随证加减，或合痛泻要方泻肝兼补脾，或加干姜以温补脾阳，或予补骨脂以温肾止泻。

案例二 抑肝扶脾法治疗肠易激综合征病案

廖某，女，21岁，1994年4月11日初诊。

主诉 反复腹痛、腹泻1年。

现病史 患者于1年前因学习紧张而开始经常出现左下腹疼痛，大便稀烂，日行2～3次，无黏液，常在考试前复习时症状加重，伴心烦失眠，胃纳欠佳，但无明显消瘦。舌质红，苔黄腻，脉弦数。辅助检查：T_3、T_4均正常，腹部B超正常，纤维结肠镜检查显示结肠激惹现象，未见器质性病变。

中医诊断 泄泻；腹痛。

中医证型 肝气乘脾，大肠湿热证。

西医诊断 结肠易激综合征。

治法 抑肝扶脾，清热燥湿。

中药处方　白芍 30g，太子参 30g，郁金 15g，珍珠母 30g，佛手 15g，延胡索 15g，白术 15g，黄连 10g，藿香 10g，布渣叶 10g，防风 10g，木香 10g（后下）。

水煎服，日一剂，共七剂。

1994 年 4 月 18 日二诊。

刻下症　腹痛缓解，大便条状，每日 1 次，心烦失眠减轻，胃纳增进。舌质红，苔黄腻，脉弦数。

中药处方　白芍 30g，太子参 30g，郁金 15g，珍珠母 30g，佛手 15g，延胡索 15g，白术 15g，黄连 10g，藿香 10g，布渣叶 10g，防风 10g，木香 10g（后下）。

水煎服，日一剂，共七剂。

嘱注意合理安排学习休息，适当增强体育锻炼，保持乐观情绪，服药后患者无腹痛腹泻发作，嘱注意饮食，保持心情舒畅。

按语

脾的运化功能有赖于肝之疏泄。肝疏泄有度，则水谷精微可正常输布全身，糟粕能正常下传大肠。《素问·宝命全形论》所谓"土得木而达"就概括了这一点。若情志所伤，肝疏泄失常，肝气乘脾或土失木疏，均可导致脾失健运，肠道排泄糟粕异常，泄泻乃作。《血证论·脏腑病机论》亦云："木之性主于疏泄。食气入胃，全赖肝木之气以疏泄之，而水谷乃化。设肝之清阳不升，则不能疏泄水谷，濡泄中满之症，在所不免。"可见，泄泻可因肝之疏泄功能失常而致。该患者因情绪紧张起病，并在紧张时加重，左下腹也为足厥阴肝经所过之处，其痛与肝相关，肝失疏泄，气机不通则痛；纳差为湿滞于胃、胃失受纳之象；烦热失眠、舌红、苔黄腻、脉弦数均为湿热内盛之象。

方为梁乃津教授之经验方（即现今"金佛止痛丸"）加减。方药中以小四味即白芍、郁金、延胡索、佛手行气止痛，木香为气病之总司，功能调气止痛，防风升清止泻，太子参、白术补益脾土。岭南气候湿热，湿邪黏腻难去，易与其他邪气胶结，补则易化热，清则易损脾胃而助湿，遂以黄连清热燥湿止泻，同时使用藿香、布渣叶等助脾胃运化之品。

除方药治疗外，对于由明显情绪因素导致肠易激综合征的患者，临诊时尤需注意使用言语开导，耐心解释病情，调畅其情志，并嘱咐患者放松心情，自我调适，切忌情绪过激。因肝主谋虑，思虑久而不决，渐致肝气郁结，肝气郁甚则乘脾，加之久思易致脾虚，湿浊内生，下走大肠。《古今医案·泄泻》有云："张子和云，山东杨先生者，治府主洞泄不已，杨虽对病患，却与众人谈日月星辰缠度，及风云雷雨之变，自辰至未，病者听之而忘其圊，杨尝曰，治洞泄不已之人，先问其所慧之事，好棋者与之棋，好乐者与之笙笛，勿辍，是又于服药灸火之外，添一巧法，盖脾主信，泻久则以泻为信，使忘其圊，则失其泻之信而泻可止矣。"

案例三 暖肝温肾法治疗肠易激综合征病案

姜某，女，39岁，1991年5月9日初诊。

主诉 反复腹痛伴解烂便8年。

现病史 患者于8年前因工作劳累而开始经常出现左下腹痛，大便稀烂，日行多次，早上为甚，稍吃生冷或瓜菜时症状加重，伴腹部发冷感，喜热敷，疲倦乏力，肠鸣，肢冷。舌质淡，苔白滑，脉沉。辅助检查：纤维结肠镜检查未发现大肠器质性病变。消化道钡餐显示小肠蠕动加快。

中医诊断 泄泻。

中医证型 下焦虚寒，脾失温煦证。

西医诊断 肠易激综合征。

治法 暖肝温肾，升发清阳。

中药处方 黄芪30g，党参30g，补骨脂15g，益智仁15g，乌药15g，白术15g，茯苓15g，五味子10g，干姜10g，吴茱萸5g，小茴香5g，肉豆蔻5g，肉桂3g（焗服）。

水煎服，日一剂，共五剂。

1991年5月14日二诊。

刻下症 左下腹冷痛较前缓解，大便成形，每日1～2次，精神体力好转。舌质淡，苔白滑，脉沉。

中药处方 黄芪30g，党参30g，补骨脂15g，益智仁15g，乌药15g，白术15g，茯苓15g，五味子10g，干姜10g，吴茱萸5g，小茴香5g，肉豆蔻5g，肉桂3g（焗服）。

水煎服，日一剂，共十四剂。

服完药后患者腹痛腹泻缓解，再续服前方一月余后病愈，随访腹痛腹泻未再发作。

按语

泄泻之病因复杂，究其病机不外乎脾胃功能失调。本病案泄泻日久，久病多虚，久泻伤肾，其痛多为隐隐作痛，绵绵不休，喜温喜按，得温痛减。水谷不分，饮停胃肠，阻滞气机运行，故出现肠鸣、大便稀烂；结合脉证，当属肾阳虚。久泻皆因命门火衰，不能专责于脾胃。脾胃依赖肾中命门之火温煦，方可腐熟运化水谷。李中梓言脾与肾："肾主二便，封藏之本，况虽属水，真阳寓焉！少火生气，火为土母，此火一衰，何以运行三焦，熟腐五谷乎？故积虚者必挟寒，脾虚者必补母。经云：寒者温之是也。"《临证指南医案》曰："盖脾阳微，中焦聚湿则少运；肾阴衰，固摄失司为瘕泄。是中宜旋则运，下宜封乃藏，是医药至理，议早进治中法，夕用四神丸……五泄多湿，湿水同气，水之盛则火之衰也。于是推少阳为三阳之枢，相火寄焉，风火扇胃而熟腐五谷。少阴为三阴之枢，龙火寓焉，熏蒸脏腑而转输糟粕。胃之纳，脾之输，皆火之运也，然非雷藏龙驯。何能无燥无湿？势有冒明燎上之眚。如果土莫水安。从此不泛不滥，定无清气在下之患矣。吾故曰：五泄之治，平水火者清其源，崇堤土者塞其流耳。"

方中补骨脂补命门之火，可益火补土，吴茱萸、干姜温中散寒，肉桂助肾阳，小茴香暖肝理气，肉豆蔻温肾涩肠止泻，五味子味酸可涩肠止泻，益智仁可温肾助阳、温脾止泻，茯苓、白术可健脾补中燥湿，乌药顺气；该患者泄泻日久，可用升阳之法，使气机恢复正常升降，党参、黄芪可增强益气升提之力，升阳止泻，使脾肾健旺则泄泻可止。

案例四　暖肝散寒法治疗肠易激综合征病案

谢某，女，20岁，2013年8月15日初诊。

主诉　反复腹泻6年。

现病史　进食早餐后腹痛时作，痛则欲便，便后痛减，纳可，睡眠稍欠佳，无体重减轻，无便血，小便可，双手发冷，舌淡暗红，苔薄白微腻，脉弦。

中医诊断　泄泻。

中医证型　血虚寒凝证。

西医诊断　肠易激综合征。

治法　暖肝散寒，温经止痛。

中药处方　小茴香10g，枸杞子15g，当归10g，肉桂3g（焗服），茯苓15g，乌药10g。

水煎服，日一剂，共七剂。

2013年8月23日二诊。

刻下症　服药后腹泻消失，停药后尚未反复，现腹部稍有不适感，纳可，睡眠可，小便可，双手发冷，舌红，苔薄白，脉弦。

中药处方　小茴香10g，枸杞子15g，当归10g，肉桂3g（焗服），茯苓15g，乌药10g。

水煎服，日一剂，共十四剂。

按语

肝经虚寒，病久累及肾阳，致脾失温煦，运化失常，寒性收引，最易导致筋脉收引挛缩而痛，其痛多见拘急疼痛，腹泻伴腹中冷痛；气血不足，无以温煦四肢，故形寒肢冷；久病脏腑虚寒，气血虚损，不能温养脏腑，遂腹痛迁延不愈。

暖肝煎出自《景岳全书》，治肝肾阴寒，小腹疼痛，疝气等证。方由当归、枸杞子、茯苓、小茴香、肉桂、乌药、沉香、生姜组成，食丸温服。如寒甚者，加吴茱萸、干姜；再甚者，加附子。主治肝肾阴寒，小腹疼痛，疝气偏坠、睾丸疼痛，证属肝肾虚寒者，实为温肾祛寒、养肝理气之方，因肝主疝，故名暖肝煎。方中以当归养肝血，枸杞子补肾精，为君药，辅以肉桂温助肾阳，小茴香暖肝理气,再佐以乌药顺逆气,茯苓祛湿,生姜散寒,使以沉香引气归肾,而达到温肾暖肝、行气祛寒之效。

案例五 健脾祛湿法治疗肠易激综合征病案

陈某,女,37岁,2015年7月17日初诊。

主诉 反复腹痛腹泻5年余,加重2周。

现病史 患者5年前无明显诱因开始出现大便次数增多,平均每日3~4次,最多日解10余次,便前左下腹部隐痛,便后痛减,大便质偏烂,偶伴黏液,无便血,无发热,纳眠一般,小便调。舌淡,苔白腻,脉沉细。既往史:有垂体瘤病史,1999年曾于某院行伽马刀手术治疗。辅助检查:2011年4月14日我院肠镜示回盲部多发憩室。胃镜示慢性浅表性胃窦炎。

中医诊断 泄泻。

中医证型 脾虚湿蕴证。

西医诊断 肠易激综合征;脂肪肝;手术史(垂体腺瘤术后)。

治法 健脾祛湿止泻。

中药处方 党参15g,白术15g,茯苓15g,炙甘草5g,薏苡仁20g,白扁豆30g,木香10g(后下),砂仁5g(后下),山药20g。

水煎服,日一剂,共十剂。

2015年7月27日二诊。

刻下症 大便2~3次/日,质偏烂,无明显腹痛,腹部冷感,大便偶伴黏液,无便血,纳眠可,小便调。舌淡,苔白,脉沉细。

中药处方 补骨脂15g,煨肉豆蔻10g(后下),白术15g,干姜5g,党参15g,炙甘草10g,石榴皮15g,苍术10g,六神曲10g,乌梅10g。

水煎服,日一剂,共七剂。

服药后患者大便较前成形,腹部冷感改善,嘱患者注意饮食,不适随诊。

按语

该病例为慢性病程,病情缠绵,临床常可见患者精神倦怠,面色萎黄,食欲不振,形寒肢冷,舌色淡,舌体胖,脉濡、细、缓、弱等虚象。其主要由于脾胃虚弱、生化之源而导致气血不足,人体正气耗伤,病之日久,致脾肾阳虚,故其以本虚为主,治当以扶正。而脾不健运,胃失和降,内生痰湿,易于阻滞气机,湿可从寒化,也可从热化,甚则热毒蕴盛,损伤脉络,因此慢性腹泻又往往兼有标证。

临床中应灵活运用标本法则,因慢性腹泻中标本是互为因果的,如脾虚不能运化水湿,可致湿盛,而湿盛则妨碍了脾脏的运化功能,也可形成脾虚。扶正则有助于脾运恢复其常度,祛邪则湿去气行,脏腑功能渐趋调和,同样有利于运化功能的恢复。如果患者素体健壮,标证很盛,本虚不甚,可先着重祛邪治标,兼顾本虚，以化湿为主，常以平胃散加减，佐以健脾。对于脾气虚、脾肾阳虚者，除了要"温之以气"以治其本，用甘温、辛温的药物外，又因慢性泄泻患者多脾气虚弱，甚则脾阳不振，中气下陷，升运无力，因此也要注意运用益气健脾、温中、升阳等法，使已经失调的脏腑功能得以逐步恢复。其常用药物：益气升阳健脾如黄芪、党参、炒白术等，温中如炮姜、肉桂等，如患者气滞湿阻明显，要注意"补而勿滞"，常需配合健脾理气之品，如陈皮、木香、砂仁等，使气机调畅。脾胃气虚，运化失常，水湿内生，从而出现大便偏烂、次数较多、舌苔厚腻等情况，多选用茯苓、薏苡仁、白扁豆等利水渗湿。

二诊时患者大便较前成形，患者自诉腹部喜温，温敷能缓解疼痛，腹部触诊感觉偏凉，乃因其命门火衰，脾失温煦，运化失职，水谷不化，而成泄泻。且肾为胃之关，主司二便，若肾气不足，关门不利，则易泻下。结合其舌淡嫩，脉沉细的特点，辨证为脾肾阳虚，治疗上以健脾益气、温肾止泻为法，运用四神丸合理中丸加减，佐以祛湿、止泻药物，并获得良好的临床疗效。

第四节　治疗功能性腹泻案例

功能性腹泻是指持续地或反复地出现排稀便或水样便，不伴有腹痛或腹部不适症状的综合征。泄泻多因感受外邪、饮食不节、情志所伤及脏腑虚弱等，脾胃及肠的运化泌浊功能失常，脾虚、湿盛是导致本病发生的重要因素，病变脏腑主要在脾、胃和大小肠。

案例一　健脾祛湿法治疗功能性腹泻病案

朱某，女，73岁，2016年7月8日初诊。

主诉　反复大便稀烂半年。

现病史　患者平素易疲倦，3年余前因饮食不节出现大便初硬，后解稀水样便，每因情绪紧张而加重，近期大便质烂，日2～3次，伴有下腹部隐痛，便意急，无黏液脓血便，无口干口苦，纳眠欠佳，小便调。舌淡，苔白微腻，脉弱。辅助检查：肠镜未见异常。

中医诊断　慢性腹泻。

中医证型　脾虚湿蕴。

西医诊断　功能性腹泻。

治法　健脾益气，渗湿止泻。

中药处方　党参15g，茯苓15g，白术15g，炙甘草5g，薏苡仁15g，莲子15g，山药20g，砂仁5g（后下），合欢皮15g，升麻10g。

水煎服，日一剂，共七剂。

2016 年 7 月 15 日二诊。

刻下症　下腹部隐痛减轻，便意急缓解，但大便仍烂。精神稍疲倦，胃纳欠佳，眠改善，舌淡苔薄白，脉弱。

中药处方　党参 15g，茯苓 30g，炒白术 15g，炙甘草 5g，炒薏苡仁 20g，莲子 15g，山药 30g，砂仁 5g（后下），白扁豆 30g，陈皮 10g，黄芪 20g。

水煎服，日一剂，共七剂。

2016 年 7 月 22 日三诊。

刻下症　解成形大便，日 1 次，无黏液脓血，下腹部无明显隐痛，纳眠可，小便调，舌淡，苔薄白，脉缓。

中药处方　党参 15g，茯苓 30g，炒白术 15g，炙甘草 5g，炒薏苡仁 20g，莲子 15g，山药 30g，砂仁 5g（后下），白扁豆 30g，陈皮 10g，黄芪 20g。

水煎服，日一剂，共四剂。

服药后患者大便成形，无腹痛症状，病情持续好转。

按语

脾胃同居中焦表里，为气血生化之源、后天之本，司运纳水谷、升降气机、化生气血之功。《脾胃论·脾胃虚实传变论》云："夫饮食失节，寒温不适，脾胃乃伤。"本案患者为老年女性，慢性起病，以大便不畅和排稀水烂便为主诉入院，起病之初大便先硬，时有不畅，且 2～3 天一次，尚不满足便秘诊断标准，而大便稀水烂便，多则日 3～4 次，腹泻诊断明确。患者排稀水烂便、口淡、胃纳欠佳、舌淡、脉弱均为脾虚有湿之象。而口干口苦并非热象，而是脾气亏虚，运化水谷津液失调，津液不能上承导致。因此，辨证当属脾虚湿蕴，治疗上应该既补脾气又养脾，兼顾脾阴、脾阳，处方以参苓白术散加减。参苓白术散虽为健脾祛湿之方，但方中重用山药健脾养阴，益肾涩精，配合党参、茯苓等健脾益气之品，既能补运脾气又不至于温燥太过，既能补养脾阴又不至于敛邪助湿，相辅相成，使脾气盛则运化条达，水湿输布而泄泻乃止。二诊时患者大便次数仍增多，结合患者舌脉象，脾虚为本，湿阻为表，病情非缓非疾，当以标本兼顾，宜将白术、薏苡仁炒后用，增其祛湿之力；加白扁豆，白扁豆一药，甘温补脾而不滋腻，芳香化湿而不燥烈，最是合适脾虚湿蕴之慢性腹泻，标自去也；加以黄芪温补中土，益气升提，佐以陈皮，理气健脾，燥湿和中，脾得升、胃得降，中土得运，本亦得助。三诊时患者服用上方一周后，可见大便质软，日 1 次，已基本正常，加苦泄温通，善行脾胃之气木香，以助气行，通则不痛，气行则助湿化，续服 4 剂，巩固疗效，病自安也。然考虑本病患者年过七七，脏腑衰退，肾虚为本，现无明显阳虚、肾虚之象，同时病情越久，越易损及先后天之本，必要时以补先天之肾以养后天之脾为法，必要时可在辨证论治基础上加附子理中丸或四神丸顾护脾肾之阳。

案例二　健脾补肾法治疗功能性腹泻病案

林某，男，57岁，2016年7月18日初诊。

主诉　腹泻3月余。

现病史　大便每日4～6次，便质稀烂，时有水样便，多于夜间及凌晨解大便，无里急后重，无便血，自诉平素手足冷，无腹痛腹胀，无口干口苦，纳眠可，小便调，舌淡红，苔白，脉沉细。辅助检查：胶囊内镜示小肠黏膜未见明显异常；肠镜示回肠末端及大肠黏膜未见明显异常。

中医诊断　泄泻。

中医证型　脾肾阳虚。

西医诊断　功能性腹泻。

治法　健脾补肾，涩肠止泻。

中药处方　补骨脂15g，煨肉豆蔻5g，干姜5g，党参15g，炙甘草5g，白术15g，苍术10g，石榴皮10g，茯苓15g，乌梅10g，炒薏苡仁30g。

水煎服，日一剂，共七剂。

2016年7月25日二诊。

刻下症　大便次数较前无明显减少，便质改善，软便，每次量较少，手足冷改善，舌淡红，苔薄白，脉细。

中药处方　熟附子10g（先煎），党参15g，乌梅10g，炮姜炭10g，炒白术15g，补骨脂15g，煨肉豆蔻10g，石榴皮15g，肉桂3g（焗服），炙甘草5g，黄芪30g，茯苓30g。

水煎服，日一剂，共七剂。

服药后腹泻好转，随访半年未见病症复发。

按语

慢性泄泻病机以脾虚为本贯穿始终，脾虚则泻难止，而大便长期水谷并下、清浊不分，又可导致脾失温养、本虚更甚，所以久泻、脾虚互为因果，导致病情缠绵不愈。泄泻年久不愈，关门不固，脾气随泻而中阳虚衰，寒从中生，寒性下降，阴寒下沉必伤及肾，而致脾肾阳虚，所以慢性泄泻常自太阴伤及少阴而成脾肾虚泻。脾阳根于肾阳，如久病之后损及肾阳或年老体衰，肾阳不足，不能温煦脾阳，亦可导致五更泻。《景岳全书·泄泻》指出"肾为胃关，开窍于二阴，所以二便之开闭，皆肾脏之所主，今肾中阳不足，则命门火衰……当阳气未复、阴气盛极之时，即令人洞泄不止也"。患者便质稀烂，多于夜间及凌晨时段出现，此为肾时，该时段出现腹泻，多考虑为阳虚不能温煦，结合患者平素手足冷、怕风寒之表现，舌淡苔白，脉沉细之表征，可明确此为脾肾阳虚之腹泻，此因脾肾阳虚不能温煦，大肠失其主职，津液增多、糟粕下传失调，故见大便次数增多，选用四神丸合四君子汤加减；服用七剂后，大便次数未见明显减少，但大便可成形，手足冷已改善，舌脉象由一派阳虚之象转而成淡红舌、薄白苔，可见方证相对，病向愈也，因其稍乏温阳益气之力，故见稍有改善，在前方基础上加炮姜炭、肉桂之温中散寒药，黄芪、炙甘草温中健脾益气药，再加炒白术，成此方，以温补中下焦使脾肾之虚得以补益，大肠职能得以恢复，此证以本虚为主，大投温补之剂，本得安，标自去。投之必效。本案患者四神丸合理中汤加减后腹泻症状缓解不明显，考虑患者慢性病反复发作，服药疗程非一朝一夕能够显效，同时可加强温补脾肾力度，方选二神丸合附桂理中汤为主方健脾温肾，久泻易致脾阴不足，乌梅甘酸性平，既能养阴生津，又能收敛止泻；久泻不止易伤津耗气，终致阴阳俱虚，当此之时，非收涩无以建功，故加煨肉豆蔻、石榴皮涩肠止泻；茯苓既健脾补中，又可渗利水湿；补骨脂补肾壮阳，温脾止泻。

案例三 清热化湿法治疗功能性腹泻病案

张某，男，53 岁，2016 年 9 月 20 日初诊。

主诉 反复大便稀烂 5 年，再发 1 周。

现病史 每因饮食不洁大便次数增多，近一周大便 2～3 次/日，质黏偏烂，未见黏液脓血，无里急后重感，上腹胀满，餐后多发，纳一般，眠欠佳，小便调，舌暗红，苔微黄厚腻，脉弦滑。辅助检查：肠镜未见异常。

中医诊断 泄泻。

中医证型 脾虚湿热。

西医诊断 功能性腹泻。

治法 急则治其标，清热化湿为先。

中药处方 葛根 15g，黄芩 10g，黄连 5g，法半夏 10g，陈皮 10g，甘草 5g，竹茹 15g，茯苓 15g，大枣 10g，天麻 15g，钩藤 10g，珍珠母 30g（先煎），三七片 5g。

水煎服，日一剂，共七剂。

2016 年 9 月 27 日二诊。

刻下症 患者大便次数较前减少，1～2 次/日，粪质稍烂，上腹胀满减轻，餐后多发，纳一般，眠改善，小便调。舌暗红，苔微黄稍腻，脉弦滑。

中药处方 黄连 5g，法半夏 10g，陈皮 10g，甘草 5g，竹茹 15g，茯苓 15g，大枣 10g，党参 15g，钩藤 10g，珍珠母 30g（先煎），三七片 5g，薏苡仁 30g，佩兰 15g。

水煎服，日一剂，共十四剂。

2016 年 10 月 11 日三诊。

刻下症 解便次数减少，每日解便约 1 次，成形质软，上腹无明显胀满，纳眠尚可，小便调。舌暗红，苔微黄稍腻，脉弦。病情好转，效不更方。

中药处方 黄连 5g，法半夏 10g，陈皮 10g，甘草 5g，竹茹 15g，茯苓 15g，大枣 10g，天麻 15g，钩藤 10g，珍珠母 30g（先煎），三七片 5g，薏苡仁 30g，佩兰 15g。

水煎服，日一剂，共七剂。

服药后患者大便日 1 次，质软成形，症状持续好转。

按语

患者久居岭南潮湿之地，湿邪外袭，损及脾胃，脾虚运化失司，津液聚而成湿，气机受阻，久而成瘀，郁而化热，湿热之邪阻滞肠道，则发为泄泻。上腹部胀满为湿热互结、气机不畅的表现；疲倦、眠欠佳为后天生化乏源，神失所养所致；舌暗红，苔微黄厚腻，脉弦滑均为脾虚湿阻化热之象。患者既往长期大便次数增多，此为本也，近期腹泻加重，标为实也，泄下利急，当先急则治其标，以清化湿热、厚肠止泻为法。葛根芩连汤本为治疗太阳表证未解、热陷阳明之热利证，方中葛根之用，以升发脾胃清阳而止利为效，诚如《医方集解·表里之剂》所言："葛根能升阳明清气，又为治泻圣药。"黄芩、黄连重在清热燥湿，厚肠止利。全方外疏内清，以清里为主，然全方寒凉易中伤阳气，不可过用。太阴脾土，喜刚喜燥，阳明胃土，宜柔宜和，温胆汤理气化痰，清胆和胃，既可去痰湿使脾气条达，又可清里热而使胃气健运，因此温胆汤之用，在于清热祛痰湿，从而使得中焦斡旋之力恢复。两方合用，共奏清化湿热、厚肠止泻之效，使上中下三焦之湿热壅滞邪气得以清除而肠腑宁和，泄泻乃止。服用三天后患者大便次数减少，上腹胀满减轻，舌苔由黄厚腻转为微黄稍腻，可见湿热已去，当顾治其本；本虚为先，当虑治其本，治以调和阴阳为主，方选半夏泻心汤加减，稍加清热化湿之品，由治标实转兼虑，一标一本，一阴一阳，病必解。

本案患者虚实并见，然邪胜而正虚，若妄行标本兼顾，往往有闭门留寇之忧，临证之中用药需使邪去而正安，因此本案重以清化湿热，用药恰到好处，使困遏之邪得以清除，后则以健运中焦为固护根本，这正是中医辨证论治的变化观的另一种阐述。

案例四 补脾益肾法治疗功能性腹泻病案

陆某，女，50 岁，2017 年 6 月 9 日初诊。

主诉 腹泻 1 年余。

现病史 大便日 5～10 次，质烂，不成形，有排不尽感，腰膝酸软，畏寒，口干，无口苦，纳眠一般，小便调，舌淡，苔白微腻，脉细。辅助检查：肠镜检查提示直肠单发息肉钳除术后。

中医诊断 泄泻。

中医证型 脾肾两虚。

西医诊断 功能性腹泻。

治法　补脾益肾，固肠止泻。

中药处方　党参 15g，炒白术 15g，茯苓 15g，炒白扁豆 30g，陈皮 10g，山药 20g，炙甘草 5g，砂仁 5g（后下），木香 10g（后下），补骨脂 15g，合欢皮 20g，厚朴 15g，水煎服，日一剂，共十四剂。

2017 年 6 月 23 日二诊。

刻下症　大便 3～4 次/日，成形，无口干口苦，无腰膝酸软，畏寒明显改善，纳眠可。舌淡，苔白，脉细。

中药处方　党参 15g，炒白术 15g，茯苓 15g，炒白扁豆 30g，陈皮 10g，山药 20g，炙甘草 5g，砂仁 5g（后下），木香 10g（后下），补骨脂 15g，合欢皮 20g，芡实 15g，石榴皮 15g。

水煎服，日一剂，共七剂。

1 周后随访，大便日 1 次，成形，余无不适，嘱其继续服药 1 周。

按语

患者腰膝酸软，此为年过七七，肾气虚衰，不能温煦四肢百骸，百骸不能温阳，不荣则痛，腰腿为甚；口干，此为脾虚不能散津，津液不能上承，输布失调，故见口干；畏寒，舌淡，苔白，脉细，此等皆为阳虚之表现，水液分布失调，湿阻于脾，故见苔腻；四诊合参，此为脾肾两虚之证，湿邪内蕴，病程日久，迁延不愈，患者治其本，方选香砂六君子加四神丸加减，温肾补脾，兼而顾之。方中以四君子补益脾胃之气，固护后天之本，加木香、砂仁、陈皮辛温芳香醒脾，促中州之运化，畅通中焦之气机，补骨脂温补肾阳，暖脾止泻，以壮火益土，石榴皮涩肠止泻，温补与收敛并行，补肾健脾及涩肠止泻兼顾。

第五节　治疗功能性腹胀案例

腹胀是感觉腹部的一部分或全腹部胀满，也可以是一种客观上的检查所见，发现腹部一部分或全腹部膨隆，又称腹胀满。本病多由饮食不节、七情所伤、气机内郁、素体亏虚所致；脾胃虚弱，纳降受碍，运化失司，无以传化气机、水湿，致使气滞、湿阻、血瘀、食积、痰结、火郁；胃气失和，升降失常，发为呕、痞、满、利。究其病机，脾胃虚弱为本，气滞血瘀、湿阻、食积、痰结、火郁为标。

案例一　益气健脾法治疗功能性腹胀病案

王某，男，83 岁，2013 年 9 月 26 日初诊。

主诉　反复腹部胀满不适 4 年余，加重 2 个月。

现病史　患者既往有心功能不全病史，4 年前无明显诱因下开始出现腹部胀满不适，饭后加重，伴恶心欲呕，无嗳气反酸，胃纳差，无口干口苦，大便质硬，

2 日一行，小便正常，眠差，精神疲倦，双下肢轻度浮肿，平素喜食生冷，舌淡红，苔白腻，脉滑。

中医诊断　腹胀满。

中医证型　气虚痰湿。

西医诊断　功能性腹胀。

治法　益气健脾，祛湿化痰，兼以行气消胀。

中药处方　党参 15g，白术 30g，茯苓 20g，炙甘草 5g，木香 10g（后下），陈皮 10g，厚朴 15g，枳实 15g，法半夏 15g，砂仁 10g（后下），桃仁 15g，延胡索 15g，火麻仁 30g。

水煎服，日一剂，共三剂。

2013 年 9 月 29 日二诊。

刻下症　精神疲倦改善，腹胀不适减轻，胃纳可，无恶心欲呕，大便日 1～2 次，质可，双下肢浮肿基本消失，眠尚可，小便正常。舌淡红，苔白腻，脉滑。

中药处方　党参 15g，白术 30g，茯苓 20g，炙甘草 5g，木香 10g（后下），陈皮 10g，厚朴 15g，枳实 15g，法半夏 15g，砂仁 10g（后下），桃仁 15g，延胡索 15g，火麻仁 30g，槟榔 15g。

水煎服，日一剂，共七剂。

患者经治疗后持续好转，续观。

按语

中医学认为，腹胀的产生与脾胃功能的失调密不可分。《素问·阴阳应象大论》有云："寒气生浊，热气生清；清气在下，则生飧泄，浊气在上，则生䐜胀。"脾胃为人体气机升降的枢纽，脾主升清，胃主降浊，一升一降，清阳之气得以上越，浊阴之气得以下潜，则人体脾胃功能正常。若脾气下陷不升，即"清气在下"，则致胃气的下降失常，即"浊气不降"，故见腹部胀满，不思饮食。本例患者年近古稀，脏腑功能渐衰，脾胃渐衰，加之饮食不节、起居无常，损伤脾胃，使脾胃升降功能失调，致脾胃气机不畅，久则腹部胀满。胃主受纳，脾主运化，胃受纳的水谷津液由脾运化成精微，输送至全身各处。脾胃功能失调，则水谷失于运化而积滞在胃肠，也可致腹胀满。同时，当脾胃功能失调时，津液运化失司，则易生痰湿，痰湿遏制气机的运行，阻碍脾胃升降。患者腹胀不适、恶心欲呕、纳差为脾胃升降失调之象；胃失降浊，则大肠传导失司，故见大便秘结；眠差、精神疲倦为脾胃气虚、精神失养之象；患者喜食生冷可致痰湿内生，苔白腻、脉滑为痰湿之象。故综上所述，可辨证为气虚痰湿，治法为益气健脾，化痰祛湿，兼以行气消胀。方用香砂六君子汤加减，方中党参甘温大补元气，健脾扶正；白术苦温燥湿，健脾化痰；茯苓甘淡，淡渗化湿；甘草甘平和中益气，气足则脾胃运化强健，陈皮、半夏一升一降，调理脾胃升降之气机，且有化痰祛湿之功；木香、砂仁为芳香醒脾行气之药，加入厚朴、枳实、延胡索下气导滞之品，调节大肠传导功能；加入火麻仁、桃仁润肠通便，使积滞从肠道排出。大量的行气祛湿药可缓解腹胀之标，而党参、白术、茯苓、甘草之属则治脾虚之本，标本同治，疗效甚佳，二诊时患者腹胀不适减轻，大便通畅为脾胃升降气机恢复之象；双下肢浮肿基本消失，精神疲倦改善，纳眠可等为脾虚得以改善之象。对于脾胃虚弱所致的腹胀，要注意虚实辨证。腹胀的患者多因脾胃运化受纳失常，脾胃本虚导致气虚气滞，或痰浊内生阻滞气机。常常表现为本虚标实，虚实夹杂，很少见单纯气滞的腹胀。不可一味行气理气，甚至径投破气之品。若见胀消胀，单纯降其浊行其气，则中气更虚，气滞必更甚，故应化痰祛湿理气兼顾，则邪去正复。

案例二　益气健脾、升阳举陷法治疗功能性腹胀病案

杨某，女，76 岁，2012 年 1 月 10 日初诊。

主诉　反复腹胀闷 10 余年，加重 3 天。

现病史　患者既往有胃下垂病史 10 余年，反复出现腹部胀闷感，尤以饱食后腹部胀闷感为主，口服香砂养胃丸后症状可缓解，间断于门诊就诊，服用中西药物治疗。3 天前患者自觉腹部胀闷感加重，空腹及饱餐后均出现，尤以饱餐后明显，无恶心呕吐，无嗳气反酸，胃纳可，眠一般，小便调，大便不通畅。舌淡，苔薄白，脉细。

中医诊断　腹胀满。

中医证型　脾胃气虚下陷。

西医诊断　功能性腹胀；胃下垂；慢性胃炎；手术史（阑尾切除术后）。

治法　健脾益气，升阳举陷，佐以行气。

中药处方　黄芪 30g，党参 20g，白术 15g，炙甘草 10g，升麻 10g，柴胡 15g，陈皮 5g，当归 10g，枳实 15g，厚朴 15g，砂仁 5g（后下），火麻仁 10g。

水煎服，日一剂，共四剂。

2012 年 1 月 14 日二诊。

刻下症　腹胀缓解，胃纳可，眠可，小便调，大便较前通畅。舌淡，苔薄白，脉细。

中药处方　黄芪 30g，党参 20g，白术 15g，炙甘草 10g，升麻 10g，柴胡 15g，陈皮 5g，当归 10g，砂仁 5g（后下），枳实 15g，厚朴 15g，防风 10g，大黄 10g，白芍 15g，丹参 10g。

水煎服，日一剂，共三剂。

7 天后电话随访，患者无腹部胀满，嘱注意饮食。

按语

本例患者素体脾胃虚弱，中气下陷，久病损及脾胃，纳运失职，升降失调，胃气壅塞，而生腹胀。此正如《兰室秘藏·中满腹胀》所论述的因虚生痞满："或多食寒凉，及脾胃久虚之人，胃中寒则胀满，或脏寒生满病。"脾气主升，能升

发清阳，举托内脏。脾气虚衰，升举无力，气坠于下，故脘腹重坠作胀，饱食后食糜堆积于脾胃中，脾胃运转更难，腹胀则更加严重；中气下陷，内脏失于举托，故患者有十多年胃下垂病史。脾主散精，精微不能正常输布，气血津液不能输布全身，脏腑功能减退，故见气短懒言，神疲乏力，舌淡，苔薄白，脉细。患者服香砂养胃丸后症状可缓解，香砂养胃丸健脾行气，可一定程度改善症状，但患者脾虚中气下陷较重，需健脾提升中气才中病，故方用补中益气汤加减健脾同时升提中气，方中黄芪味甘微温，入脾肺经，补中益气，升阳固表，故为君药，配伍党参、炙甘草、白术补气健脾，为臣药，当归养血和营，协党参、黄芪补气养血；陈皮理气和胃，使诸药补而不滞，共为佐药。少量升麻、柴胡升阳举陷，协助君药以升提下陷之中气，共为佐使，如李东垣所云："胃中清气在下，必加升麻、柴胡以引之，引黄芪、人参、甘草甘温之气味上升。"炙甘草调和诸药为使药。在补中益气汤提升中气、健运脾胃的同时，加入枳实、厚朴、砂仁行中焦之气，以治其腹胀之标，加入火麻仁治疗其大便不通。服药4剂后，患者腹胀明显缓解，胃口改善。二诊后随访患者自述腹胀已多日不发，大便通畅。

薛己在《明医杂著》中云："人以脾胃为本，纳五谷，化精液，其清者入营，浊者入卫，阴阳得此，是谓橐钥，故阳则发于四肢，阴则行于五脏，土旺于四时，善载乎万物，人得土以养百骸，身失土以枯四肢。"可见脾胃在诸脏腑之中具有重要的地位，人体诸脏之所以能发挥其正常生理功能，皆是因为接受了脾胃所生化之水谷精气。因此薛氏指出："胃为五脏本源，人身之根蒂"，"脾胃气实，则肺得其所养，肺气既盛，水自生焉，水升则火降，水火既济，而成天地交泰之令矣。脾胃一虚，四脏俱无生气"。故薛己也认为痞满腹胀与脾胃气虚、中气下陷有着密切联系，也是本例患者运用补土升阳法治疗脾虚腹胀的理论依据。对于中气不足，无力主持升降，清气不升，浊阴不降，反滞于中而发生的腹胀，应当加强健脾益气，以补气为主，酌加行气之品，即补气行气之法，可使中州得振，升降得复，不治胀而胀自除。

案例三　温中健脾法治疗功能性腹胀病案

王某，女，54岁，2012年6月22日初诊。

主诉　反复腹部胀满半月。

现病史　患者半月前无明显诱因出现胃腹胀，上午轻，下午重，睡前肠鸣腹胀，晨起空腹时亦腹胀，且腹胀较重，纳食少，多食则觉腹胀明显，进食凉食及水果后腹胀加重，大便溏，小便调，形体消瘦，面色萎黄。舌淡红，苔白腻，脉细弱。辅助检查：胃镜示慢性浅表性胃炎。

中医诊断　腹胀满。

中医证型　脾虚寒凝气滞。

西医诊断　功能性腹胀。

治法　温中健脾，散寒行气。

中药处方　白芍 15g，白术 15g，藿香 15g，防风 5g，茯苓 15g，山药 20g，党参 20g，陈皮 10g，白扁豆 15g，干姜 15g，焦山楂 20g，炒莱菔子 20g，甘草 5g，木香 5g（后下），砂仁 5g（后下），车前子 20g（包煎）。

水煎服，日一剂，共七剂。

2012 年 6 月 29 日二诊。

刻下症　胃腹胀减轻，睡前肠鸣腹胀，纳食少，大便溏，自觉胃脘部冰凉不适，小便调。舌淡红，苔白微腻，脉细弱。

中药处方　白芍 15g，白术 15g，防风 5g，茯苓 15g，熟附子 10g，山药 20g，党参 20g，陈皮 10g，白扁豆 15g，干姜 15g，吴茱萸 5g，炒莱菔子 20g，甘草 5g，木香 5g（后下），砂仁 5g（后下），车前子 20g（包煎）。

水煎服，日一剂，共七剂。

2012 年 7 月 13 日三诊。

刻下症　胃腹胀减轻，睡前肠鸣腹胀，纳食少，大便溏，胃脘部冰凉不改善，小便调。舌淡红，苔白微腻，脉细弱。

中药处方　白芍 15g，白术 15g，防风 5g，茯苓 15g，熟附子 10g，山药 20g，党参 20g，陈皮 10g，白扁豆 15g，干姜 15g，吴茱萸 5g，炒莱菔子 20g，甘草 5g，木香 5g（后下），砂仁 5g（后下），车前子 20g，藿香 15g，仙鹤草 15g。

水煎服，日一剂，共七剂。

2012 年 7 月 27 日四诊。

刻下症　疲乏感明显减轻，腹胀减轻，胃纳可，二便调。舌淡红，苔白微腻，脉细弱。

中药处方　白芍 15g，白术 15g，防风 5g，茯苓 20g，熟附子 10g，山药 20g，党参 20g，陈皮 10g，白扁豆 15g，炮姜 30g，吴茱萸 20g，炒莱菔子 20g，甘草 5g，木香 10g（后下），砂仁 5g（后下），车前子 20g（包煎），藿香 15g，仙鹤草 15g。

水煎服，日一剂，共七剂，嘱注意饮食，定期门诊随诊。

服药后患者腹胀症状消失。

按语

功能性腹胀为功能性胃肠功能紊乱，是一种以反复出现的腹胀为主观感觉的胃肠道功能性疾病，临床特点是腹胀伴有腹部隆起，但没有器质性胃肠道疾病的改变，也不符合功能性消化不良、肠易激综合征和其他功能性胃肠道疾病的诊断。发病可能与肠道气体滞留、肠蠕动与动力减弱，以及精神心理因素有关，无器质性胃肠病可查。国外学者报道，25% 男性和 30% 女性有腹胀，多伴有便秘的症状，32% 的患者有腹胀的症状，伴有腹部胀满、腹鸣及排气多等伴随症状。腹胀的发病机制尚不明了。

本案西医诊断为功能性腹胀，属于中医学"腹胀"范畴。此例患者无明显器质性病变，但腹胀顽固不愈，其身形瘦小，素体脾胃虚弱，纳运乏力，饮食不化，故见饱餐后腹胀、下午腹胀明显；脾胃虚弱，故不耐寒凉饮食；湿滞中焦，气机被阻，而见胃脘、腹部胀闷；脾失健运，则气血生化不足，肢体肌肤失于濡养，故四肢乏力、形体消瘦、面色萎黄；舌淡，苔白腻，脉弱皆为脾胃虚弱之象。治宜温中健脾，散寒行气。方中党参、干姜、白术温中健脾，党参、白术、茯苓、山药、白扁豆益气健脾渗湿；用砂仁、木香醒脾和胃，行气化滞；患者为围绝经期女性，为疾病所苦，肝气郁滞，为防肝郁克脾，故在方中少佐白芍酸寒，柔肝缓急止痛，与白术相配，于土中泻木；陈皮辛苦而温，理气燥湿，醒脾和胃；配伍少量防风，取升散之性，与术、芍相伍，辛能散肝郁，香能舒脾气，且有燥湿以助止泻之功，又为脾经引经之药，有一药多用之妙。另加车前子利小便以实大便；焦山楂、莱菔子健胃消食。诸药相合，可温中健脾，散寒行气以消胀，使脾健气行则诸症自除。东垣云："寒胀多，热胀少，皆主于脾胃。虚者，宜用六君子汤。若喘而气短者，脾肺气虚也，用异功散补之。若服克伐之类而喘胀益甚者，脾肺之气复伤也。用前汤加半夏、升麻。若既下而不喘，则邪气去而肺气宁也，不必用药。"此为东垣补益脾胃以治腹胀之思想及用方，亦对本例患者运用温中补土法治疗腹胀具有指导意义。

案例四　清热化湿法治疗功能性腹胀病案

王某，男，58岁，2013年10月14日初诊。

主诉　反复腹部胀满1年，加重4个月。

现病史　患者1年前由于情志不遂，出现腹部胀满，在某医院就诊，给予促胃肠动力药治疗，未见明显改善，由于症状较轻，后未再治疗。2013年6月始，因腹部胀满症状加重，不可耐受，辗转多家医院就诊，给予匹维溴铵片、复方阿嗪米特肠溶片、双歧杆菌三联活菌胶囊等改善胃肠功能，均未见改善。现腹部胀满，无腹痛，口中有异味，无反酸、嗳气、欠气等，大便尚可，小便调，眠欠佳，情绪焦虑，舌边尖红，舌体暗红，苔薄黄，脉弦数。辅助检查：2013年8月2日外院：结肠镜未见明显异常。

中医诊断　腹胀满。

中医证型　湿热瘀阻。

西医诊断　功能性腹胀。

治法　辛香通瘀，清热化湿。

中药处方　木香10g（后下），香附10g（后下），藿香10g（后下），槟榔20g，莱菔子20g，白豆蔻10g，厚朴10g，枳实15g，党参15g，炒白术15g，龙胆草10g，黄芩10g，青皮10g，大腹皮10g，焦麦芽20g，郁金10g，焦神曲20g。

水煎服，日一剂，共七剂。

2013 年 10 月 21 日二诊。

刻下症　腹胀明显减轻，情绪稍改善，舌尖红，舌体暗红，苔薄微黄，脉弦。

中药处方　木香 10g（后下），香附 10g（后下），藿香 10g（后下），槟榔 20g，厚朴 10g，焦神曲 20g，龙胆草 10g，枳实 15g，党参 15g，炒白术 15g，黄芩 10g，青皮 10g，焦麦芽 20g。

水煎服，日一剂，共七剂。

患者经治疗后症状持续好转，续观。

按语

功能性腹胀病因各异，最常见的是感受外邪，饮食不节，起居无常，情绪失调等。对其病机的认识，则各抒己见。《奉时旨要》谓："东垣谓伤寒痞从而中来，从外之内，杂病痞亦从而中来，从内之外。有形者以苦泻之，无形者以辛散之。凡用气分药不效者，不知治血也。"《血证论》中论述"阳明中土，乃水火血气，上下往来之都会也。火降血下，气升水布，则此地廓然。设若火不降，则血不下，而滞瘀此矣……血家火浮于上，与水不交，往往见痞满之象"。故见瘀血为腹胀病机之一。本案患者久居岭南湿热之地，感受湿热之邪，又喜食肥腻厚味，湿热之邪内生，湿热阻碍脾胃气机，加之情绪不畅，肝气郁结，气机升降紊乱故发为腹胀满。气为血之帅，湿热阻滞气机，气郁血停，久则成瘀。故本案病机为湿热瘀阻。腹部胀满、口中异味均为脾胃气机升降失常之象。患者眠差，为湿热瘀阻致使心神失养之象。舌边尖红、苔薄黄、脉数、情绪焦虑为热象，舌体暗红、脉弦为瘀阻之象，故治以辛香通瘀，清热化湿。木香、香附、藿香为辛香之药，辛味药物具有散、开、逐、通等多种作用，辛香走窜，能散能通，从而化湿祛瘀。因本案血瘀由气郁所致，故主要以行气来达到祛瘀之目的，少佐郁金即可达到化瘀通络之功，加入槟榔、厚朴、枳实、莱菔子、白豆蔻、大腹皮等大量行气通降导滞之药，以求急则治其标，以行气消滞除胀，使邪去而正安。龙胆草、黄芩、青皮、郁金以清热，且有疏肝解郁之效。炒麦芽、焦神曲温中下气，开胃健脾，除胀满。为避免大量行气药物耗气伤正，加党参、白术以补益脾气，脾健则中焦气机升降恢复。本案标本兼治，攻补并用，以攻为主，有邪去正自复之意。

第六节　治疗便秘案例

便秘是指大便排出困难，粪质干燥坚硬，秘结不通，艰涩不畅，排便次数减少或排便间隔时间延长，或虽有便意而排便无力、粪便不干亦难排出的病证。由脏腑功能失调、气血津液紊乱、大肠传导功能失常所致，其病位在大肠，与肺、肝、脾、肾关系密切；其病机变化有虚有实，有寒有热，涉及气血阴阳。

案例一 行气通腑法治疗便秘病案

李某，男，56 岁，2012 年 1 月 4 日初诊。

主诉 排便不畅 40 余年。

现病史 患者 40 余年前无明显诱因下出现排便不畅，平素服用大黄胶囊、芦荟胶囊，大便难解，干结颗粒状，3～4 日一行，排便费力，无便意，伴腹胀、嗳气，得矢气则舒，口干，无口苦，无腹痛，无恶心呕吐，纳可，眠欠佳，小便正常。舌淡红，苔薄黄，脉弦。既往史：2011 年 12 月 21 日在当地医院行痔疮手术治疗。

中医诊断 便秘。

中医证型 气滞证。

西医诊断 便秘（功能性？）；手术史（痔疮术后）。

治法 疏肝健脾，行气通腑。

中药处方 沉香 3g（后下），槟榔 15g，乌药 15g，枳实 15g，厚朴 15g，白术 30g，桃仁 10g，生地黄 30g，肉苁蓉 30g。

水煎服，日一剂，共七剂。

2012 年 1 月 10 日二诊。

刻下症 服药后未解大便，仍有口干，腹胀，无口苦，无恶心呕吐，无腹痛，纳可，眠一般，小便正常。舌淡红，苔薄黄，脉弦。

中药处方 沉香 5g（后下），槟榔 15g，乌药 15g，枳实 15g，厚朴 15g，白术 30g，桃仁 10g，生地黄 30g，肉苁蓉 30g，黄芪 30g，虎杖 15g，木香 10g（后下）。水煎服，日一剂，共四剂。

2012 年 1 月 9 日三诊。

刻下症 偶肛周疼痛不适，大便排出较前改善，无腹胀腹痛，稍口干，纳眠可，小便调。舌淡红，苔稍腻微黄，脉弦细。

中药处方 沉香 5g（后下），槟榔 15g，乌药 15g，枳实 15g，厚朴 15g，白术 30g，桃仁 10g，生地黄 30g，肉苁蓉 30g，黄芪 30g，虎杖 15g，木香 10g（后下）。水煎服，日一剂，共七剂。

患者经治疗后持续好转，续观。

按语

便秘的病因病机虽主要责之于大肠传导失职，但与其他脏腑有密切关系，且在发病中起着重要作用；"肝藏血主疏泄"，若肝郁气滞，则腑气不通，气滞不行，大肠失运。忧愁思虑，脾伤气结；或抑郁恼怒，肝郁气滞；或久坐少动，气机不利，均可导致腑气郁滞，通降失常，传导失职，糟粕内停，不得下行，或欲便不出，或出而不畅。

此例患者便秘反复缠绵 40 余年，多因情志不舒，肝气郁结，横逆犯胃，胃失和降所致也。以五行相生相克观之，肝属木，脾属土，木克土。当情志不遂，肝失疏泄时，木气则太盛，从而克土，中焦脾胃之土则运转不畅，脾气不升，胃气不降，故见脘腹胀闷；胃气上逆，则见呃逆、嗳气；脾气不升，运化无力，则饮食不思，大便难解，故见患者大便呈颗粒状。从气血的角度来看，肝失条达，易影响全身气机，使气机运行不畅，气滞则见胸胁腹部胀痛不舒，大肠推动无力，大便难出；气机郁滞，则易化火，故见患者眠差，舌淡红，苔薄黄，脉弦。同时《素问·五脏生成》曰："肝藏血，心行之。人动则血运于诸经，人静则血归于肝脏。何也？肝主血海故也。"肝脏有调节血液的功能，今肝失疏泄，其调节血液的功能受影响，故气滞而血不行。气血不行，何来津液？津液的相对亏虚导致大肠不能得到濡养，故见大便干结。患者平素服用大黄胶囊、芦荟胶囊，虽能短时间排便，但长久服用损伤脾胃，使本来虚弱的脾胃更加虚弱，胃肠推动愈无力。故在治法上，宜疏肝健脾，行气通腑。《医学入门·大便燥结》载："七情气闭，后重窘迫者，三和散，六磨汤，脉浮尽便给者，陈皮，杏仁等分蜜丸服，脉沉夜便难者，换桃仁。痰滞有通者，二陈汤加枳壳槟榔……"本例患者的治疗思路与之相似，方中以五磨饮子为主方加减。乌药疏肝解郁行气，枳实、槟榔、沉香宽中降气，药物合用肝气条达，脾气一升，胃气一降，则人体气机通畅，大便得排。加入厚朴、白术健脾益气之品，使脾气健运，胃肠推动有力，有利于腹胀、嗳气等脾胃虚弱症状的改善，同时脾胃为气血生化之源，也为津液运行之动力，津液运行于身体各个地方，也有利于大便排出。加入生地黄、肉苁蓉滋阴润肠通便。加入桃仁活血化瘀，习惯性便秘久治不愈多有瘀滞内结，瘀血去则气滞畅，使阴津得复，阳气得布，脾恢复运化功能。二诊加入黄芪补中益气，增强脾胃之气的运行；加入虎杖，虎杖味微苦，性微寒，归肝、胆、肺经，功效清肝之热，利于疏肝。

案例二　益气养阴法治疗便秘病案

张某，女性，73 岁，2016 年 11 月 23 日初诊。

主诉　反复大便秘结 5 年余，加重 2 个月。

现病史　大便秘结，羊粪状，无恶心呕吐，饭后少许腹胀，睡眠欠佳，舌淡红，苔少，有裂纹，脉弱。

中医诊断　便秘；不寐。

中医证型　气阴不足。

西医诊断　便秘；睡眠障碍；慢性胃炎。

治法　益气养阴，行气润肠通便。

中药处方　玄参 15g，火麻仁 30g，郁李仁 15g，厚朴 15g，枳实 15g，炙甘草 5g，黄芪 20g，生地黄 20g，麦冬 15g，合欢皮 20g，茯神 15g。

水煎服，日一剂，共七剂。

2016 年 11 月 30 日二诊。

刻下症 大便较前通畅，呈条状，日 1 次，睡眠欠佳，舌淡红，苔少，有裂纹，脉弱。

中药处方 玄参 15g，火麻仁 30g，枳实 15g，炙甘草 5g，熟地黄 15g，麦冬 15g，合欢皮 20g，茯神 15g，北沙参 15g，百合 20g，白芍 15g，黄芪 20g。

水煎服，日一剂，共七剂。

2016 年 12 月 7 日三诊。

刻下症 大便通畅，成形，日 1 次，量可，无腹胀痛，口干，口苦，偶有反酸，胃口一般，纳可，气短，眠欠佳，入睡困难，易醒，耳鸣，舌淡嫩，苔白微腻，有裂纹，脉弱。

中药处方 玄参 15g，火麻仁 30g，郁李仁 15g，厚朴 15g，枳实 15g，炙甘草 5g，生地黄 30g，麦冬 15g，党参 15g，白术 20g，合欢皮 20g，白芍 15g。

水煎服，日一剂，共七剂。

患者经治疗后大便较前通畅，日 1 次，质软，续观。

按语

老年习惯性便秘以虚秘多见，常因气血不足、阴精亏虚导致肠道传送无力或血虚精少而失于濡润，以致大便秘结或努挣难下，"无水舟停"是个很好的比喻。故《兰室秘藏·大便燥结》云："肾主五液，津液润则大便如常，若饥饱失节，劳欲过度，损伤胃气，及食辛热味厚之物，而助火邪，伏于血中，耗散真阴，津液亏少，故大便结燥。"年老者常脾肾两虚，肾主水，肾虚则津液不足，不能濡养大肠，故大便结燥；脾虚则不能"为胃行其津液"，故使津液不能去身体该去的地方，导致津液的相对不足，大肠不润，大便秘结；同时脾气虚弱，运输燥粪无力，同样使大便秘结难下。脾胃主运化腐熟水谷，直接影响着大肠功能，便秘虽有虚实的不同，但病程较长者，其病机多从虚而论。一为脾胃气虚，升降失节；二为血虚失调，大肠干涩；三为阴虚肠燥，大便干结。其治疗虚秘的治法有三：一为补中益气，顺气和中，用于中气不足、大便秘结者；二为养血润肠通便，用于血虚便秘；三为滋阴生津，润肠通便，用于阴虚内热、大便燥结者。

《素问·经脉别论》曰："饮入于胃，游溢精气，上输于脾，脾气散精，上归于肺，通调水道，下输膀胱，水精四布，五经并行。合于四时，五脏阴阳，揆度以为常也。"脾胃为气血生化之源，脾气健运，一方面可改善肠道传送无力；另一方面可运送全身津液，使阴液充足而濡润大肠，使大便容易排出。故治疗气阴两虚的便秘，当以益气养阴、行气润肠通便为法。本患者为气阴两虚之便秘，治以增液汤加减，初诊服药七剂后大便排出较之前通畅，且形状从原来的羊粪状变成条状，当人体气虚时，因其肠道传送无力，故排出的粪便多为羊粪状，而现在患者粪便形状变成条状，且排便较前通畅，所以可以看出方药对症且有效。方中玄参、麦冬、生地黄为增液汤组成药物，功效滋养阴津，玄参苦咸而凉，滋阴润燥，壮水制火，启肾水以滋肠燥；生地黄清热养阴，壮水生津，以增玄参滋阴润燥之力；又肺与大肠相表里，故用麦冬滋养肺胃之阴津以润肠燥。炙甘草、黄芪、茯神益气健脾，脾气健运，肠道才能推动有力；火麻仁、郁李仁润肠通便，从现代医学角度来看，加入含油脂的药物而润滑肠道，可进一步增加肠液分泌，改善肠道局部病理状况，从而增强通便作用。厚朴、枳实行气通便，正气一通，大便乃下，同时也可改善腹胀；合欢皮、茯神宁心安神助眠。二诊加入北沙参、百合、白芍加强滋阴之效。三诊后患者便秘明显改善。

《张氏医通·大便不通》曰："古人治老人燥结，多用苁蓉，不知胃气虚者，下口即作呕吐，肥人胃中多有痰湿，尤非所宜，惟命门火衰，开阖失职者，方为合剂。"清代医家张璐此论说明年高便秘不可一概从肾虚而治，也提醒临床医生，医著医论只能予人规矩，不能予人巧也，要在辨证论治而已。

案例三 温补脾肾法治疗便秘病案

张某，女，61岁，2017年4月17日初诊。

主诉 反复大便秘结10年余，加重1个月。

现病史 患者于10年前开始出现便秘，大便2～3天一行，需服用麻仁软胶囊及外用开塞露可解出大便，大便质软，排便费力，无黏液脓血，无腹痛便血，伴饭后胃胀，精神疲倦，无口干口苦，纳眠可，小便调。舌淡嫩，苔薄白，脉弱。辅助检查：2015年4月某中医院肠镜示全大肠黏膜未见明显器质性病变。肛门直肠测压：符合出口梗阻型便秘，直肠感觉功能异常。

中医诊断 便秘。

中医证型 虚秘——气虚。

西医诊断 便秘（功能性便秘）；2型糖尿病；高血压1级（中危组）。

治法 健脾益气，行气润肠通便。

中药处方 黄芪30g，陈皮5g，厚朴20g，枳实20g，甘草5g，火麻仁30g，槟榔15g，肉苁蓉30g，郁李仁15g，当归10g。

水煎服，日一剂，共三剂。

2017年4月20日二诊。

刻下症 精神稍疲倦，大便2～3天一行，需服用麻仁软胶囊及外用开塞露可解出大便，大便质软，排便费力，胃胀好转，无口干口苦，纳眠可，小便调。舌淡，苔薄白，脉弱。

中药处方 黄芪30g，陈皮10g，厚朴20g，枳实20g，甘草5g，火麻仁30g，槟榔15g，肉苁蓉30g，郁李仁15g，当归10g，大黄10g（后下）。

水煎服，日一剂，共五剂。

2017年4月25日三诊。

刻下症 精神好转，近2日未解大便，少许腹胀，排气未排便，怕冷，无发热，纳眠一般，小便调。舌淡，苔薄白，脉弱。

中药处方　熟附子 10g（先煎），干姜 10g，大黄 10g（后下），炙甘草 10g，当归 15g，厚朴 15g，枳实 15g，党参 15g，黄芪 60g，白术 30g，火麻仁 30g，杏仁 10g。

水煎服，日一剂，共七剂。

患者经治疗后持续好转，续观。

按语

便秘是由脏腑功能失调、气血津液紊乱、大肠传导功能失常所致，其病位在大肠，与肺、肝、脾、肾关系密切；其病机变化有虚有实，有寒有热，涉及气血阴阳。饮食失节、喜食辛辣、胃火炽盛者；劳倦过度、情志失调者；热病伤津、老年体弱、气阴不足者；肺失肃降、肠失濡养者；阳虚寒凝或痰滞虫积、燥热内结，腑气不畅者，好发便秘。现患者辨证为气虚为主而见阳虚，主要在于患者排便无力、舌淡，苔薄白，脉弱，平素怕冷。患者长期反复大便秘结，无力排便，服用多种药物效果不佳，考虑为老年顽固性便秘。考虑病起为气虚，日久则伤及阳气，以致无力推动大肠健运，黄芪汤补气通便效果欠佳，在处方用药上要兼顾气虚与阳虚两个方面。治疗上应该攻补兼施，既攻下通便又温阳健脾，加之久病伤阴，又需顾护阴液，不可攻伐太过，中病即止。方药可予温脾汤加减。温脾汤载于唐代著名医家孙思邈所著《备急千金要方》，由大黄、当归、干姜、附子、人参、芒硝、甘草七味药物组成。该方具有温补脾阳、攻下冷积的功能。传统用于阳虚寒积所致的腹痛便秘，脐下绞结，绕脐不止，喜温喜按，手足不温，或久痢赤白，长年不止，苔白不渴，脉沉弦而迟等症。该方温通、泻下与补益三法兼备，寓温补于攻下之中，具有温阳以祛寒、攻下不伤正的特点。药物加减方面，考虑便秘总的病机为大肠传导功能失常，酌情加厚朴、枳实行气通便，如大便干硬者加火麻仁、郁李仁润肠通便。

案例四　泻热润肠法治疗便秘病案

王某，女，22 岁，2015 年 7 月 18 日初诊。

主诉　便秘 8 年。

现病史　患者长期便秘，大便 3～4 日 1 次，大便干结如羊屎状，曾服用多种泻药效果不佳，伴少许腹胀，无腹痛，无呕吐，矢气则腹胀减轻，肛门疼痛，情绪易波动，纳食欠佳，小便黄，面色红润，口中异味重。舌淡红，苔黄，脉细。

中医诊断　便秘。

中医证型　大肠燥热津亏。

西医诊断　慢性便秘。

治法　泻热润肠通便。

中药处方　火麻仁 30g，杏仁 10g，白芍 15g，厚朴 15g，枳实 30g，郁李仁

15g，生地黄 20g，熟地黄 20g，全瓜蒌 15g，法半夏 15g，大黄 10g（后下）。

水煎服，日一剂，共七剂。

2015 年 7 月 25 日二诊。

刻下症 大便 2 日 1 次，大便干结较前好转，口中无异味，腹胀减轻，舌淡红，苔薄白，脉细。

中药处方 火麻仁 30g，杏仁 10g，白芍 15g，厚朴 15g，枳实 15g，郁李仁 15g，生地黄 20g，熟地黄 20g，全瓜蒌 15g，法半夏 15g。

水煎服，日一剂，共七剂。

患者经治疗后大便通畅，日 1 次，质软，无明显腹胀。

按语

便秘是常见脾胃系统疾病之一，其往往病程较久，与饮食、情志、生活习惯等息息相关，西医治疗以对症泻下为主，停药则便秘复来，病者苦痛。便秘的治疗需谨记避免"越泻越秘"的窘境。《医学启源》曰："有虚秘，有实秘。有胃实而秘者，能饮食，小便赤。有胃虚而秘者，不能饮食，小便清利。"

大肠传导失常是本病发生的病机关键，所以调节肠道传导是治疗的关键，如何调节呢？"六腑以通为用"，所以以通下为主。具体的治疗原则：《景岳全书》曰："阳结者有余，宜攻宜泻者也；阴结者正不足，宜补宜滋者也。"但通下不等于泻法，因为"通者，腑气通顺也；下者，宿便得去也"。本案患者大便秘结难解，口气重，肛门疼痛乃热邪秘结表现，皆因患者平素喜食辛辣，阳盛灼阴，阴伤津液亏耗，肠道燥热，大便秘结不通。故治法上宜泻热润肠通便，处方以麻子仁丸加减治疗。麻子仁丸证《伤寒论》称之为"脾约"。成无己说："约者，约结之约，又约束也。经曰：脾主为胃行其津液者也，今胃强脾弱，约束津液不得四布，但输膀胱，致小便数而大便硬，故曰其脾为约。"方中麻子仁性味甘平，质润多脂，功能润肠通便，是为君药。杏仁上肃肺气，下润大肠；白芍养血敛阴，缓急止痛为臣。大黄、枳实、厚朴即小承气汤，以轻下热结、除胃肠燥热为佐。蜂蜜甘缓，既助麻子仁润肠通便，又可缓和小承气汤攻下之力，以为佐使。本方虽用小承气汤，但大黄、厚朴的用量减少，增加了质润的火麻仁、杏仁、芍药等，一则益阴增液以润肠通便，腑气通，津液行，二则甘润减缓小承气汤攻下之力。本方具有下不伤正、润而不腻、攻润相合的特点，以达润肠、通便、缓下之功，使燥热去，阴液复，而大便自调。二诊便秘较前改善，腹胀减轻，枳实用量减半，并去峻下之大黄以免通下太过，耗气伤阴。便秘治疗使用泻药注意中病即止，勿伤正气。同时诸如大黄、决明子、芦荟、番泻叶等这一类含蒽醌类药物切莫长时间使用以免并发大肠黑变病。

第七章 补土理论治疗胆道疾病案例

❦ 第一节 治疗胆结石案例 ❧

胆石症是一种发病原因未明，由胆汁成分异常，胆道运动功能失调共同作用所致的消化道常见病、多发病，可发生于胆囊、肝内胆管和胆总管，易受多种因素反复发作，其临床症状主要表现为腹痛、恶心、呕吐、寒战高热、黄疸等；胆石症归属于祖国医学"胁痛"、"胆胀"等范畴，肝胆疏泄功能失调是其基本病机，中医药在治疗胆石症上有着深远的认识及经验。

案例一 清热利湿法治疗胆石症病案

陈某，女，26岁，2007年7月12日初诊。

主诉 右上腹突发绞痛1天。

现病史 疼痛拒按，呈持续性绞痛，阵发性加剧，向右肩部放射，脘腹胀满，口干，恶寒发热，体温38.2℃，恶心呕吐，纳差，大便欠通畅，舌质红，舌苔黄腻，脉弦滑数。

中医诊断 胆石症。

中医证型 肝胆湿热证。

西医诊断 胆囊结石。

治法 清热利湿化石。

中药处方 鸡骨草30g，山栀子10g，蒲公英30g，金钱草30g，茵陈15g，木香10g（后下），生大黄10g（后下），牛膝15g。

水煎服，日一剂，共一剂。

2007年7月13日二诊。

刻下症 腹痛较昨日明显减轻，口干减轻，体温降至37.6℃，仍恶心呕吐，舌质红，苔黄腻，脉弦滑。

中药处方 鸡骨草30g，山栀子10g，蒲公英30g，金钱草30g，茵陈15g，木香10g（后下），生大黄10g（后下），牛膝15g，法半夏15g，竹茹15g。

水煎服，日一剂，共七剂。

患者经治疗后无发热，无腹痛发作，大便通畅，嘱注意清淡饮食。

按语

本病患者起病骤急,以发热恶寒、右上腹绞痛、腹胀、恶心呕吐、口干纳差为主要表现,肝胆湿热壅滞气机,肝失疏泄,胆汁不降,气机郁滞,故见腹胀腹痛;湿热熏蒸于外,故见发热;肝木横逆脾胃,湿热困阻脾胃,胃失和降,故见恶心呕吐、纳差;舌红,苔黄腻,脉弦滑均为脾胃湿热之象。故应治以清热利湿化石。清胆化石汤为广东省名中医、广东省中医院脾胃病科学术带头人余绍源教授的经验方,方中鸡骨草、山栀子、蒲公英、茵陈清利肝胆湿热,金钱草清热利湿、利胆排石,木香理气止痛,大黄活血祛瘀、通腑利胆排石,牛膝补肝肾,引药下行,活血祛瘀。诸药合用,共奏清热祛湿、利胆排石的功效。因木土关系密切,肝胆、脾胃容易互相影响,故肝胆疾病多同时出现腹胀、恶心呕吐、纳差等脾胃升降失调的症状,在治疗上应时刻顾护肝木与脾土的关系,若以肝胆病变为主,脾土不虚,则可单纯疏肝理气、清利湿热;若脾胃已出现虚象,则应在疏肝清热的同时兼以健脾,甚至以健脾为主,否则损伤脾胃,可能导致病情更加严重。

案例二　酸甘排石法治疗胆石症病案

梁某,男,39 岁,2002 年 3 月 7 日初诊。

主诉　B 超下发现胆囊结石 2 年。

现病史　两胁隐痛时作,进食油腻食物加重,腹胀,嗳气,口干,纳差、大便干,2～3 日 1 次,睡眠可,舌红,苔薄黄,脉弦细。

中医诊断　胆石症。

中医证型　肝阴不足。

西医诊断　胆囊结石。

治法　酸甘利胆,通腑排石。

中药处方　乌梅 15g,白芍 30g,甘草 5g,大黄 5g(后下),茵陈 30g,木香 10g(后下),枳实 15g,山楂 15g。

水煎服,日一剂,共七剂。

2002 年 3 月 14 日二诊。

刻下症　两胁疼痛明显减轻,无腹胀,无嗳气,口干,胃纳好转,大便较前通畅,睡眠可,舌红,苔薄黄,脉弦细。

中药处方　乌梅 15g,白芍 30g,甘草 5g,大黄 5g(后下),茵陈 30g,木香 10g(后下),山楂 15g。

水煎服,日一剂,共七剂。

经治疗后患者无胁痛发作,病情稳定。

按语

广东省名中医、广东省中医院脾胃病科学术带头人余绍源教授提倡酸甘排石。

酸，木气所化生也，故用酸入肝胆。物得酸则化，故胃酸可消化食物，有腐物化物的作用，虫为灵动之类，得酸则静之意，亦即被酸化而不复灵动，况乎结石？故酸可化石，亦在理中。酸可制动，是相对静而言，胆石病之绞痛发作，是胆道痉挛所致，即动而不静之谓，今以酸制动，则痉挛之害可以松弛，不通而复通也。今人重用酸味药（如乌梅）以排石。甘，土气所化生也，故甘入脾胃。甘具敦和之气，甘可缓急，一切管状器官之痉挛绞痛（如胆、胃肠），加入甘药味则可缓急止痛，是以芍药甘草汤为止痛方之鼻祖，乃既酸又甘之故，临床上当气机逆乱，窜走奔迫，痛证发作，必以酸静之，以甘缓之，酸甘合化，和缓气机，调逆止痛，此其时矣。故胆石清选用乌梅为君，白芍、甘草为臣，共用引药入肝胆，起到酸甘利胆排石作用；同时酸能软坚散结，能消融结石；大黄、茵陈清热祛湿、通腑利胆排石；其中大黄还可以活血祛瘀、通腑利胆排石，推散湿热郁结；山楂消食导滞化瘀消石；木香、枳实行气通滞；五药共为佐使药；诸药结合，共奏酸甘利胆、清热通腑、溶石、排石之功。

第二节　治疗急性胆囊炎案例

急性胆囊炎属于中医学"胆胀"、"胁痛"等范畴，本病的基本病机为胆失通降，"不通则痛"。情志不遂、饮食失节、感受外邪、虫石阻滞，均致胆腑不通，发病多为实证。若久病体虚，劳欲过度，精血亏损，肝阴不足，胆络失养，则"不荣则痛"。本病病位在胆腑，与肝失疏泄、脾失健运、胃失和降密切相关。

治疗大法是疏肝利胆。急性胆囊炎常用清热化湿、通腑利胆法，清热解毒、通腑泻火法治疗。

案例一　清热祛湿法治疗急性胆囊炎病案

赵某，女，67岁，1994年5月23日初诊。

主诉　右胁持续性疼痛伴发热恶寒1周。

现病史　1周前开始出现身黄、目黄、尿黄，口干苦，胃纳差，大便秘结，舌红、苔黄厚，脉弦数。体查：体温39.4℃，右上腹压痛，墨菲征阳性。辅助检查：WBC：$11×10^9$/L，DBIL：36μmol/L，TBIL54.8μmol/L。B超与CT示胆囊增大，胆囊壁增厚，左叶胆管结石。

中医诊断　胁痛。

中医证型　肝胆湿热。

西医诊断　胆石症并发急性胆囊炎。

治法　清热祛湿，行气通腑。

中药处方　大黄10g（后下），芒硝3g（冲服），柴胡10g，龙胆草10g，黄芩

15g，山栀子 15g，川楝子 15g，枳壳 15g，绵茵陈 30g，金钱草 30g，车前草 30g，甘草 5g。

水煎服，日一剂，共七剂。

1994 年 5 月 29 日二诊。

刻下症 胁痛明显减轻，发热恶寒消退，身目尿黄减轻，口干，大便通畅，舌红、苔黄腻，脉弦。

中药处方 大黄 10g（后下），柴胡 10g，龙胆草 10g，黄芩 15g，山栀子 15g，川楝子 15g，枳壳 15g，绵茵陈 30g，金钱草 30g，车前草 30g，甘草 5g。

水煎服，日一剂，共七剂。

患者经治疗后胁痛缓解，黄疸消失。复查血常规及血清胆红素均在正常范围。

按语

胆石症最常并发急性胆道感染，如胆囊炎、胆管炎。中医学认为其发病机制乃胆石影响胆之通降，胆道郁滞，湿热内生，蕴结不通，不通则痛；湿热交蒸，胆汁外溢，故作胁痛、黄疸（阳黄）。正如《灵枢·胆胀论》所言"胆胀者，胁下痛胀，口干苦，善太息"，以及《临证指南医案》所言"阳黄之作，湿从火化"。其病机特点在于郁（胆郁）、滞（气滞）、热（湿热），故梁老主张治以开胆郁，通气滞，清湿热。方用承气汤类合龙胆泻肝汤、茵陈蒿汤加减。本案辨证准确，用药精当[1]。

案例二 健脾祛湿清热法治疗急性胆囊炎病案

林某，女，31 岁，2019 年 2 月 8 日初诊。

主诉 发热、腹痛 4 天，呕吐 1 天。

现病史 4 天前受凉后出现发热，体温最高 39℃，伴有恶寒，偶有咳嗽，干咳无痰，进食后出现腹胀腹痛，伴恶心，曾进食虾类，昨日开始出现恶心呕吐，呕吐少量清水及药液 3 次，偶有嗳气，上腹部隐痛，无嗳气反酸，无身目黄染，无口干口苦，纳眠欠佳，二便调。舌淡红，苔黄腻，脉弦。辅助检查：2019 年 2 月 5 日某医院血常规：WBC 6.06×10^9/L，N% 81.6%，L% 10.9%；CRP 35.88mg/L。2019 年 2 月 8 日某中医院肝功：AST 1194U/L，ALT 1739U/L，ALP 180U/L，GGT 359U/L，DBIL 8.6μmol/L。全腹 CT 平扫：轻度脂肪肝，肝右叶数个小钙化灶；左肝管走行区高密度影，考虑结石，肝内胆管轻度扩张并胆管炎；胆囊泥沙样结石，急性胆囊炎，胆囊周围炎及局灶性腹膜炎；肝脾稍大；双肾乳头区钙盐沉积；腹盆腔少量积液，所见右胸少量积液。

中医诊断 腹痛。

中医证型 脾虚湿阻化热。

西医诊断 胆囊结石伴有急性胆囊炎；胆管结石伴有胆管炎；脂肪肝。

治法 健脾祛湿，清热利石。

中药处方　柴胡 10g，黄芩 15g，法半夏 15g，太子参 10g，甘草 10g，鸡骨草 30g，茵陈 30g，布渣叶 15g。

水煎服，日一剂，共七剂。

2019 年 2 月 15 日二诊。

刻下症　上腹部隐痛较前明显减轻，无口干口苦，纳眠较前明显改善，小便调，今日解大便 1 次，色黄质软。舌淡红，苔黄腻，脉弦。

中药处方　柴胡 10g，黄芩 15g，法半夏 15g，太子参 10g，甘草 10g，鸡骨草 30g，茯苓 15g，布渣叶 15g，鸡内金 15g，海金沙 15g。

水煎服，日一剂，共七剂。

服药后患者症状减轻而出院，嘱出院后继续服药治疗，定期门诊随诊。

按语

急性胆囊炎的发生可能与胆囊管被结石梗阻后引起胆汁瘀滞、胆囊黏膜损伤、胆囊缺血及细菌感染有关[2]。中医学认为该病与情志不遂、饮食所伤、外感湿热有关。早期多由饮食不节，过食肥甘厚味，损伤脾胃，脾失健运，湿热内生，郁于肝胆，肝胆失于疏泄，发为胁痛。如《景岳全书·胁痛》指出："以饮食劳倦而致胁痛者，此脾胃之所传也。"日久亦可耗伤阴津，皆可致肝阴耗伤，脉络失养，而转为虚证或虚实夹杂证。治疗上早期以疏肝利胆、理气止痛、清热利湿为主，病久体虚者以滋阴养血柔肝为要。

患者平素饮食不节，损伤脾胃，失于运化，脾虚失运，水湿内生，聚于中焦，郁而化热，煎熬成石，郁遏肝胆，肝失疏泄，胆失通降，络脉失和，不通则痛，故发为本病；湿热阻滞中焦，脾胃升降失常，胃气上逆，则见呕吐；舌淡红，苔黄腻，脉弦均为脾虚湿阻化热之象。本病病位在腹，与肝胆相关，病机为脾虚湿阻化热，病性属虚实夹杂。方中柴胡、黄芩和解清热，白芍柔肝而缓急止痛，法半夏降逆止呕，茵陈、鸡骨草清利肝胆、排石通淋，布渣叶消积化滞，甘草调和诸药。诸药合用，则肝气条达，脾气健运，络脉通达。考虑本病病因为胆囊结石，待患者腹痛症状改善后，在上方基础上加鸡内金、海金沙加强利胆、溶石排石之力。

第三节　治疗黄疸案例

黄疸是由于感受湿热疫毒等外邪，导致湿浊阻滞，脾胃肝胆功能失调，胆液不循常道，随血泛溢引起的以目黄、身黄、尿黄为主要临床表现的一种肝胆病证。阳黄初起，湿热为重，可见身目发黄、小便黄、舌苔黄腻或黄白腻等，此时的治疗关键在于清利湿热，而清利湿热又必须通利大小便，只有通利大小便，使邪有出路，才能迅速退黄。张仲景早在《金匮要略·黄疸病脉证并治》中即指出："诸病黄家，但利其小便；假令脉浮，当以汗解之。"

案例一 清热利湿法治疗急性戊型病毒性肝炎黄疸病案

冯某，女，76 岁，2015 年 11 月 17 日初诊。

主诉 疲倦乏力、恶心欲呕 10 天，目黄、身黄、尿黄 6 天。

现病史 10 天前食用海鲜后出现疲倦乏力，恶心呕吐，呕吐物为胃内容物，日 1～2 次，量不多，无咖啡色样物，伴嗳气反酸，上腹部隐痛，无发热恶寒，次日出现目黄、身黄、尿黄，疲倦乏力，少许皮肤瘙痒，双下肢轻度浮肿，大便 3 次/日，呈棕黄色稀烂便，小便黄，呈浓茶色，纳眠可。舌红，苔微黄腻，脉弦滑。辅助检查：肝功：ALT 2095.0U/L，AST 2017.0U/L，ALB 32.5g/L，GGT 119.0U/L，TBIL 292.4μmol/L，DBIL 263.6μmol/L。AFP 78.98ng/ml，CA199 966.9U/ml。戊肝 IgM 阳性。

中医诊断 黄疸。

中医证型 湿热内蕴。

西医诊断 急性戊型病毒性肝炎。

治法 清热利湿，利胆退黄。

中药处方 茵陈 30g，猪苓 15g，茯苓 15g，泽泻 15g，白术 15g，鸡骨草 30g，田基黄 30g，布渣叶 15g，鸡内金 15g，炒麦芽 30g，薏苡仁 30g，车前草 15g。水煎服，日一剂，共五剂。

2015 年 11 月 22 日二诊。

刻下症 身黄、目黄、尿黄等症状明显改善，无腹痛，无口干口苦，双下肢无浮肿，二便正常，纳眠可。舌淡嫩，苔薄白，脉细。

中药处方 茵陈 30g，猪苓 15g，茯苓 15g，泽泻 15g，白术 15g，鸡骨草 30g，田基黄 30g，布渣叶 15g，鸡内金 15g，炒麦芽 30g，薏苡仁 30g，炒稻芽 30g。水煎服，日一剂，共五剂。

经治疗后患者身黄、目黄、尿黄较前明显消退，病情好转而出院。出院 1 周后随访，患者精神佳，无身目尿黄，胃纳良好，饮食如常，嘱咐患者注意清淡饮食，多休息，定期门诊随诊。

按语

急性病毒性肝炎多以实证为主，其病机为外感湿热疫毒之邪，蕴积中焦，侵犯脾胃，熏蒸肝胆，使肝脏失于疏泄，胆汁不循常道，外溢肌肤，下流膀胱，而致急性黄疸型肝炎，黄色鲜明而为阳黄；若素体阳虚，湿从寒化，寒湿凝滞，胆汁排泄失常，溢于肌肤，黄色晦暗而为阴黄；临床可见胁痛、纳差、恶心、黄疸等证。临床符合湿热的证治规律。其特点：湿邪四时皆有，夏秋居多，故起病隐匿，发病较缓。中焦为病变中心，侵犯脾胃，郁结肝胆。湿与热合，重浊黏滞，缠绵难愈。肝藏血，主疏泄，湿伤气，热伤血，湿热交结，脉络必瘀。

急性发病期邪实为标，故清热利湿解毒为急性发作期的主要治疗方法。临床上对于急性肝炎当以祛湿清热。黄疸重点在于辨证，分为阳黄、阴黄、急黄，临证应根据具体症状加以区分，其中急黄病情最重，其黄疸疸色如金，往往合并神昏、惊厥、出血等危重变证。阳黄分为热重于湿和湿重于热两种，以清热利湿退黄为主法，选方分别为茵陈蒿汤和茵陈蒿五苓散。

茵陈蒿汤为治疗湿热黄疸之常用方。方中重用茵陈为君药，本品苦泄下降，善能清热利湿，为治黄疸要药。臣以栀子清热降火，通利三焦，助茵陈引湿热从小便而去，佐以大黄泻热逐瘀，通利大便，导瘀热从大便而下。三药合用，利湿与泄热并进，通利二便，前后分消，湿邪得除，瘀热得去，黄疸自退。热重者常用茵陈、栀子、大黄、虎杖、溪黄草、田基黄；湿重者用茵陈、茯苓、泽泻、猪苓、苍术、泽兰，湿热并重者选用布渣叶、鸡骨草。病在肝胆者加柴胡、黄芩、龙胆草或夏枯草；黄疸深者加赤芍、金钱草；胁痛者加川楝子、郁金；病在肝脾者加柴胡、白芍、党参、白术；呕吐者加竹茹、法半夏；腹胀者加枳壳、麦芽。治疗急性肝炎的湿热证取利小便的方法，既能祛湿又能使热从小便出，给邪以出路。"外邪入侵，必使邪有出路，千万不可关门缉盗。其出路有三：为汗，为下，为利小便。过汗则易伤津，过下则易正衰，若导邪由膀胱水道外出，则较为妥帖，药如芦根、茅根、竹叶、滑石、荷梗之属，既不伤津，且可导热下行"，清热与利湿得到统一。因此，茵陈、金钱草、车前子、车前草等清热利尿药和茯苓、猪苓、泽泻、滑石、茅根、薏苡仁、竹叶、通草等淡渗利尿药成为治疗肝炎的首选药物。

中医学认为黄疸发生主要与湿热疫毒之邪有关，湿热疫毒之邪阻滞于脾胃、肝胆，导致脾胃运化功能失常，肝失疏泄，胆液不循常道，随血泛溢而成，病之根本在于正虚，而急性发病期邪实为标，故清热利湿解毒为急性发作期的主要治疗方法。根据此患者入院时症状，当辨为阳黄——湿重于热证，中药汤剂以茵陈四苓汤辨证加减治疗，当时组方用药符合辨证。但患者目前症状明显好转，身黄、目黄、尿黄已明显改善，舌淡嫩，苔薄白，脉细，此乃湿热逐渐消退征象，此时切不可因患者舌淡嫩，苔薄白，脉细，认为其为虚证，而妄加温补，否则会导致患者病情加重。此因湿热之势虽有减弱，但尚未尽退，正如叶天士所言"炉烟虽熄，灰中有火"，犹如炉中之烟虽熄，但其灰中仍有星星之火，若此时加以温补，温补则助气，气有余便是火，则会导致热势复燃，导致湿热变证，加重病情，故目前中药遣方不宜温补，乃在上方基础上去利水渗湿之车前草，加炒稻芽消导开胃。

案例二　健脾祛湿退黄法治疗胰腺癌黄疸病案

庄某，男，75岁，2016年11月25日初诊。

主诉　上腹痛3月余，伴身目黄染3周。

现病史　3个月前患者出现上腹部胀痛，与进食无关，夜间明显，3周前出现身目黄染，无皮肤瘙痒，小便深黄，无恶寒发热，无恶心呕吐，无口干口苦，纳差，眠可，大便调。舌淡暗，苔白腻，脉弦滑。体格检查：身目黄染，腹平软，未见胃肠型及蠕动波，上腹部轻压痛，无反跳痛，墨菲征（−），麦氏点压痛（−），肝脾肋下未触及，肾区无叩击痛，移动性浊音（−），肠鸣音约4次/分。辅助检查：肝功：LAP 120U/L，PA 23mg/L，ALT 102U/L，GGT 393U/L，TBIL 206.3μmol/L，DBIL 178.7μmol/L，TBA 129.4μmol/L。CEA 101.9ng/ml，CA199＞1000U/ml。全腹CT平扫+增强：①胰腺低密度占位，考虑恶性肿瘤可能。②肝硬化；肝内多发低密度结节，考虑转移瘤。③肝脏多发囊肿。④腹水。

中医诊断　黄疸。

中医证型　寒湿困脾。

西医诊断　黄疸（胰腺恶性肿瘤）。

治法　清热利湿退黄。

中药处方　茵陈20g，猪苓15g，茯苓15g，泽泻15g，炒白术15g，厚朴15g，鸡骨草30g，炒麦芽30g，炒稻芽30g。

水煎服，日一剂，共三剂。

2016年11月28日二诊。

刻下症　上腹部胀痛减轻，身目黄染稍减轻，无发热恶寒，无皮肤瘙痒，无口干口苦，纳差，眠可，小便深黄，大便调。舌淡暗，苔白腻，脉弦滑。

中药处方　党参15g，白术15g，茯苓20g，炙甘草10g，茵陈20g，泽泻15g，猪苓15g，陈皮10g，桃仁10g，红花5g，三棱15g，穿山甲30g（先煎），延胡索15g，黄芪20g，木香10g（后下）。

水煎服，日一剂，共七剂。

患者服药后身目黄染较前稍减轻，无上腹部疼痛，嘱继续门诊随诊。

按语

黄疸的发病，从病邪来说，主要是湿浊之邪，故《金匮要略·黄疸病脉证并治》有"黄家所得，从湿得之"的论断；从脏腑病位来看，不外乎脾胃、肝胆，而且多是由脾胃累及肝胆。本案患者素体脾胃虚弱，或劳倦过度，脾伤失运，气血亏虚，久之肝失所养，疏泄失职，而致胆液不循常道，随血泛溢，浸淫肌肤，发为黄疸。病理属性与脾胃阳气盛衰有关，中阳偏盛，湿从热化，则致湿热为患，发为阳黄；中阳不足，湿从寒化，则致寒湿为患，发为阴黄。阳黄和阴黄之间在一定条件下也可相互转化，阳黄日久，热邪湿留，或过用寒凉之剂，损伤脾阳，则湿从寒化而转为阴黄；阴黄重感湿热之邪，又可发为阳黄。

患者具有一般阴黄的特征，包括病程较长、身目黄染色晦暗、小便黄、怕冷、声低息微。患者为老年男性，脏腑虚衰，中阳不足，寒湿内生，发为黄疸。患者所犯黄疸属于"阴黄"范畴。黄疸之外，患者还以上腹痛为主诉，腹痛持续，胀痛为主，逐渐加重，伴纳差神疲，《伤寒论·辨太阴病脉证并治》中有言："太阴之为病，腹满而吐，食不下，自利益甚，时腹自痛，若下之，必胸下结硬。"患者现症符合太阴病表现。患者身目黄染，色晦暗，属阴黄；寒湿困脾，后天之本化源不足，脏腑失养，故乏力纳差；中焦气机受制于寒湿，运行不畅，故上腹痛；舌脉均提示脾虚夹湿，而唇色瘀暗提示瘀血内生。四诊合参，辨证为寒湿困脾，治疗上以四君子汤健脾气，茵陈四苓散化湿退黄，根据腹部 CT 结果，可明确为胰腺恶性肿瘤。中医方面，考虑胰腺癌属于体内痰湿瘀结，辨证为脾虚湿瘀，中药汤剂加黄芪益气，陈皮、木香行气，桃仁、红花、三棱活血化瘀，穿山甲软坚散结，延胡索止痛。

案例三　健脾祛湿、利胆退黄法治疗胆汁性肝硬化黄疸病案

许某，男，73 岁，2017 年 5 月 3 日初诊。

主诉　乏力不适 30 年，身目黄染 14 年，腹胀 2 个月。

现病史　患者于 30 年前开始自觉疲倦乏力不适，小便稍黄，2003 年患者开始出现身目黄染，小便黄，黄色晦暗，腹胀明显无发热恶寒，无皮肤瘙痒，纳眠差，大便调，双下肢轻度浮肿。舌淡胖，苔白微腻，脉滑细。体格检查：慢性肝病面容，肝掌（+），全身皮肤黏膜黄染，腹平软，腹部无压痛反跳痛，墨菲征（−），麦氏点无压痛，肝肾区无叩击痛，移动性浊音阳性。双下肢轻度凹陷性水肿。辅助检查：抗核抗体及抗线粒体抗体阳性。上腹部 CT 平扫+增强：①肝硬化，门静脉高压，腹腔内少量积液，脾脏增大，食管下段静脉曲张；②胆囊结石，慢性胆囊炎；③右肾小结石；④右肾肾盂旁囊肿。

中医诊断　黄疸；积聚；臌胀。

中医证型　脾虚湿困。

西医诊断　原发性胆汁性肝硬化。

治法　健脾祛湿，利胆退黄，行气消胀。

中药处方　党参 15g，茯苓 15g，猪苓 15g，白术 15g，泽泻 15g，绵茵陈 15g，白扁豆 15g，田基黄 10g，木香 10g（后下），大腹皮 10g，甘草 5g。

水煎服，日一剂，共三剂。

2017 年 5 月 6 日二诊。

刻下症　精神疲倦、乏力、腹胀、纳差等症状缓解不明显，面目黄染，小便色黄，舌淡胖，苔白微腻，脉沉细。

中药处方　党参 15g，茯苓 15g，猪苓 15g，白术 15g，泽泻 15g，绵茵陈 15g，白扁豆 15g，田基黄 10g，木香 10g（后下），大腹皮 10g，甘草 5g，鸡内金 10g，溪黄草 15g，广金钱草 15g，郁金 10g。

水煎服，日一剂，共三剂。

2017 年 5 月 9 日三诊。

刻下症　精神稍改善，腹胀反而加重，纳差等症状改善不明显，面目黄染、小便色黄有所减轻，舌淡胖，苔白微腻，脉沉细。

中药处方　熟附子 10g（先煎），干姜 10g，茵陈 20g，白术 15g，茯苓 15g，猪苓 15g，当归 10g，三七片 10g，醋鳖甲 30g（先煎），黄芪 30g，山药 30g，党参 15g。水煎服，日一剂，共五剂。

经治疗后患者精神改善，腹胀稍减轻，身目黄染逐渐减退，嘱继续服药治疗。

按语

胆附于肝，相为表里，胆汁的生化与排泄由肝的疏泄功能控制和调节，若肝的疏泄功能正常，则胆汁的排泄畅达，脾的运化功能也健旺。反之肝失疏泄导致胆汁排泄不利，则必然影响脾胃的运化功能。另外，脾为后天之本，主运化，是气血生化之源，肝主藏血、调节血液。所以脾气虚弱必然影响肝血不足，肝血亏虚也必然影响胆汁的生成及其质量。所以肝胆与脾胃在生理和病理方面关系密切。肝胆疏泄功能失常、胆汁排泄不利可致黄疸；脾气亏虚不生血，也可以引发黄疸。

本案患者年老，患病已久，脏腑功能亏损，积聚黄疸日久，气血水互结于腹中，影响脾胃运化，故而腹胀、纳差、乏力，肝胆疏泄不利，面目黄染，小便色黄，观患者之证候，提示脾肾阳虚，水湿不化，经络瘀阻，故而疾病缠绵难愈，反复出现黄疸、腹水。一开始使用健脾祛湿、利胆退黄、行气消胀之法，然收效甚微，何故？盖因患者乃"阳衰"，未用温阳之品岂能奏效？"阴气结聚"不除、阳气不扶不足以祛病，在治疗上可以温阳利水、活血散结为法。后余老数剂温阳利水方药投下，使得阳气得以扶助，阴霾得以驱散，疗效焉能不效如桴鼓？再加上患者正气衰败，邪气尚存，气血水之邪积聚于腹内，引发一系列不适之症状，在方药中加入温阳利水活血之品，使得积聚之气血水之邪有所出路，症状明显好转。故辨证之精确，处方之微妙，乃是治疗疑难复杂疾病之关键也！

参 考 文 献

[1] 黄穗平. 梁乃津用清热通腑法治疗胆石症并发症的经验[J]. 新中医，1996，1：12-13

[2] 萧树东，许国铭. 中华胃肠病学[M]. 北京：人民卫生出版社，2008：766

第八章 补土理论治疗胰腺疾病案例

第一节 治疗急性胰腺炎案例

急性胰腺炎属于中医学"腹痛"范畴，多由于嗜酒、虫积、石阻、暴饮暴食等致使肝郁气滞，实热内壅、腑气不通引起。根据"六腑以通为用"、"通则不痛"，使用通里攻下法可清除积滞，荡涤湿邪，清热解毒，逐瘀通经，使脏腑畅通，毒有出路、痞能消散，故临床上使用通里攻下类中药治疗，能荡涤肠胃，推陈致新，借其泻下通便作用不断推导郁结胃肠之邪实热毒，使邪实从大便而解，对于证属实热内结、湿热内蕴者则尤为适用。

案例一 清热祛湿法治疗急性胰腺炎病案

严某，女，50岁，2016年3月16日初诊。

主诉 上腹部疼痛2周，加重1天。

现病史 患者2周前饱食后出现上腹部疼痛，无放射痛，无转移性右下腹痛，1天前上腹疼痛明显加重，呈阵发性绞痛，伴恶心，呕吐胃内容物6次，量少，非喷射状，无身目黄染，无恶寒发热，小便调。舌红，苔黄腻，脉弦滑。查体：腹软，上中腹压痛（+），反跳痛（+），余腹部无压痛及反跳痛，腹壁未及包块，肝脾肋下未触及，墨菲征（±），麦氏点压痛（－），肝肾区叩击痛（－），移动性浊音（－），肠鸣音约2次/分。辅助检查：血常规示 WBC 17.36×10⁹/L，NEUT% 88.6%；血淀粉酶 1363U/L。上腹部螺旋CT平扫：①胆囊多发结石，慢性胆囊炎。②胰腺周围改变及左肾筋膜增厚，考虑急性胰腺炎，请结合临床。③脂肪肝（轻度）。④双肾乳头区钙盐沉积。⑤右肺中叶及左肺上叶舌段、下叶背段、后基底段炎症；左后胸膜增厚。

中医诊断 腹痛。

中医证型 湿热阻滞。

西医诊断 急性胰腺炎；胆囊结石（多发）；胆囊炎；肺部感染；尿路感染；脂肪肝。

治法 清热祛湿，行气通腑。

中药处方 柴胡10g，大黄（川军）10g，枳实15g，黄芩15g，法半夏15g，白芍 15g，郁金 15g，延胡索 15g，木香 10g（后下），厚朴 15g，茵陈 15g，布渣叶 15g。

水煎服，日一剂，共六剂。

西医给予泮托拉唑静脉滴注抑酸护胃，注射用头孢哌酮钠舒巴坦钠和奥硝唑二联抗感染，奥曲肽抑制胰腺分泌，并加强静脉补液营养支持。

2016 年 3 月 22 日二诊。

刻下症 上腹部无明显疼痛，无恶心呕吐，无身目黄染，纳眠一般，二便调。舌淡红，苔微黄腻，脉弦。

中药处方 柴胡 10g，法半夏 10g，党参 15g，甘草 5g，黄芩 15g，白术 15g，茯苓 15g，稻芽 30g，麦芽 30g，金钱草 20g，木香 10g（后下），延胡索 15g。

水煎服，日一剂，共六剂。

服药后患者无上腹部疼痛，无特殊不适，嘱注意清淡饮食。

按语

患者饮食不节，损伤脾胃，脾失运化，湿浊内生，聚于中焦，郁而化热，阻遏气机，故发为腹痛；湿热阻滞，气血运行不畅，不通则痛，故见上腹部疼痛；湿热内阻，气机不畅，胃气上逆，故见恶心呕吐、纳差；舌红，苔黄腻，脉弦滑均为湿热阻滞之象。本病病机为湿热阻滞，病位在腹，与脾相关，病性属实证。

对于急性胰腺炎患者，辨证多为湿热内蕴，中药汤剂选用大柴胡汤加减为主。本方具有和解少阳、内泻热结的功效，主要用于少阳、阳明合病，往来寒热，胸胁苦满，呕不止，郁郁微烦，心下痞硬或满痛，大便秘结或协热下利，舌苔黄，脉弦有力者。此方系小柴胡汤去人参、甘草，加枳实、芍药而成，亦是小柴胡汤与小承气汤两方加减合成，是和解为主与泻下并用的方剂。本方主治少阳阳明合病，仍以少阳为主。症见往来寒热、胸胁苦满，表明病变部位仍未离少阳；呕不止与郁郁微烦，则较小柴胡汤证之心烦喜呕为重，再与心下痞硬或满痛、便秘或下利、舌苔黄、脉弦数有力等合参，说明病邪已进入阳明，有化热成实的热结之象，即心下痞硬或满痛，程度较重，兼有恶寒发热等。在治法上，病在少阳，本当禁用下法，但与阳明腑实并见的情况下，就必须表里兼顾。《医方集解》说："少阳固不可下，然兼阳明腑实则当下。"方中重用柴胡为君药，配臣药黄芩和解清热，以除少阳之邪；轻用大黄配枳实以内泻阳明热结，行气消痞，亦为臣药。芍药柔肝缓急止痛，与大黄相配可治腹中实痛，与枳实相伍可以理气和血，以除心下满痛；半夏和胃降逆，配伍大量生姜，以治呕逆不止，共为佐药。大枣与生姜相配，能和营卫而行津液，并调和脾胃，功兼佐使。总之，本方既不悖于少阳禁下的原则，又可和解少阳，内泻热结，使少阳与阳明合病得以双解，可谓一举两得。加减方面，对于腹痛较明显者，可加木香、郁金、延胡索等理气活血止痛；如有黄疸者，加茵陈、鸡内金、金钱草退黄，兼有腹胀、大便不通者，加川厚朴、枳实行气通便。

除了中药汤剂内服以外，我们还会使用四黄水蜜之院内制剂局部外敷治疗，可减轻胰腺炎症，改善局部循环，促进康复。同时，我们多加用大承气汤灌肠保持大便通畅，防止菌群移位，取得良好的效果。二诊时患者无腹痛，舌淡红，苔微黄腻，脉弦，考虑热象较前减轻，辨证为脾虚湿瘀化热，中药拟小柴胡汤合健脾清热、行气止痛之品加减。

案例二　清热祛湿、活血化瘀法治疗急性胰腺炎病案

赵某，男，57 岁，2016 年 11 月 22 日初诊。

主诉　上腹痛 1 天。

现病史　患者有胆囊结石病史，1 天前因单位聚餐饮酒及进食油腻食物较多后出现上腹痛，腹痛拒按，伴恶心、呕吐，发热，体温 38.0℃，无恶寒，大便 3 日未解，无转移性右下腹痛，舌暗红，苔黄厚腻，脉弦数。查体：腹部稍膨隆，上腹部压痛，反跳痛（+），余腹部无压痛反跳痛，墨菲征（+），麦氏点压痛（-），肝肾区无叩击痛，移动性浊音（-），肠鸣音约 2 次/分。辅助检查：血淀粉酶 2140U/L，尿淀粉酶 1500U/L，腹部 CT：胰腺头体部弥漫性肿大，周围可见一积液区，肾前筋膜增厚，胆囊结石，胆囊体积增大。

中医诊断　腹痛。

中医证型　胃肠气滞，热结血瘀。

西医诊断　急性胰腺炎（胆源性，重症）。

治法　通腑泄热，行气化瘀。

中药处方　桃仁 10g，红花 10g，生大黄 10g（后下），芒硝 10g（冲服），枳实 15g，厚朴 15g，柴胡 10g，黄芩 10g，金钱草 30g，海金沙 30g，鸡内金 30g，延胡索 15g。

水煎，胃管注入，日一剂，共三剂。

中药处方　大黄 30g（后下），枳实 30g，厚朴 30g，芒硝 30g（冲）。

水煎，灌肠，日一剂，共三剂。

2016 年 11 月 25 日二诊。

刻下症　患者腹痛明显缓解，上腹部痛为主，痛处固定，经口服中药及中药灌肠后大便通畅，每天 3～4 次，先成形后为烂便，无发热，无呕吐，口略苦，小便稍黄，舌暗红苔腻略黄，脉弦。查体：腹软，上腹部压痛，无反跳痛，肠鸣音约 2 次/分。辅助检查：复查血淀粉酶降至 550U/L。

中药处方　桃仁 10g，红花 10g，生大黄 10g（后下），枳实 15g，厚朴 15g，柴胡 10g，黄芩 10g，金钱草 30g，海金沙 30g，鸡内金 30g，延胡索 15g。

水煎，胃管注入，日一剂，共五剂。

中药处方　大黄 30g（后下），枳实 30g，厚朴 30g，芒硝 30g（冲）。

水煎，灌肠，日一剂，共五剂。

2016 年 11 月 30 日三诊。

刻下症　患者现无腹痛，无发热，少许口干口苦，大便通畅，每天 2 次，成形软便，舌淡稍红，苔薄黄，脉弦。查体：全腹无明显压痛及反跳痛，肠鸣音存在。辅助检查：复查血尿淀粉酶均正常。

予以拔除胃管，进食少量无脂流食。

中药处方　柴胡 10g，黄芩 10g，生大黄 10g（后下），法半夏 15g，白芍 15g，金钱草 30g，海金沙 30g，鸡内金 30g，延胡索 15g。

水煎服，日一剂，共三剂。

2016 年 12 月 3 日四诊。

刻下症　现无腹痛，进食后上腹部胀满不适，舌淡稍红，苔白，脉弦细。

中药处方　白术 15g，茯苓 15g，厚朴 10g，陈皮 10g，砂仁 5g（后下），木香 10g（后下），制香附 15g，焦三仙各 15g，炒白芍 15g，乌药 10g，炙甘草 5g。

水煎服，日一剂，共五剂。

服用五剂后偶有上腹部不适、胀满，进食后明显，复查血尿淀粉酶正常，痊愈出院，继服中药巩固疗效。

按语

中医学中无胰腺炎这一病名，其隶属于中医学"胃脘痛"、"腹痛"、"脾心痛"、"结胸病"、"胰瘅"等范畴，《灵枢·厥病》所云："腹胀胸满，心尤痛甚，胃心痛也……痛如以锥针刺其心，心痛甚者，脾心痛也。"多为饮食不节、过食肥厚或因肝郁气滞、肝胆湿热等，导致胃肠气滞，腑气不通，不通则痛，其病位在肝、胆、脾、胃，病机主要为湿热蕴阻、腑气不通。该患者素食肥甘厚味，损伤脾胃，湿热内生，熏蒸肝胆，肝气失于条达，疏泄失司，日久结石形成。结石阻于气机，气机郁滞，血行失畅，瘀而化热，与胃肠糟粕搏结，腑气不通而成本病。《沈氏尊生书》言"气运于血，血随气以周流，气凝血亦凝矣，气凝在何处，血亦凝在何处"；湿热之邪灼伤血液，血液受热煎熬而黏滞，血行不畅而瘀血内生。

"六腑以通为用"，故治疗大法在通降。通法不局限于通里攻下，根据胆热腑实、气血瘀滞的病因病机，采用理气、活血、清热、通腑等治法。治疗关键在于促使气血腑气早日通畅，以断瘀毒化源，免生变证。初病湿热俱盛，气滞血瘀，治宜通腑泻热、行气化瘀，方选桃仁承气汤加减，气血同治，灌胃、灌肠内外同时应用，使热清气畅，毒解瘀减，梗阻得通。经治疗邪热渐退，腑气渐通，瘀血得散，但余邪尚存，改用大柴胡汤少阳阳明同治。另外，对于胆源性胰腺炎的患者，临证时常加用金钱草、海金沙等利胆药物。恢复期邪去正伤，脾胃受损，肝脾失和，故仍有上腹部不适，进食后明显，善后以香砂六君子汤健脾和胃，补养正气。

案例三　清热祛湿法治疗急性胰腺炎病案

谭某，女，60 岁，2016 年 2 月 15 日初诊。

主诉 上腹部疼痛 1 天。

现病史 患者昨日晚餐后出现上腹部持续性胀痛，呕吐胃内容物 2 次，疼痛较剧时伴有肢冷汗出，无放射痛，无反酸嗳气，无腹泻，纳眠差，小便可，未解大便。舌淡红，苔黄腻，脉滑。辅助检查：血常规示 WBC 13.19×10^9/L，NEUT% 83.6%，LYM% 10.6%，PLT 409×10^9/L，肝功+生化示谷丙转氨酶 313U/L，谷草转氨酶 434U/L，γ-谷氨酰基转移酶 459U/L，直接胆红素 16.3μmol/L，血淀粉酶 684U/L，腹部 CT 示脂肪肝（中-重度）；胆囊炎，胆囊小结石；胰腺密度欠均匀；双肾下盏小结石；双下肺胸膜下小结节。

中医诊断 腹痛。

中医证型 湿热阻滞。

西医诊断 急性胰腺炎（胆源性）；胆囊结石伴急性胆囊炎；冠状动脉粥样硬化性心脏病；高血压 3 级（很高危组）；手术史（脑垂体瘤伽马刀术后、子宫切除术后）；膀胱恶性肿瘤（术后化疗后）。

治法 清热祛湿，行气止痛。

中药处方 柴胡 10g，大黄 10g（后下），枳实 15g，黄芩 15g，法半夏 15g，白芍 15g，茵陈 30g，鸡骨草 30g，田基黄 30g，厚朴 15g，木香 10g（后下），延胡索 15g。

水煎服，日一剂，共七剂。

中医外治方面，给予大承气汤灌肠、四黄水蜜外敷腹部以清热行气止痛。西医给予埃索美拉唑抑酸，注射用头孢哌酮钠舒巴坦钠、甲硝唑抗感染，奥曲肽、乌司他丁泵入抑制胰酶分泌，注射用还原型谷胱甘肽钠护肝及静脉补液营养能量支持，硫酸氢氯吡格雷片抗血小板聚集，氨氯地平降压。

2016 年 2 月 22 日二诊。

刻下症 上腹疼痛明显减轻，无放射痛，纳眠尚可，二便调。舌淡红，苔薄黄微腻，脉弦细。

中药处方 柴胡 10g，黄芩 15g，白术 15g，茯苓 15g，法半夏 15g，炙甘草 5g，厚朴 15g，枳实 15g，延胡索 15g，谷芽 30g，麦芽 30g。

水煎服，日一剂，共七剂。

经治疗后患者无腹痛发作，病情稳定。

按语

急性胰腺炎是指多种病因引起的胰酶激活，继以胰腺局部炎症反应为主要特征的疾病。临床表现以发作性上腹部疼痛、恶心、呕吐、发热，以及血、尿淀粉酶升高为特征。在中医学属于"胃心痛"、"腹痛"、"结胸"、"胰瘅"的范畴。

《灵枢·厥病》曰："腹胀胸满，心尤痛甚，胃心痛也……痛如以锥针刺其心，心痛甚者，脾心痛也。"这里面的症状描述与胰腺炎的临床表现比较符合。该病的发生直接与脾胃相关，其病变部位主要在腹部，病机是饮食不节，暴饮暴食，损伤脾胃，积滞于中，生痰生湿，郁而化热，湿热内蕴，邪热与湿食互结，导致腑气不通，故见腹痛；湿热熏蒸肝胆，可致黄疸而身目俱黄；情志不舒，恼怒伤肝，肝气失疏，或肝气横逆犯胃克脾，气机郁滞，可见腹痛；脾胃升降失职，浊阴不降，湿浊内生，中阳不振，故恶心呕吐；而肝郁化火，食积化热，手术外伤致瘀血壅遏等均可致发热，病邪传里亦可出现表里俱热证候。综上所述，本病病因为饮食不慎，病机为湿热阻滞，病位在脾，病性属实证。

本例患者舌质不红，目前处于疾病急性期，辨证为湿热阻滞，以清热祛湿、行气止痛为法，患者在湿热内蕴的基础上兼有大便闭阻不通，最宜选用大柴胡汤治疗，合小承气汤行气通腑止痛，木香行气止痛，延胡索活血祛瘀止痛，气血同治。

到了疾病后期，可能会逐渐出现舌质偏淡，口淡、便溏等脾虚之象，此时先不急于补益脾气，可于前方基础上减去大黄之通泻药物，减少偏于苦寒之药，加茯苓淡渗利湿，谷芽、麦芽消食导滞。

第二节　治疗慢性胰腺炎案例

慢性胰腺炎多由胆道疾病、暴饮暴食或酒精中毒等因素所致胰腺慢性纤维化损害，病史较长，反复发作，迁延不愈。本病多由饮食不节，肝气郁结，横逆犯胃，损伤脾胃，气机郁滞，胃失和降所致。病久入络，气滞血瘀，瘀血阻络，则胁下成积。本病病机属虚实夹杂、即为本虚标实，本虚主要是脾虚，标实主要表现为气滞血瘀。中医治慢性胰腺炎的原则为疏肝理气，活血化瘀，通里攻下，行气消瘀，健脾益气等。

案例一　清热祛湿法治疗慢性胰腺炎病案

邓某，女，65 岁，2018 年 6 月 15 日初诊。

主诉　反复中上腹胀痛 10 余年，再发 6 天。

现病史　患者 10 余年前开始出现腹痛，呈上腹部持续性绞痛，伴恶心呕吐，先后多次住院，确诊为"①慢性胰腺炎急性发作，②冠心病心功能 II 级，③双肾结石并积液，④慢性胃炎"，经禁食、胃肠减压、抑制胰腺分泌、抗感染等治疗后症状缓解出院，但病情反复发作。6 天前患者再次出现中上腹部胀痛，呈持续性，伴阵发性绞痛，伴有轻度恶心，间断呕吐，呕吐少量清水，无发热恶寒，胃纳差，大便 6 日未解，平素大便干结，呈羊屎状，小便调。舌暗红，苔黄腻，脉弦滑。查体：腹部平软，中上腹压痛及反跳痛（+），余腹无明显压痛及反跳痛，墨菲征（－），麦氏点压痛（－），肠鸣音 2～3 次/分。辅助检查：血淀粉酶 960U/L，尿淀粉酶 3404U/L，C 反应蛋白 53.1mg/L，血沉 31mm/h。

中医诊断　腹痛。

中医证型 湿热阻滞。

西医诊断 慢性复发性胰腺炎（急性发作）；可疑冠心病观察；肾结石（双肾多发结石并右肾轻度积液）。

治法 清热祛湿，行气通腑止痛。

中药处方 大黄10g（后下），柴胡10g，枳实15g，黄芩15g，法半夏15g，白芍15g，木香10g（后下），延胡索15g，郁金15g，槟榔15g，茵陈30g，鸡骨草30g。

日一剂，水煎服，共五剂。

中药处方 大黄30g（后下），芒硝30g，厚朴30g，枳实30g。

灌肠，日一剂，共五剂。

中医治疗配合大承气汤保留灌肠以清热通腑，辅以四黄水蜜外敷。西医方面，予以禁食、胃肠减压，予奥曲肽静脉泵入抑制胰腺分泌，注射用头孢哌酮钠舒巴坦钠、奥硝唑静脉滴注抗感染，艾司奥美拉唑静脉推注抑酸护胃，以及补液营养支持。

患者此次慢性胰腺炎急性发作的病因考虑为胰管堵塞或胰腺慢性炎症导致胰管纤维化出口不畅，压力过大引起胰管扩张，首要的治疗为解除梗阻。6月17日行经内镜逆行胰胆管造影（ERP）+十二指肠乳头括约肌切开术（EST）+胰管支架植入术以解除梗阻，减轻胰管内压力。

2018年6月20日二诊。

刻下症 中上腹部胀痛明显改善，小便调，解大便2次，为棕黄色烂便。舌淡嫩，苔白腻微黄，脉弦细。查体：腹部平软，上腹部压痛（±），反跳痛（−），肠鸣音5次/分。

中药处方 柴胡10g，法半夏15g，党参15g，黄芩15g，炙甘草10g，厚朴15g，枳实15g，延胡索15g，郁金15g，木香10g（后下），白术15g，茯苓15g。

日一剂，水煎服，共五剂。

2018年6月29日三诊。

刻下症 中上腹部胀痛基本缓解，大便日3次，质烂，小便调。舌淡嫩，苔白腻微黄，脉弦细。腹部查体无阳性体征。

中药处方 柴胡10g，法半夏15g，党参15g，黄芩10g，炙甘草10g，厚朴15g，枳实10g，延胡索15g，郁金15g，木香10g（后下），白术15g，茯苓15g，白扁豆20g，日一剂，水煎服，共七剂。

经治疗后患者无腹痛发作，病情稳定，嘱定期门诊随诊。

按语

慢性胰腺炎临床主要表现为消化不良症状，如不能食，食后脘腹胀，食油腻加重或有脂肪泻，脘腹怕冷等。本例患者既往有慢性胰腺炎，反复腹痛，入院时腹痛较明显，伴恶心欲呕，需间断肌内注射哌替啶对症止痛，腹痛拒按。

《素问·痹论》指出"饮食自倍，肠胃乃伤"。饮食所伤，脾失健运，痰湿中阻，湿热蕴结胃肠，上腹胀痛呕逆；大便干结难解为湿热阻滞大肠，大肠传导失司之象；舌暗红，苔黄腻，脉弦细均为湿热阻滞之象。综上所述，辨证为湿热阻滞，结合患者大便不畅，以清热祛湿、行气通腑止痛为法，中药汤剂以大柴胡汤加减为主，配合大承气汤保留灌肠以清热通腑。

《伤寒论·辨太阳病脉证并治中》指出"太阳病，过经十余日，反二三下之，后四五日，柴胡证仍在者，先与小柴胡。呕不止，心下急，郁郁微烦者，为未解也，与大柴胡汤，下之则愈""伤寒十余日，热结在里，复往来寒热者，与大柴胡汤""伤寒发热，汗出不解，心中痞硬，呕吐而下利者，大柴胡汤主之"。此方具有和解少阳、内泻热结之功用；主治少阳阳明合病，症见往来寒热，胸胁苦满，呕不止，郁郁微烦，心下痞硬，或心下急痛，大便不解或协热下利，舌苔黄，脉弦数有力。多项临床研究表明，大柴胡汤可以提高治疗胰腺炎的总有效率、缩短腹痛缓解时间及降低血淀粉酶水平[1]。

经治疗后患者腹痛明显改善，查体压痛不明显，考虑患者慢性胰腺炎反复发作，病程已久，后症见精神稍疲倦，大便偏烂，舌质淡，考虑慢性胰腺炎脾虚为本，脾胃运化无力，气滞中焦。药物如食物一般，同需脾胃运化，才能发挥健脾助运之功效。若用大剂甘温益气之品峻补、呆补，脾胃运化力有不逮，虚不受补，反使中焦壅滞胀满，欲速而不达。须假以时日，缓缓图之，待脾胃运化功能逐渐恢复，方可慢慢加大补益药剂量。故改为小柴胡汤益气健脾、祛湿清热、行气止痛。

案例二　健脾清热祛湿法治疗慢性胰腺炎病案

吴某，女，85 岁，2012 年 5 月 11 日初诊。

主诉　反复上腹痛 50 年，加重 4 天。

现病史　患者平素辛劳，饮食不节。50 年前不按时就餐后出现上腹部疼痛不适，开始时呈胀痛感，患者因工作原因未能改变生活习惯，饮食不定时，上腹疼痛反复发作。4 天前患者上腹疼痛较前明显加重，时放射至腰背部，以夜间痛为主，时有夜间痛醒，进食后稍缓解，无发热恶寒，无嗳气反酸，无恶心呕吐，口干口苦，纳眠差，大便 2～4 日一行，先硬后烂，小便正常。舌淡红苔黄，脉弦。查体：腹部平软，上腹部压痛，无反跳痛，麦氏点压痛（－），墨菲征（－），肠鸣音 5 次/分。既往史：11 年前因急性胰腺炎行手术治疗；有胆囊结石多年。辅助检查：胃镜：①胃体息肉（已钳除），待病理；②慢性浅表性胃窦炎伴糜烂；③肠镜示回肠末端及全大肠黏膜未见明显器质性病变。上腹部及盆腔 CT：①胰腺改变，拟慢性胰腺炎；②脾脏部分切除术后；③胆囊多发结石，慢性胆囊炎；④双肾多发小囊肿；⑤子宫术后缺如。

中医诊断　腹痛。

中医证型　脾虚湿瘀化热。

西医诊断　慢性胰腺炎；胆囊结石；手术史（急性胰腺炎术后）；手术史（脾部分切除术）；手术史（子宫全切术）。

治法　健脾清热，化湿活血。

中药处方　法半夏 15g，陈皮 10g，大枣 15g，党参 15g，白术 30g，鸡内金 15g，甘草 10g，砂仁 5g（后下），茯苓 15g，桃仁 12g，火麻仁 30g（打碎）。

日一剂，水煎服，共五剂。

2012 年 5 月 16 日二诊。

刻下症　疲倦乏力，上腹疼痛较前减轻，以夜间痛为主，无口干口苦，胃纳欠佳，眠一般，大小便正常。舌淡红，苔薄白，脉弦。

中药处方　法半夏 10g，陈皮 10g，党参 10g，白术 15g，茯苓 15g，砂仁 5g（后下），六神曲 15g，山楂 10g，稻芽 30g，麦芽 30g，海螵蛸 15g。

日一剂，水煎服，共七剂。

经治疗后患者无腹痛不适，病情稳定，嘱注意饮食，定期门诊复诊。

按语

慢性胰腺炎多由于急性胰腺炎治疗不彻底或反复发作所致。本病反复发作，病程较长，久病则正气多亏，脾胃虚弱。脾失健运则水湿不化，水湿内停是产生本病的基础。气机失畅，胃气失降是本病的主要病机。热与湿为本病之主要病因，热常与湿结合成湿热而发病。本病病情反复，病史较长，病久多瘀，多因湿阻日久，湿热蕴结久留，气机失畅而致气滞血瘀。

患者既往劳累过度，饮食不节，损伤脾胃气机，兼之年过八旬，脏腑亏虚，久居岭南湿浊之地。脾胃运化不及，气机不畅，湿浊内阻，久积成瘀，郁久化热，发为本病。疲倦、纳眠差均为脾虚气血生化无权之象；上腹痛为脾虚不荣、湿瘀阻滞不通之象；口干口苦为湿瘀化热、伤及阴液之象；大便不通为湿浊阻滞肠道之象；病程长久，疼痛固定不移，为久病入络之证；舌淡红苔黄，脉弦为脾虚湿瘀化热之证。治疗上以健脾清热、化湿活血为法，予半夏泻心汤加减。

《伤寒论·辨太阳病脉证并治下》第 149 条指出"伤寒五六日，呕而发热者，柴胡汤证具，而以他药下之，柴胡证仍在者，复与柴胡汤。此虽已下之，不为逆，必蒸蒸而振，却发热汗出而解。若心下满而硬痛者，此为结胸也，大陷胸汤主之；但满而不痛者，此为痞，柴胡不中与之，宜半夏泻心汤"。其功在和中降逆，补脾助运，其病因有偏寒、偏热的不同，但夹湿是其共性，舌苔以腻苔居多[2]。

经治疗后患者无口干口苦，舌苔不黄，热象已去，而表现为精神疲倦，纳差，舌质淡等脾胃气虚的表现。黄穗平教授认为本病反复发作，病程较长。疾病后期时久病则正气多亏，脾胃虚弱。脾失健运则水湿不化，脾胃虚弱、水湿内停是产生本病的基础。方选陈夏六君子汤加减。陈夏六君子汤来源于《医学正传》，原处方药物有人参、白术、白茯苓、甘草、陈皮、半夏、生姜、大枣。此方在改善脘腹痞胀、口淡纳呆、疲倦困重等脾虚湿困症状方面具有明显的疗效[3]。本病多表现为纳差、厌油腻、腹泻等消化不良症状，可酌加谷芽、麦芽、神曲、山楂等消食开胃。

参 考 文 献

[1] 邵学军，任青伟，史莹. 大柴胡汤治疗急性胰腺炎随机对照试验的 Meta 分析[J]. 浙江中医杂志，2020，55（10）：778-779

[2] 王郁金，周永学，苏衍进. 半夏泻心汤治疗胃肠疾病临床应用[J]. 吉林中医药，2014，34（2）：132-134

[3] 何振雄，关山越，刘明华. 健脾化湿法治疗抗生素相关性脾虚湿困证临床观察[J]. 新中医，2017，49（3）：39-41